U0381612

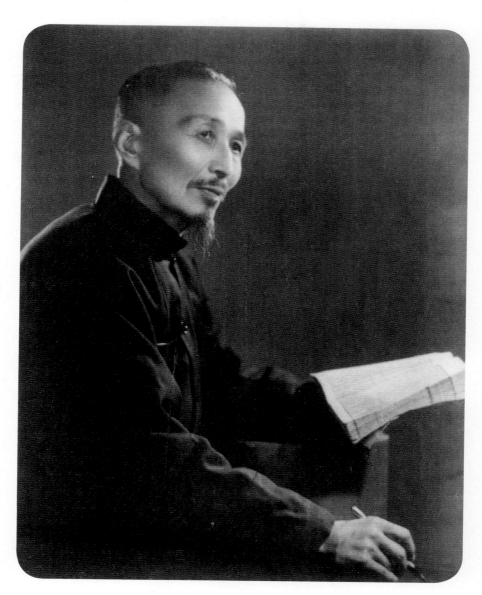

魏氏伤科创始人：魏指薪（摄于1963年）

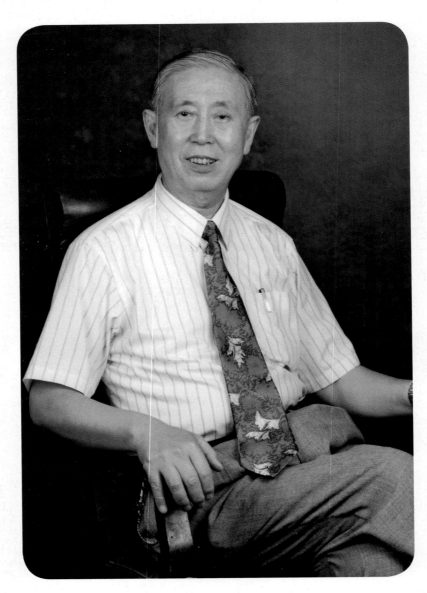

魏氏伤科第二代代表性传承人：李国衡

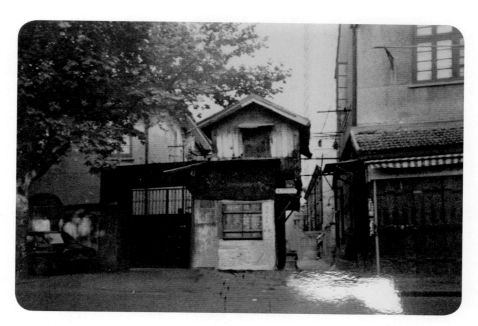

魏指薪诊所旧址

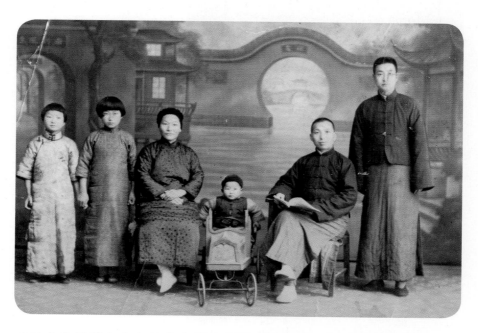

1932年魏指薪与夫人魏陈氏携二女魏淑贞（左一）、长女魏淑英（左二）、幼女魏淑云（左四）及堂侄魏满仓的合影

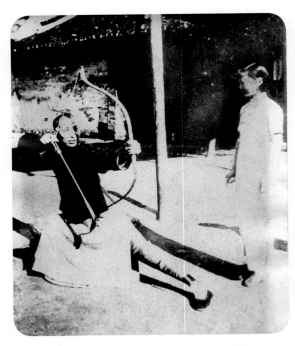

20世纪40年代,魏指薪
练功照(侧站立者为魏
老二女儿魏淑贞)

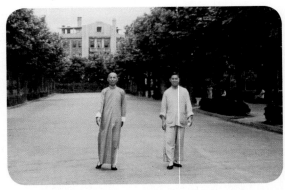

20世纪40年代,魏指薪
与李国衡晨练后回寓所
途中

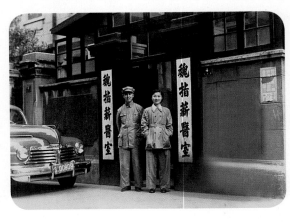

20世纪50年代,李国衡、
魏淑云夫妇在魏指薪诊
所前合影

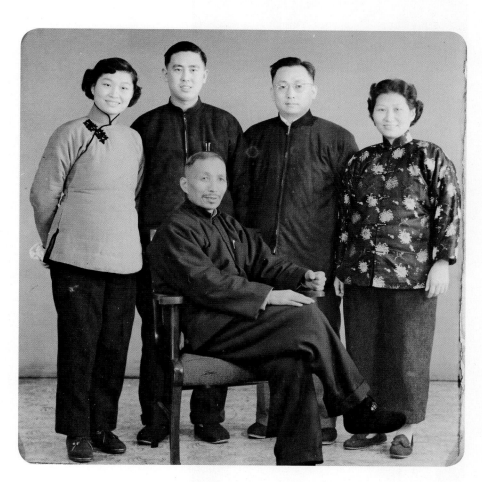

20世纪50年代，魏指薪、魏淑英、魏淑云夫妇合影

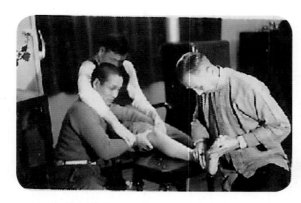

20世纪50年代,魏指薪
施行踝部手法照

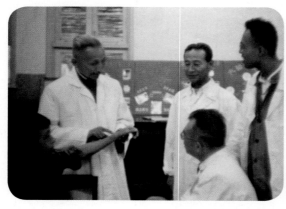

20世纪50年代,魏指薪
与骨科医生诊治患者

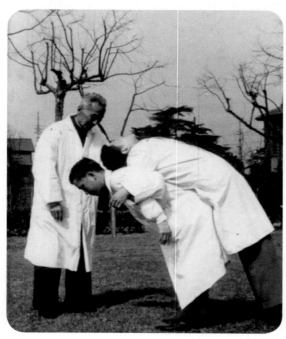

20世纪60年代,魏指薪
指导学生"背法"

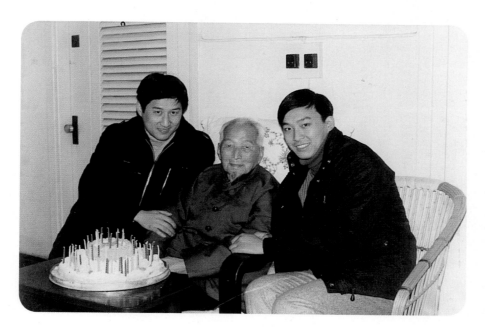

20世纪80年代,魏指薪与外孙(施荣庭、李飞跃)合影

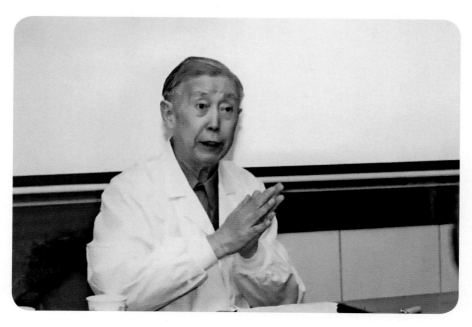

2003年,李国衡在国家继续教育学习班授课

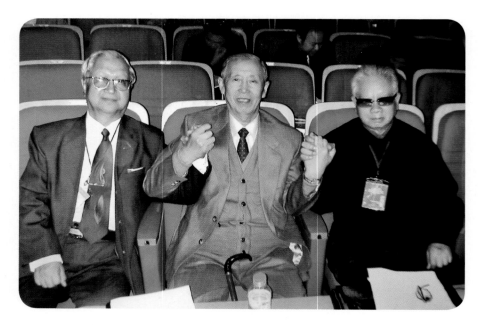

21世纪初,李国衡(中)与刘柏龄(左)、李同生(右)合影

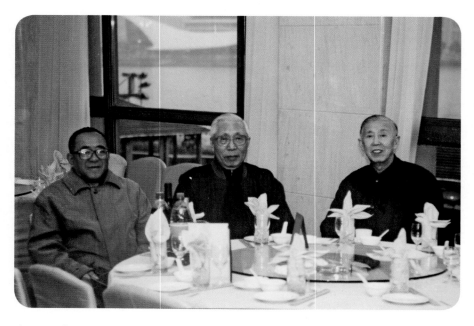

李国衡参加茶话会,李国衡(右)与蔡小荪(中)、石仰山(左)合影

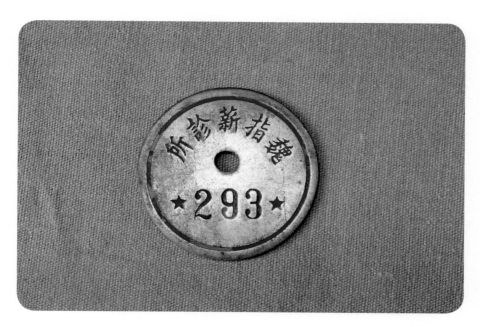

魏指薪诊所挂号牌

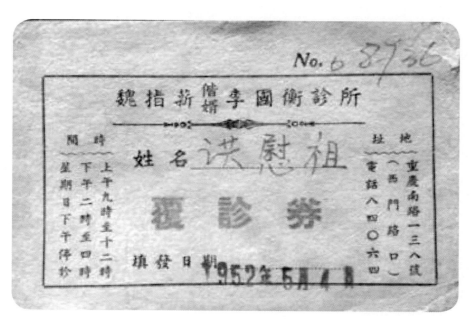

魏指薪诊所复诊券

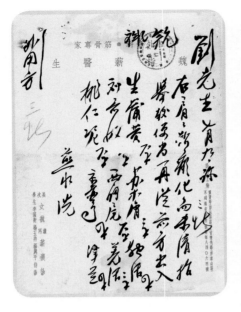
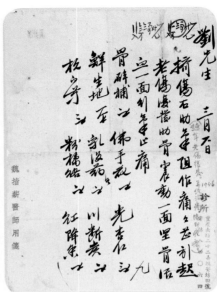

魏指薪手写处方

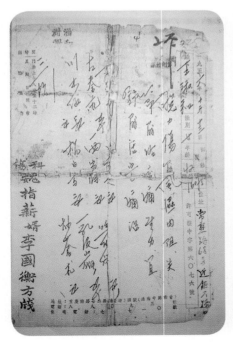
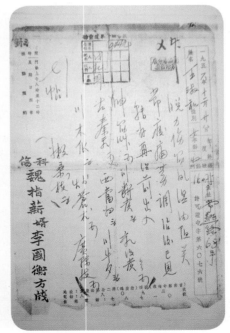

李国衡处方笺

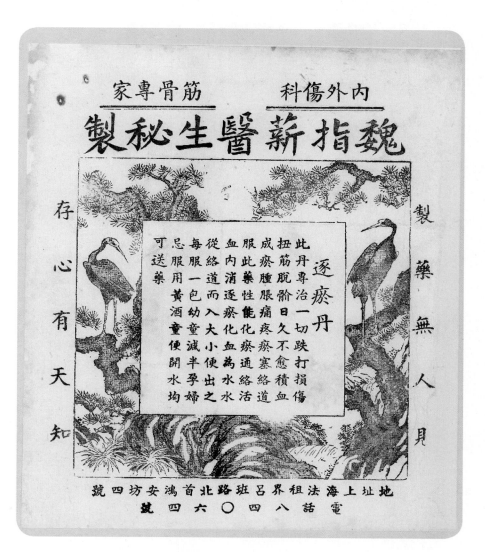

魏氏伤科秘方《逐瘀丹》说明书

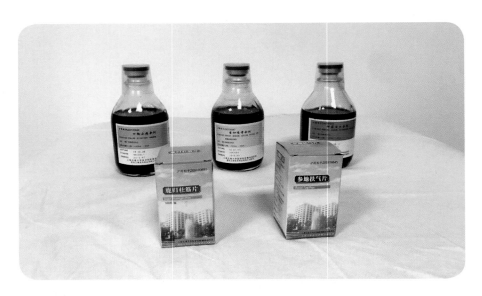

魏氏伤科特色内服药物

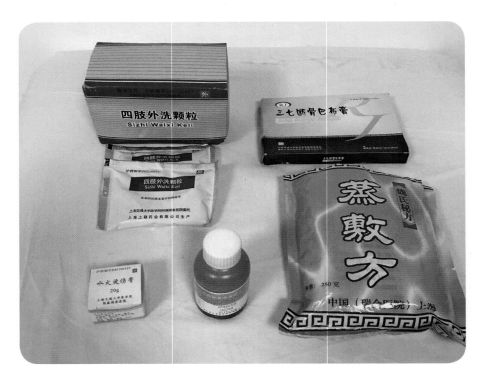

魏氏伤科特色外用药物

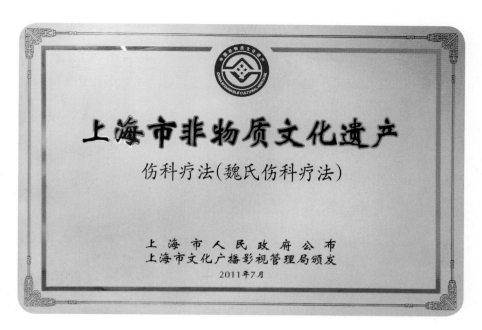

上海市非物质文化遗产——魏氏伤科疗法

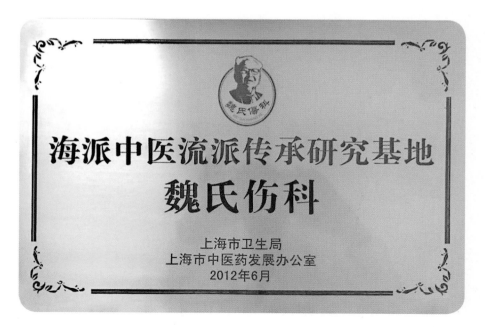

海派中医魏氏伤科传承研究基地

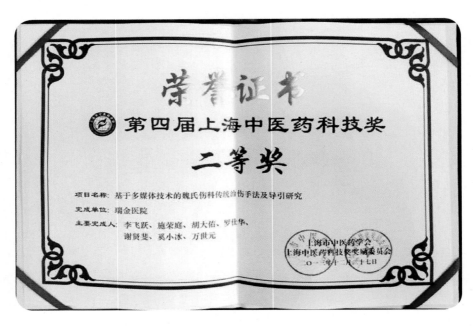

上海市中医药科技二等奖

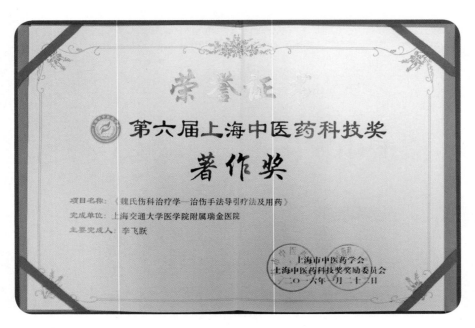

上海市中医药科技奖著作奖

主 编 李飞跃

副主编 奚小冰 薛 彬

# 海派中医魏氏伤科

# 传承与发展

世界图书出版公司

上海·西安·北京·广州

**图书在版编目(CIP)数据**

海派中医魏氏伤科传承与发展 / 李飞跃主编. — 上海：上海世界图书出版公司，2018.10
ISBN 978 - 7 - 5192 - 5074 - 4

Ⅰ. ①海… Ⅱ. ①李… Ⅲ. ①中医伤科学 Ⅳ.
①R274

中国版本图书馆 CIP 数据核字(2018)第 193098 号

| | | |
|---|---|---|
| 书　　名 | 海派中医魏氏伤科传承与发展 | |
| | Haipai Zhongyi Weishishangke Chuancheng yu Fazhan | |
| 主　　编 | 李飞跃 | |
| 副 主 编 | 奚小冰　薛　彬 | |
| 责任编辑 | 陈寅莹 | |
| 装帧设计 | 袁　力 | |
| 出版发行 | 上海世界图书出版公司 | |
| 地　　址 | 上海市广中路 88 号 9 - 10 楼 | |
| 邮　　编 | 200083 | |
| 网　　址 | http://www.wpcsh.com | |
| 经　　销 | 新华书店 | |
| 印　　刷 | 杭州恒力通印务有限公司 | |
| 开　　本 | 787 mm×1092 mm　1/16 | |
| 印　　张 | 17.25 | |
| 插　　页 | 8 | |
| 字　　数 | 400 千字 | |
| 版　　次 | 2018 年 10 月第 1 版　2018 年 10 月第 1 次印刷 | |
| 书　　号 | ISBN 978 - 7 - 5192 - 5074 - 4/R·457 | |
| 定　　价 | 180.00 元 | |

版权所有　翻印必究

如发现印装质量问题，请与印刷厂联系

(质检科电话：0571 - 88914359)

# 编写人员

**主　编**　李飞跃

**副主编**　奚小冰　薛　彬

**编　者**　(以汉语拼音为序)

　　　　　胡大佑　李飞跃　李中伟

　　　　　施荣庭　奚小冰　薛　彬

**本书由**

李飞跃全国名老中医药专家传承工作室
（MLZJGZS – 2017001）
上海市名老中医李飞跃学术经验研究工作室
（SHGZS – 2017010）
**组织编写**

　　魏氏伤科是我国著名的中医骨伤科流派，源自山东曹县，由著名中医骨伤科学家魏指薪先生于 1925 年来沪创立，后经过其传人李国衡、施家忠等人的不断创新开拓，并经魏氏伤科第三代传人等的努力而得以发展。随着社会的发展，业界及广大的患者对中医药治疗的需求不断提高，同样对魏氏伤科学术的不断总结、发展，以及更好地为广大患者提供有效治疗，提出了新的要求。魏氏伤科需要在前期继承发展的基础上，不断总结凝练其治疗学术理论来丰富现代中医骨伤科理论内涵，同时通过总结、规范魏氏伤科特色技术等来提高其临床治疗水平和服务水平。故当前阶段对魏氏伤科学术思想、临证经验，特别是特色治疗技术如内外用药、手法、导引等，进行进一步的整理、挖掘、总结，对发扬、发展魏氏伤科具有重要意义。

　　本书是在魏氏伤科近百年发展传承的基础上，同时结合上海市中医药发展三年行动计划（2012～2015 年）及上海市进一步加快中医药事业三年行动计划（2014～2016 年）建设成果，系统总结魏氏中医骨伤科学术精华与特色，比较全面、综合、客观反映魏氏伤科学术传承及临床科研所取得成果，体现当前魏氏伤科传承发展过程中所取得一系列成果的专著。

　　全书分上、中、下三篇。上篇阐述了魏氏伤科的流派文化、传承发展脉络、主要学术思想、临证经验，并重点论述魏氏伤科第二代主要传人成才之路、临证思维、学术思想、临证经验总结，并结合第三代传人成长过程，探索魏氏伤科人才传承模式；中篇分别论述腰椎间盘突出、膝关节炎、踝关节功能障碍、桡骨远端骨折特色诊疗方案，详细阐述以上伤科常见病的病因、症状、分型、诊断及其治疗方法，同时介绍我们近期开展的相关临床研究情况；下篇则介绍魏氏伤科特色药物（伸筋活血合剂、黄白软膏）、外固定器械（可塑性夹板）、特色治伤手法、魏氏功法开展的基础及临床研究进展。

本书将魏氏伤科近来在传承和发展过程中所取得成果加以归纳总结，特色在于注重理论与实践结合，突出传承发展与创新并重的特点，既有魏氏伤科学术思想、临证经验的阐述，又有骨伤科常见疾病的魏氏伤科特色诊疗方案，内容充实，详略得当。本书还有魏氏伤科特色药物、外固定器械、经典治伤手法及功法的研究进展介绍，可使阅读者对魏氏伤科传承与发展现状有直观形象的了解。

李飞跃

2018.1.2 于上海

# 目录

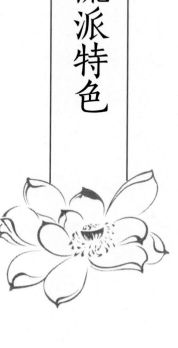

上篇 魏氏伤科流派特色

# 第一章 魏氏伤科传承发展脉络

魏氏伤科是我国著名的中医骨伤科流派，肇始于山东菏泽曹县梁堤头魏指薪先生。魏指薪出生于当地世代行医之家，当时魏家擅长中医喉科、妇科和骨伤科，至21代传人魏指薪则重点弘扬发展魏家祖传中医骨伤诊疗技术。他在继承家传治伤经验基础上，通过不断探索和积累，形成魏氏伤科治伤体系，其学术又经后代传人不断丰富完善，并加以发展深化，成为我国传统医学中独树一帜的中医骨伤科流派，影响遍及国内外。

## 第一节 魏氏伤科史略

### 一、艰苦创业，玉汝于成

曹县古称北豪，位于山东省西南部，地处鲁、豫两省八县交界处，是中华民族古代文化的发祥地之一。其历史文化积淀深厚，民风淳朴，优秀的传统文化和民间艺术源远流长，也为中医传统疗法的孕育提供了丰富的土壤。

魏指薪（原名魏从修）出生于山东曹县的一个世医之家，魏家在当地以中医妇科、喉科和骨伤疾病诊治见长，到魏指薪已是第21代传人。魏指薪幼读私塾，天赋聪颖，刻苦好学，幼承庭训，喜交游。其父魏西山在当地行医，幼年时魏指薪耳濡目染其父亲行医济世，给他留下了深刻的印象。青年时代又受业于堂兄魏从先和长兄魏从龙，前者精于本草和骨伤科，后者擅长内科。魏指薪受教于两位兄长，医术修炼日臻完善。他成年后与堂兄等在一起行医，深受家乡人民的信赖。当时，魏家还设有中药铺，包括饮片以至成药。由此，魏指薪对于生药的鉴别和炮制亦逐渐精通。当时，魏家除了祖传医学之外，还传习少林武术，魏指薪对此特别爱好，这为他日后的精深武术技能打下了扎实的根基。

　　旧社会时期，曹县地区贫瘠落后，使不安现状、立志图新的魏指薪萌生了外出闯荡世界的想法。他告别穷乡僻壤，远走他乡，求师访友，曾拜武林高手王子平门下习武。民国初年，政治动荡，战乱渐起，社会不安宁，年轻的魏指薪毅然决定南下上海，立志要在上海闯出自己的一片天地来。1925 年，29 岁的魏指薪只身来到上海，上海滩呈现在这位异乡人眼前的是一派灯红酒绿、纸醉金迷，一种"举目乡关何处是"的陌生感油然而生。与此同时，他内心中凭自己的医术，立足社会、为民疗伤的愿望也在强烈滋生。"天行健，君子以自强不息。""不经历风雨，怎能见彩虹？"这是所有初闯世界的年轻人的心态，也是刚临上海时魏指薪的志气。

　　魏指薪初到上海，先住在南市老西门方浜路寿祥里租房，挂牌行医。抗日战争爆发后又在兴安路鸿安坊开设了一家伤科诊所（后 1952 年又搬迁至重庆南路设立挂牌为"魏指薪医生"的诊所），同时在山海关路育才中学传授武术。所谓"不积跬步，无以至千里；不积小流，无以成江海"，学无止境，魏指薪为了使自己的武功更晋新境，在向河北沧州武术名家王子平学习武术之外，又向内功名家农劲荪学习内家功法。武功和内家功一旦与伤科相结合，使他的伤科医术具备了更加扎实的根底，也使他的伤科医术产生了新的飞跃。他根据武功、内功的基础编纂了一套伤科手法基本功，使他的手法临床运用更加游刃有余、得心应手。

　　扎实的中医骨伤科技术为魏指薪施展才华创造了良好条件。1934 年上海华商电气公司（后改为沪南供电所）董事长陆伯鸿的孙少爷与两位年轻伙伴驱车去杭州的路上翻了车。车祸使三位年轻人身负重伤，被抢救送回家中。陆董事长心疼宝贝孙子，心急火燎地向杨树浦眉州路教会办的圣心医院求助，经检查陆家孙少爷为股骨粉碎性骨折，另两人中一人为多发性肋骨骨折，合并内伤；另一人为腰部损伤。诊断明确后，医生提出了治疗方案：陆家孙少爷必须复位后石膏固定。家属经过慎重考虑决定请中医会诊，遂延请魏指薪诊治。

　　魏指薪到医院后，根据自己的诊疗技术，一看二摸三比较，边看边比较健侧与患侧，一一进行了摸诊检查，同时参考 X 线片。他对腰部损伤的年轻人的诊断是"骨错缝"。按现代医学术语，就是"小关节错位"。三人中属伤势较轻者，即以手法复位处理，手法毕，刚才还在大呼小叫的患者，顿时破涕为笑，当场就可以走路了。另一例为多发性肋骨骨折合并内伤的患者，他用"捧晃按挤"手法，将受伤肋骨整复后，再外用宽布条固定绑扎。刚包扎好，患者立即感到疼痛减轻了许多。陆家的人暗暗佩服不已。病情较重的是陆家孙少爷，他半卧在床，低声呻吟，触及伤处，则因痛惊叫，冷汗直冒。陆家全家人心情焦急，都寄希望于魏医生。

　　此时，魏指薪用手法将骨折进行复位。先在大腿伤处，外敷中药碎骨丹，加上软垫。随后，他取出随身带来的软夹板（将三合板中的一层加工而成的板材）包裹，外面用 4 块硬薄板相夹，然后绑扎起来。这是中医固定复位的常法，称为"软硬双层夹板固定"。其较石膏固定的好处在于能随时调整绑扎的松紧度，利于损伤部位的血液循环及保持骨折良好复位，允许部分关节小幅度动作，防止肌肉萎缩及部分关节的功能障碍；损伤处外敷中药，又可促使消肿止痛，加快骨折愈合。果然，治疗得到了预期效果，骨折愈合良好，功能完全恢复。经过这一番治疗，魏指薪的高超医术在天主教会内引起了很大的震动。由于陆董事长在社会上的影响，再加教友们再三地渲染和广为扬喻，使魏指薪在上海滩的知名度大为提高。

1935 年龙卷风灾难性地袭击了南昌地区，市内市郊一片惨象。房倾屋倒，树断根拔，人伤畜亡。最要紧的是救人，江西方面派人到上海延聘伤科名医赴赣救死扶伤，他们找到了魏指薪。

灾难中一位葛姓妇女，被压后造成骨盆骨折，同时发生流产，腹部疼痛，转动困难。魏指薪采用阔布单兜扎骨盆固定，外敷碎骨丹、内服活血化瘀止痛方药。患者腹痛很快消失，骨折也较快愈合，恢复了功能。

这一次大范围的行医活动和大面积的显著治愈率，以及他对患者认真负责、轻利取义的高尚医德和高明医技，使他驰誉当地，名声不胫而走。也正是从这几次事件后，魏指薪声名鹊起，以致当时不少人遇上跌打损伤，常常脱口而出"去找魏指薪"。从此，魏指薪，这位山东来的伤科医生在上海人民群众中奠定了基础，就诊者日渐增多。新中国成立前后，魏指薪于上海当地石筱山、王之平、佟忠义、纪仲德、殷正贤、施维智等伤科佼佼者并称为伤科八大家。

1952 年，"魏指薪医生"诊所内同时挂出"李国衡医生"牌额，实际形成翁婿合诊，1955 年，魏指薪诊所关闭，其先至卢湾区第三联合诊所，后至广慈医院；1956 年，李国衡设独立诊所于鸿安坊四号，每周有半天至仁济医院工作，1958 年 7 月李国衡关闭诊所，由此魏氏伤科全家完全进入公家医院。

魏指薪因病卒于 1984 年 8 月，享年 88 岁。其生前曾担任上海第二医科大学祖国医学教研组主任、教授，上海第二医科大学附属瑞金医院中医骨伤科、中医教研室主任，上海市伤科研究所副所长、名誉所长，中华全国中医学会第一届理事，中华全国中医学会上海分会副会长。1958～1967 年担任上海市第三、第四、第五届人大代表，1977～1983 年担任上海市第五届政协委员，中国农工民主党第七、第八届中央委员会委员，农工民主党上海市委委员、顾问。

## 二、神医妙术，德技双馨

魏指薪医术高明，技术精湛。他的精湛医术来自家传，并在实践中不断钻研和总结，不少伤科疑难病症，经他的治疗，奇迹般的痊愈了。1963 年初，胶东拖拉机站有位 20 多岁的女拖拉机手，事故中折断手腕，虽多处求医仍旧未愈，当时其手腕已经严重僵硬变形，经过魏指薪手法治疗外加中药外敷及中药内服，几个月后那位姑娘的手腕竟然神奇般的恢复正常活动。1964 年甘肃银矿公司的女干部顾某患股骨头无菌性坏死，多处求医均无效，后辗转至魏指薪门下，经过 2 个多月的治疗，她的病情即有好转，半年后基本治愈。

魏指薪晚年在担任干部保健医疗工作中，应用手法、导引治疗了很多病例，真堪称"德技双馨"。20 世纪 70 年代初期的一天上午，魏指薪运用手法，辅以导引或内服中药治疗急性、慢性腰背痛、腿痛，四肢多发性骨折并发骨关节活动障碍的 2 位解放军军级首长、一位厅局级老干部和一位青年园林工人。当时魏指薪师虽年逾古稀、健康欠佳，但他严格掌握指征，果断应用手法，"挺颠坠震"（也称背法，即医者把患者反背，两足离地腾空，使患者脊柱挺颠坠震）及"俯卧抖腰"和"督脉经"手法等联合操作。众所周知，实施上述手法，医者的脊柱尤其腰骶部、上肢下肢，必须承受相当大的载重量和超负荷震动力，这时老年的魏指薪也全然不顾这一切，只要是有利于患者恢复，他都全力以赴。患者经过手法，疼痛缓解，症状明显改善。特别是那位园林工人，手法后疼痛迅速消失，疗效极好。他是被用担架抬着进来，自己步出医院大门，边走边呼：神医！神医！

魏指薪爱好文体，因此也深爱艺术界的演员、体育界的健儿。当时，全国各地的体工队经常来上海打球比赛，受伤是难免的，魏指薪则全部免费，而且不论白天、黑夜随到随看。后来，魏指薪诊所的墙内壁上都挂满了全国各地体工队赠送的锦旗。一次京剧武生梁慧超在舞台演出，不慎摔伤，肘关节脱位。当时魏指薪正在看戏，看出他受伤的严重性，立即赶到后台用手法为他复位。除梁慧超外，盖叫天、周信芳、谭富英、马连良、李少春等，均得到过魏指薪的悉心医治伤疾，并因伤痛缔结友情。

魏指薪从医 60 多年，不仅医术高明，而且医德、医风高尚。他对待患者犹如亲人，从不分高低贵贱，对贫者常常送医给药，分文不取。在魏指薪诊业鼎盛时期，每日就诊患者约有 400 人，出钱挂号的，仅占半数不到，另半数中则实行减半收费或免费。魏指薪的收入并非很高，但在他的医德天平上，他的砝码总是往道义的方向倾斜。

魏指薪是山东人，秉性刚直，凡事都要求异常严格，然而对待患者却异常耐心。无论患者提出什么问题，他都不厌其烦地倾听和仔细地解释，反复叮嘱注意事项以及用药要求等，直至患者弄懂，方为满意。曾经有位三轮车工友，家住普安路，他的 10 岁孙子从楼梯上摔下，半侧头颅血肿，昏迷不醒，送医院后要作手术治疗。三轮车工友听医生说要开刀，抱起孙子回到家中，请魏指薪出诊。经过魏指薪诊治、内服、外敷中药，1 周后终于清醒过来。又经数次诊治，完全恢复了健康。这期间，魏指薪多次往返，却分文不收。孩子的全家十分感激，敲锣打鼓给诊所送来匾额。另有一位姑娘想请魏指薪出诊，面有难色地说，他父亲跌伤在家，疼痛难忍，不能动弹，想请魏指薪出诊，但家境贫寒。魏指薪闻后，立即和女婿李国衡随其同往，此患者家住郑家木桥（今延安东路、福建中路一带）一条弄堂里，全家住在小阁楼上，人也无法站直。魏指薪就弯着腰为其作检查。患者系股骨粗隆间骨折，经手法整复、沙袋固定，内服、外用药物后基本得到痊愈。新中国成立初期三轮车是重要的交通工具，全市的三轮车工人很多，而收入较低，劳动过累而受伤机会较多。为此，魏指薪深表同情，除诊治免费外，每日清晨赠送伤膏 100 张，还在诊所门口为他们提供茶水。

新中国成立后，国家对企事业单位实行劳保公费医疗制度，当时有 100 多家大中型工矿企业，如上钢一厂、上钢二厂、上海市公交公司、全市邮电系统等，都聘请魏指薪担任他们的伤科医疗顾问。当时，竟然不少在沪的外国商人，遇到跌打损伤也来找魏医生治疗。曾有一名叫卡明的英国商人，请魏指薪看病后，仿效中国人颂扬医德医技的传统礼仪，向魏医生敬赠一块用英文写的匾额。这不仅表达了他对魏医生精湛医术的钦佩之情，也为博大精深的中国医学所折服。

除此之外，魏指薪还乐善好施，诚恳助人。一位山东老乡，孤身一人来到上海，言语不通、举目无亲，找不到工作，经人介绍找到魏指薪处，魏指薪即收留他在诊所做药工。从此那位老乡就吃住在魏老的家里，魏老不厌其烦的教授他识别中药及扎药、碾药，直到教会他怎样配药，最终这位山东老乡成为一名精通中药、有专门技术的中药技师，从魏指薪诊所一直做到医院中药房，直至年迈退休。在对待朋友上，他侠胆义肠、关怀备至。曾经一位朋友因经商失败，全家数口生活陷于困境，魏老在经济上一次次接济他们，并一直鼓励他们鼓起生活的信心与勇气。为了改善他们的居住环境，魏老还"强行逼迫"他们搬入自己为他们准备的新居……他们的后代至今回忆此事，感恩之情仍溢于言表。

### 三、嘉言懿行，言传身教

魏指薪育有子女三人，三位虽为女儿，但魏指薪并不受旧社会行医者及手艺人旧俗"有技传儿不传女"的陋习影响，仍培育她们，希望她们能继承家传医术，治病疗伤。平素，他对女儿的培养有特殊严格的要求，非常重视女儿中文的学习。当女儿中学毕业后，即留在家中攻读古文，诵读四书、《古文观止》及其他文学著作。另外，魏指薪还亲自讲解中医书籍，开始时要求背诵《雷公药性赋》、《汤头歌诀》、《医学三字经》，以后亲自讲解中药及魏氏家传治伤方法和用药。正是在魏指薪的严格教育下，他的女儿由浅入深、由基础到临床，一步一步地跨入了中医伤科之门。

伤科主要业务是接骨上髎，要想得心应手地做好治疗工作，医者必须有一定的手臂力量。因此，在学医过程中，他还要求其女儿和学生学武，锻炼各种基本功，如动态练踢腿和下腰，静态练固定姿势，有放、收、提、降、端五种，而后练"十路弹腿"，再后练少林拳术，要求掌握快、慢、刚、柔四套拳术节奏的要领。每次锻炼，魏指薪均作示范，随时纠正姿势。如果两次纠正仍未达到要求，则采取严厉的措施，或当众训斥，责令单独反复锻炼，或用力敲打姿势不正的部位，让其女儿和学生永远铭记在心。每个项目训练过程中或结束时，魏指薪一定要检查是否全神贯注和掌握了要领，如做"放松功"，要求前腿弓、后腿绷。他常出其不意地用脚踩其子女的膝窝，看其后腿是否绷紧有力，或者从前面拉其上肢，看是否掌握住肢体的平衡。临床上，他要求的更加严格。当为骨折、脱位患者进行复位时，助手需要先要站好各自的位置，而后根据他的指令向各个方向用力，务必一次成功。各种手法操作，在他示范后，相互练习，最后在他的身体上进行操作，经他指点和认可后，才让参加临床。在中成药炮制上，他更是一丝不苟：自然铜的研末，一定要醋淬 7 次；巴豆制霜，务必用纸将油压尽；制乳香，没药要烧炭存性；煎熬伤膏药要老嫩适度，以保证药的性效；还有外敷药的调拌、水与饴糖的比例等，他都亲自督促检查，如果配制不当，定会受到他严词责备，并重新制作。他常说："制药无人见，存心有天知。"由此，我们可以看出魏指薪的严格要求其实是出于他良好的医德和对患者高度负责的精神。

魏指薪身为一代名医，对其女儿和学生的教育可谓是花费了大量心血，其女儿、女婿也不负所望，潜心钻研，继承魏氏伤科学术。儿女和学生们的认真学习，使魏氏伤科医术后继有人，使魏指薪得到了莫大的欣慰。同样，他对魏氏伤科的第三代，也是关爱有加，他既注重教育下一代如何做人，同时又教医术本领。魏指薪的外孙施荣庭曾回忆道，外祖父关照他要对中医古籍《内经》、《伤寒论》、《金匮要略》、《温热论》静下心来认真研读，强调任何小科必须要有扎实的中医基础理论，伤科更是亦然。除此之外，魏指薪还教育其作为伤科医生要有一定的功力，行医时身体要灵活有力，发力要均匀。为此，魏指薪传授了他一套方法练习内功。这些谆谆教诲使施荣庭受益终生。

## 四、内外合治，手法见长

1955 年，在党的中医政策指引下，魏指薪根据亲身经历感受新、旧社会的不同，坚信按党指引的道路绝对不错。他毅然决定带着全家放弃收入优厚的私人诊所（这在当时上海同行业中是比较早的），带领两个女儿淑英、淑云和两个门婿施家忠、李国衡一起进入上海第二医学院及其附属广慈医院（现瑞金医院）、仁济医院工作。进入高等学府后，魏指薪进入了更广阔的天地，更多地接触西医同道，也更多地获得向西医学习、取长补短的机会。所谓医海无涯，唯德是馨，唯效是尚。他与骨科泰斗叶衍庆教授同心协力，开始了中西医结合临床研究，在业务上各展所长，在学术上相互尊重，勤于探索。魏指薪先后开展了中医中药治疗风湿性和类风湿性关节炎的研究，进行传统验方"黑虎丹"的疗效研究。他同时还撰写了《关节复位法》，对魏氏有效复位手法进行总结阐述。

魏老家学渊源，除继承了全部家传的伤科学术以外，兼能虚心学习各家之长，又经自己长期的临床实践、摸索和总结，使魏氏伤科学术流派的理法方药更臻完善，并具有鲜明的特色。逐步形成内服药与外用药相结合，手法与导引相辅佐的魏氏伤科学术流派。

魏氏伤科治伤，首先辨伤注意分类。其将各种损伤归纳为硬伤、软伤、外伤和内伤四大类。硬伤指骨折、脱位、骨错缝等；软伤是指各种软组织损伤；外伤为皮肉破损出血、异物穿刺与汤烫火伤；内伤指脏腑气血、脑髓损伤等。其次治伤注重手法。其在检查手法应用上有"轻摸皮，重摸骨，不轻不重摸肌筋"的独特经验。要求正骨医生平时须刻苦锻炼，不断提高手法的感应性和灵活性，在治疗手法上重在正骨理筋。手法操作既要掌握常法，又要临证变法，做到"手随心转，法随病至"，从而达到"拨乱反正，骨正筋柔"。第三，疗伤重视导引。包括活动肢体，动摇筋骨，自身按摩，擎手引气等多种形式。同时主张诸多损伤，都应考虑早期功能锻炼。第四，理伤注重内外合治。魏氏外治有敷料、散剂、膏药、洗方、药水、药膏、熨药多种剂型。内治则用丸散汤酒，治伤善逐瘀血，通经活络、和血正痛，同时特别重视脾胃作用，认为脾胃健运有助于祛瘀生新。故在理伤用药时重视调养气血，补益胃气。1958 年魏指薪献出家传秘方和治伤经验，研制数十种有效中成药和药方。外用方有三圣散、断骨丹、碎骨丹、四肢洗方等；内服方有扶气丹、黑虎丹、骨科丹、续骨活血汤、伸筋活血汤、二陈舒肺汤、异功酒等，并整理总结了伤科理、法、方、药和自己独创的魏氏伤科手法。魏氏伤科主要传人李国衡主编《伤科常见疾病治疗法》，3 次再版，并于 1984 年由香港医林书店向国外出版发行。1981 年，由李国衡执笔，整理出版了《魏指薪治伤手法及导引》，对软伤及部分硬伤从临床检查到辨证用药、手法治疗等均有详细阐明。不仅对魏氏伤科的发展和传承，也为中医骨伤科学的发展进步做出了很大贡献。

# 第二节　魏氏伤科传承与发展

## 一、箕裘堂构，薪火相传

通过不懈努力，魏氏伤科至李国衡、施家忠等第二代传人及众多弟子学生时有了长足的进步和发展。以魏氏中医骨伤科学术为根本，临证发挥中医治疗特长，同时与西医骨科相合作，既发展了魏氏伤科，也开创了我国早期中西医骨伤科结合的典范，成为长三角地区乃至全国内外都享有极高声誉的中医骨伤科学流派。

李国衡（1924～2005），魏氏伤科第二代主要代表人物，上海交通大学医学院附属瑞金医院终身教授、主任医师。1938～1943 年师承伤科魏指薪老先生。1943 年 9 月学习期满，嗣后随师开业。1949 年由师徒而成为翁婿。1956 年至仁济医院工作，任伤科主治医师、中医教研组副主任。1962 年调至瑞金医院。曾任上海市伤骨科研究所副所长，中医教研室副主任，伤科主任，中国中医药学会理事，骨伤科学会副主任委员，上海市中医学会常务理事，伤科学会主任委员，农工民主党上海市委第六届副主任委员，上海市第九届人民代表大会常务委员会委员，上海市伤骨科研究所顾问，上海中医药学会理事会顾问，上海市中医文献馆馆员，《中国中医骨伤科》杂志编委会副主任委员，上海中医药大学专家委员会名誉委员，国家人事部、卫生部、医药管理局认定的全国首批名老中医学术经验继承班指导老师，上海市振兴中医学术委员会顾问。

李国衡教授长期从事中医伤骨科专业，擅长治疗骨与关节损伤、软组织损伤、内伤、脊柱损伤与疾病以及各种伤科疑难杂症。在临床实践中，他不断总结魏氏伤科祖传手法并创新提高，强调手法常法与变法结合，突出因证施法、因人施法，使其手法真正达到"准确深透，轻重恰当，刚柔并济，辨证施法"的高深境界。在治伤过程中，他以整体观为主要思路，并根据魏氏伤科学术经验，以早期活血化瘀、中期和血生新、后期固本培元等治疗原则，创制了内服方剂"续骨活血汤"等；外用药物在原有魏氏伤科膏药、软膏、洗方、外用药水等基础上改革剂型，创立了临床有效、应用广泛的"蒸敷方"、"外用热敷床"等治疗方法。他特别强调：第一，临证需立足中医，胆大心小；第二，要详细审证，首重诊察；第三，辨证辨病，调气理血；第四，发扬特色，注重疗效。在诊疗方面，认为辨伤当明气血、脏腑；治伤重视气血，调摄脾胃；理伤推崇手法。早在 20 世纪 50 年代某日，一家工厂送来一位急诊伤者，其腰部被从楼上坠落的一包几百斤重的棉纱压伤，造成髋关节前脱位，而且是最严重的闭孔脱位。常规治疗需在麻醉下复位，并做 3 个月石膏固定。只见李国衡先生沉着地说："不用麻醉，也不要什么药物，只要一块门板。"遂命人找来一副门板，在助手的协助下，他对伤者受伤的部位先提一提，摆一摆，而后屈一屈，再收一收，大约只用了 5 分钟，就复位成功。且不用石膏只用沙袋固定患肢。过了 2 周，伤者就能够下地行走了！魏氏伤科手法果然神奇，后来该复位手法全过程被拍成科教影片推广宣传。

李国衡教授还着重中西结合，学习和运用现代医学方法，并和传统中医学有机结合，对疾病的诊治力求更加准确和有效。同时，还运用现代科研手段来揭示中医药治伤手段的机制，曾进行过魏氏手法治疗髌上区血肿的活血化瘀的作用机制研究，其成果获得了卫生部的奖励。

他坚持中医特色，又善于中西医结合。李国衡经常强调，中医伤科医生要保持中医形象，须坚持"四个不能丢"：

**1. 手法不能丢**

李国衡说："手法者，诚正骨之首务哉。"魏氏伤科手法有单式 16 法、复式 18 法，同时还有手法组合成套的几十种套式手法。手法对于骨折、脱位、软组织损伤甚至内伤都很重要，如果准确施行，不少症状于手法后即可获得一定程度的改善。人体各组织损伤，其解剖结构必然会有不同程度的改变，而手法可使之恢复正常。所以中医传统手法不能丢。作为一名中医伤科医生，要学好手法、锻炼手法、善于辨证施用手法。

**2. 小夹板不能丢**

手法施行后，再辅以药治和外固定，可加速损伤的修复。对于小夹板的经验，前人和他人已有很多总结，现在尚需进一步研究的是夹板的材料问题，不同性能、软硬、厚薄、轻重、弹性的材料对于不同人、不同部位损伤的固定具有重要意义。

**3. 内服外治、辨证施治不能丢**

对伤科治疗内外并治的问题，李国衡认为临证应有所侧重，除有内伤和全身性症状者外，一般应以外治重于内治。如作为"纯阳"之体的小儿骨折，绝大多数应着重于外用药治疗，很少用内服药。骨折外用药有协助塑形、固定的作用，可在夹板与机体之间起间质缓冲的作用，还可以改善血液循环而不使机体发生循环障碍。实验还发现，损伤后血肿多数属于酸性，且维持时间较长，中药外敷可使其酸性迅速转化为碱性，有利于骨折生长和修复。药物外敷可能会引起皮肤过敏而影响其他治疗，但注意研究改变药物剂型在很大程度上可解决此弊端。

**4. 导引功法不能丢**

魏氏导引功法有 54 法，是在继承前人的基础经过多年实践而形成的。它不同于吐纳导引，主要用于治疗运动系统损伤，通过躯体和四肢、整体与局部的运动，达到功能恢复。李国衡非常重视导引疗法，通过活动肢体、动摇筋骨、自身按摩、擎手引气等各种形式，与手法相辅相成，达到骨正筋柔、气血以流的目的，促进功能恢复，缩短疗程。

作为一代名医，李国衡教授曾为国家名誉主席宋庆龄诊病，也曾为泰国国王疗疾，他同时还长期担任干部保健及治疗工作，多年来承担国家及各省市区干部中医骨伤科治疗任务，任劳任怨，圆满完成任务，由此在 1998 年获中央保健委员会嘉奖。

此外，李国衡还为徐向前元帅、罗瑞卿大将等部队领导多次进行会诊。他还曾作为中国医疗组主要专家赴国外承担特别医疗任务，将中医技法传播到世界。文艺界、体育界人士，如京剧演员李玉茹，体育运动员汪嘉伟、朱建华、姚明等，无数名人都曾经是他的患者。无论是名人、领导人，还是普通老百姓，李国衡同样施以高超的医术，他毫无保留、全心全力地为患者施治，履行着他的"天职"，也获得治病救人的快乐。著名作家巴金也曾求助于李国衡，1982 年巴老跌伤左腿，在医院住了半年。次年5 月在回忆录中写道，李国衡教授每周 2 次上门为巴金手法治疗，帮助巴老从跌伤疼痛中恢复。为此，巴老特地在他的回忆录《病中集》中撰文表示对李教授的感谢！

李国衡教授一生著述颇丰，先后发表了 40 多篇论文。其中《祖国医学治疗软组织损伤理论探索》获卫生部奖励；《魏氏伤科手法的临床应用》获上海市卫生局二等奖；《魏氏伤科治疗陈旧性肘关节脱位》获上海市中医、中西医结合科研成果；《魏氏伤科手法治疗肘后血肿的疗效与机制研究》获国家中医药管理局中医药技术进步三等奖。编著出版学术著作有：《伤科常见疾病治疗法》、《魏指薪治伤手法与导引》；主编的有：《中医骨伤科学·整骨手法学》、《中医治疗疑难杂病秘要》伤骨科章节；《魏指薪教授诞辰一百周年学术讨论集》、《李国衡谈腰椎病》；参编的有：《中医骨伤科学》、《中医骨伤科基础》、《农村常见病防治》、《中国骨伤科百家方技精华》等。

2010 年底，国家中医药管理局确定了 181 位名中医成立"全国名老中医药专家传承工作建设项目"，李国衡教授工作室名列其中。

施家忠（1918～1991），魏氏伤科第二代主要传人，20 岁左右随岳父魏指薪学习中医伤科，同时进入魏指薪伤科诊所临证行医。1958 年随魏指薪医生参加上海市第二医科大学附属瑞金医院伤科。他很好地继承了魏氏伤科的治伤方法，有扎实的中医基础，擅长于运用手法治疗骨折、脱位、软组织损伤及各种慢性伤科疾病。发表论文《魏氏伤科手法治疗肘关节急性损伤》《魏氏伤科方药整理》《三圣消肿软膏的临床观察》等。

施荣庭，魏指薪之外孙，施家忠、魏淑英之子，魏氏伤科第三代传人，上海交通大学医学院附属瑞金医院伤科副主任、副主任医师。毕业于上海职工医学院。1985 年到瑞金医院，上海市伤骨科研究所工作。1973 年起随外祖父魏指薪教授学习中医及魏氏伤科，攻读中医经典著作、伤科经典专著，受魏指薪言传身教，深得魏氏伤科真传，能充分发挥魏氏伤科之特长，采用内外治法相结合、局部与整体相结合、手法和导引相结合，指导和应用于临床，具有很高的疗效。

胡大佑，施家忠、魏淑英之女婿，李国衡学生，魏氏伤科第三代传人，1977 年起跟随李国衡学习魏氏伤科。1993～1996 年参加上海市继承名老中医药专家学术经验研究班学习，师承李国衡。现任上海交通大学医学院附属瑞金医院伤科副主任医师、伤科副主任。参编《魏指薪治伤手法与导引》。写有《魏氏手法为主治疗腰椎间盘突出症80 例》、《继承师业，锐意创新——李国衡教授学术经验初探》等论文。曾研制开发骨伤新型外用药"伤痛灵乳剂"。

李飞跃，为魏指薪之外孙，李国衡、魏淑云之子，魏氏伤科第三代传人，1988 年毕业于上海中医学院中医系，获医学士学位。1993 年至 1996 年，上海市继承名老中医药专家学术经验研究班毕业（三年制），李国衡教授为指导老师。1988 年进上海第二医科大学附属瑞金医院，历任中医骨伤科住院医师，主治医师，现为上海交通大学医学院附属瑞金医院伤科主任，上海市伤骨科研究所副所长，上海市名中医，上海市中医药学会理事、骨伤科分会副主任委员，中华全国中医药学会骨伤科学会常务委员。第四、五、六批全国名老中医药专家学术经验继承班指导老师。

在学术上，李飞跃对魏氏伤科学术及治伤经验在传承基础上予以充实发扬，并形成治伤气血通和为要、理伤疗疾擅用手法、愈伤固效辅佐导引的治伤学术观点；在临床上，李飞跃善于通过中药内服、外用、手法、导引等治疗腰椎间盘突出症、膝关节炎、踝关节损伤后功能障碍等骨伤科常见疾病。

近年来，李飞跃注重总结魏氏伤科学术经验，努力挖掘行之有效的药物及治疗方法。并进行了相关课题研究，曾承担"十五"国家科技攻关计划"基于信息挖掘技术的名老中医临床诊疗经验及传承方法研究"——李国衡学术思想及临证经验研究。与此同时，他还从临床实际出来，在中药剂型改良进行了深入研究，曾以第一负责人承担上海市科委课题改良消肿散新药开发、衡氏黄白软膏新药开发预临床研究等。

## 二、负重致远，继往开来

魏氏伤科肇始于先祖魏西山，奠基于魏指薪。经过几代人的不懈努力，魏氏伤科已经发展成为我国著名的骨伤科流派之一，在国际上也享有很高的知名度。时至今日，从以魏指薪为奠基人的魏氏伤科第一代到以李国衡为首的魏氏伤科第二代传人，再到现在的第三代传人，魏氏伤科走过了风风雨雨的一个世纪。这风风雨雨的一个世纪，既是艰辛的一个世纪，也是硕果累累的一个世纪。

在学科建设上，魏氏伤科近年来积极完善流派及特色技术传承发展的基础建设，进一步整理魏氏伤科文献、论文及各种资料，历代主要传人主要著作、医案医话，从中进一步总结提炼魏氏伤科流派传承脉络。整理、研究魏氏伤科学术思想、临证经验，特别通过整理魏氏伤科学术思想、临证经验的历代传承发展及趋向完善的过程，以冀进一步弘扬、发展魏氏伤科。为了更好地传承、发扬魏氏伤科，伤科积极开展相关专病门诊，相继开设魏氏伤科手法、膝骨关节病、骨质疏松、颈椎病腰突症、股骨头缺血性坏死专病门诊，突出中医治疗特长，同时通过专病门诊的开设，也为魏氏伤科内外用药、手法、导引特色技术应用提供了临床诊治的平台。通过魏氏伤科学术继承研究工作，将特色技术与优势病种结合进行研究，积极开展临床特色诊疗技术整理及临床疗效研究，以进行特色诊疗技术的优化和规范化。2011年伤科申报成功，魏氏伤科疗法被评为第二批上海市非物质文化遗产传统医药项目。

在教学上，魏氏伤科开展并承担上海中医药大学本科生针灸推拿系中医骨伤科毕业实习基地工作，每个月由科内安排副高以上职称的5位老师授课。经8个月教学工作，学生反应良好，现为上海市第三批"上海市住院医生规范化培训基地（中医骨伤科）"。

在科研上，魏氏伤科近年来已经申请并完成国家自然科学基金青年课题、市科委课题多项，发表相关文章数篇，完成魏氏伤科验方集，并编著魏氏伤科学术专著数本。

如今的魏氏伤科已发展到具有科研、教学、医疗结合的魏氏伤科技术研究团队。魏氏伤科学术思想不断被挖掘整理、继承并发扬光大，科研成果不断应用于临床，造福于患者！

# 第二章　魏氏伤科学术思想

魏氏伤科秉承中医整体观念，立足传统中医基础理论并紧密结合骨伤疾患临床特点，吸收中医各家临证精华，兼收并蓄，融会贯通，强调"内外并重、气血兼顾"，创立"气血为要，筋骨并重；肝肾为重，调摄脾胃；注重手法，调复平衡"的治伤学术思想。

## 第一节　气血为要，筋骨并重

《内经·素问调经论》指出"人之所有者，血与气耳"。气属阳，血属阴。气血为阴阳的物质基础，维持人体正常的生理活动的条件是气血调和，阴平阳秘，"气主煦之"，"血主濡之"，人体正常新陈代谢都要靠气血的温煦推动和滋养。就气血而言，"气为血之帅"，"血为气之母"，气能生血、行血、摄血；血能生气、载气。故气血一阴一阳相互维系，气非血不和，血非气不运，诚如《不居集》所言"一身气血，不能相离，气中有血，血中有气，气血相依，循环不已"。相反，人体疾病发生时，则为气血阴阳不和。《素问·调经论》云"血气不和，百病乃变化而生"。魏氏伤科认为，骨伤疾患虽多为皮肉筋骨为病，也涉及脏腑经络，其疾病的发生都与气血密切相关。骨伤疾病多外伤，更多为《杂病源流犀烛》所言"跌扑闪挫，卒然身受，由外及内，气血俱伤病也"。

气血既伤，当予调治。明代医家刘忠厚曾指出"损伤一证，专从血论"。然其也并非只是从血论治，化瘀行血，他同时也提及"宜先逐瘀血，通经络，和血止痛，然后调养气血，补益胃气，无不效也"。这即是先以逐瘀通络，继则调养气血。《素问·阴阳应象大论》云"气伤痛，形伤肿"，"先痛而后肿者气伤形也，先肿而后痛者形伤气也"。此乃气无形，故主痛；血有形，故主肿。前者为气伤多有气滞疼痛；后者指血伤多有瘀滞肿胀。肿痛按先后出现不同，反映气血损伤相互影响。故对损伤疾患治疗而言，如疼痛严重者，以理气、破气为主治疗；肿胀严重者，先以活血化瘀治之，但伤科疾患无论内伤、外伤，均多肿胀疼痛并见，故魏氏伤科治伤首重气血为要，即辨伤需明气血损伤情况，偏重伤气或偏重伤血，或气血俱伤。治疗重在调理气血，不可一味专主气或专主血，应气血兼顾，气血并重，两者不可偏废。

骨伤疾患，特别是损伤病症，除皮肉外，主要涉及筋、骨。骨动筋伤为损伤的主要病变。中医论及的"筋"主要包括肌腱、韧带、关节囊等。《灵枢·经脉》云"筋为刚"，《素问·五脏生成论》言"诸筋者，皆属于节"，《素问·痿论》曰"宗筋主束骨而利机关也"。故中医所指的"筋"，一为刚劲有力，二则功能为连接关节并维系关节屈伸活动等。《灵枢·经脉第十》言"骨为干"，《素问·脉要精微论》又云"骨者，髓之府，不能久立，行则振掉，骨将惫矣"。故骨主要为支撑身体和保护内脏。髓汇聚于骨内而养骨，若髓虚骨弱，则不能久立及行走震颤动摇。而筋骨两者之间密切相关，筋束骨，骨附筋，筋骨本相连，筋骨相互依赖而发挥正常生理功能。骨伤疾患，骨折必有筋伤，正骨同时需理筋；脱位复位时，则需通过筋的牵拉，顺筋理筋使脱位纠正，因而在治疗上就应筋骨并重。故魏氏伤科认为，筋骨并重就是强调治骨与治筋并施。

# 第二节　肝肾为重，调摄脾胃

骨伤疾患诊治，临症除辨气血外，还需辨脏腑。魏氏伤科强调伤科辩证辨脏腑当以肝肾为重，同样治疗也需注重调肝补肾。肝主筋，肝藏血，肝血充盈，血荣筋，筋得以濡养。而坠堕骨折等伤损时，恶血留内，败血归肝，故无论从生理还是病理情况，肝与筋密切相关。肾藏精，生髓，髓充骨，肾受五脏六腑之精气而充养于骨。骨的生长发育依赖肾中精气。损伤之证，骨节受损必内动于肾；慢性劳损或中年以上又多肾精亏损、肝肾两虚，故筋骨、骨节伤损恢复，均有赖于肾气的滋养。因之，魏氏伤科强调治伤当明肝肾虚实，临证调治肝肾至关重要。

调治肝肾的同时，不可忽视脾胃调摄。魏氏名言"治伤勿忘健脾"，实际上是指治伤不能忽视脾胃调治。损伤或跌扑外伤，肌肤皮肉外伤，瘀滞阻络，气血失畅，脏腑不和，常致脾失健运、胃失和降。同时伤后疼痛，心烦意乱，思绪紊乱，耗神不振，思伤及脾，也致脾胃失调。故魏氏伤科损伤初期治疗除活血化瘀治疗外，常合以健脾理气，使脾土复原，胃气得和，气血运行复原；损伤中期和营生新，更注重补脾益胃，使筋骨得以充分濡养；损伤后期，补益肝肾，配合和胃调中，使脾胃之气得养，运化有常，水谷精气不断充养肾中精气，促进损伤恢复。

# 第三节　注重手法，调复平衡

伤科手法是骨伤科重要的治疗手段，所谓手法为医者使用双手在患者体表部位做各种不同的动作，以检查病情和进行治疗的外治方法。《医宗金鉴·正骨心法要旨》提出"手法者，诚正骨之首务哉"突出手法在正骨中的重要作用，实际上伤筋、内伤也离不开手法治疗，手法与药物的相互配合构成骨伤疾患不可或缺的治疗方法。

魏氏伤科治伤十分重视手法的应用。认为跌打损伤必然使人体组织发生不同程度的紊乱，如骨折移位、关节脱位、筋翻筋走、滑膜嵌顿、气滞血凝等，均须依赖手法正骨理筋，理气活血消肿，以恢复正常的解剖结构和生理功能。魏氏伤科手法包括骨折复位、关节复位、软组织损伤和内伤治疗手法，为魏氏伤科临证重要治疗手段。

手法操作的要求，《医宗金鉴·正骨心法要旨》中提出为"机触于外，巧生于内，手随心转，法从手出"，临证时手法需"视其虚实，酌而用之"；魏指薪则提出"手出于外，测知其内。法随病至，细析症状。心灵手巧，全赖功夫"，即为手法首先通过"轻摸皮，重摸骨，不轻不重摸筋肌"，以先后有序、轻重恰当、耐心细致的手法检查病况，详细判断病情，心手合一，而后实施手法治疗。魏氏所谓"功夫"，一是在临床上药积累经验以求熟练掌握手法技巧；二是手法者需锻炼基本功，以达到双手感应敏锐，手臂灵活有力，施法部位准确，作用深达病所。

魏指薪云手法作用为"能摸触其外，测知其内；能拨乱反正，正骨入穴，能使经筋归复常度；能开气窍引血归经"，其概括手法作用除用于检查外，其治疗作用，一为正骨，纠正骨折移位、骨缝参差及关节脱位，使骨合位正，骱位复原；二为理筋，使肌筋恢复正常位置和功能；三则"开气窍引血归经"，即为行气利血。"气窍"乃真气聚集之所，其无形而又涉及一身之"气"流转运行。气窍开，内外沟通，则气机顺通，天地人和。损伤多见气闭、气阻，气窍因之闭塞，并伴有瘀血郁结内滞或阻络，手法治疗可行气散瘀，促进经气流通，则气窍开通。气行则血行，瘀血消散，经脉顺通，气血以流，损伤机体功能得以恢复。

魏氏手法特别在理筋及内伤手法中还经常运用：病在上取之下，病在下取之上，病在左取之右，病在右取之左，或上下左右同取，有所侧重，其作用从损伤局部与整体的相互关系出发，要求手法能达到脏腑、躯体、四肢上下左右的经络通达，气血调和，筋柔骨正，达到机体功能协调的"平衡"状态。

# 第三章 魏氏伤科诊治经验

魏氏伤科在其学术思想指导下，临证擅长内治、外治配合，手法与导引相辅佐，形成其特色诊治经验。主要为辨伤多位合参、理伤内外合治、治伤推崇手法、愈伤重视导引。

## 第一节 辨伤多位合参

魏氏伤科辨伤从损伤分类入手，进而辨别损伤伤在气血或伤在脏腑及所伤部位不同，多位合参综合判断病情。魏氏将各种损伤区分为硬伤、软伤、外伤、内伤四大类别。硬伤，是指不同类型的骨折、骨裂、关节脱位、半脱位、骨错缝等；软伤，是指肌腱、韧带、血脉、软骨、关节囊、骨膜、筋膜等各种软组织损伤；外伤，是指皮肉创伤出血，感染化脓，异物刺伤以及汤烫火伤等；内伤，是指脏腑气血损伤及奇恒之腑损伤（头、胸胁、腹腔内伤等）及风寒湿痹等杂症。

但是总体上讲，可以归纳为内伤与外伤两大类别，内伤以脏腑气血损伤为主，应用传统的四诊八纲来确定损伤部位和病理变化；外伤以筋骨、皮肉、脉为主，运用"望、比、摸"等法检查对损伤部位、性质和程度进行判断。

望，观察也，古称"望而知之者，谓之神"。望诊以中医骨伤科损伤病症为例，如外伤多为局部受损，但通过观察患者的步态、坐姿、肢体活动等判断伤情、伤位，并通过望诊，观察异常表现来了解全身其他部位可能的兼杂损伤。故望诊临证不可忽视。比，对比、比较。有比较才有鉴别。"比"主要是患侧肢体与健侧肢体及患处与健侧的对比，其包括对比肢体的长短、外形（包括肌肉丰满程度）、关节活动范围，通过对比健侧了解患侧的伤情。故临证诊察，"比"不可不明。摸，捺捺触摸也，即"以手摸之，自悉其情"。对"摸"诊的要求，魏氏伤科主张"轻摸皮、重摸骨、不轻不重摸肌筋"法则，即要求检查触摸手法要先后有序、轻重有节，触摸由浅入深，范围包括皮肉、肌筋、骨骼部分，病变组织及其周围均不得疏漏。通过摸诊判断损伤的类别（在骨节、在肌筋）；摸清损伤的部位、范围、程度、主次痛点；查明关节与骨骼有否畸形及功能限制的方向和程度。摸诊手法有指捏、手揿、上下捋、旋转等。摸法为上述三法中的核心。如临证遇有胸胁外伤疼痛的患者，魏氏伤科常要求患者端坐，医者用一手扶持健侧胸廓，一手示指或拇指指腹沿患侧疼痛肋骨及肋间由后向前仔细按捺，或以双手捧挤胸廓检查，以判断肋骨受损或胸膜损伤程度，而不单纯依靠 X 线片做出诊断。魏氏伤科主要代表人物李国衡曾强调："伤科诊断不能单凭 X 线片检查，而应该重视传统四诊方法。望与摸的同时，要重视患侧与健侧的对比。"

《正体类要》称："肢体损于外，则气血伤于内，营卫有所不贯，脏腑由之不和。"临床跌仆坠堕，肢体外伤后气血必乱，筋骨皮肉脉损伤同时内动脏腑。故外伤反映于内，内伤亦可反映于外。在损伤辨证上，魏氏伤科首要辨明气血情况。跌仆闪挫，由外及内，当气血伤病也。损伤多见气滞、血瘀、作肿作痛。李国衡称为"跌打损伤，惊而气乱，气机不畅，血瘀阻络，症见气滞血阻疼痛"。损伤之症，气血所伤有时有所偏重，伤气早期多气滞、气逆，伤重者则有气闭、气脱；损伤后期则多见气虚。针对气伤，李国衡指出"损伤之证，和气至关重要"。损伤伤血，魏氏伤科则归纳其分为出血，如体外出血、体内出血；瘀血，如损伤后离经之血停留或蓄积皮肉之内与脏腑之间；及伤后血虚、血脱，如严重创伤出血过多或伤久不愈，脏腑虚损而致血虚，或失血重症而致血脱。针对临床多见瘀血病理改变，《诸病源候论》曾将之称为"留血"、"瘀血"、"结血"，此为瘀血的三个不同病理改变阶段。"留血"为新鲜血肿；"瘀血"属陈旧血肿；"结血"则为宿伤瘀滞粘连。这对临床用药及手法治疗具有重要的指导意义。针对损伤后气血病理状况，魏氏伤科辨证施治疼痛严重者理气为先；肿胀严重者应活血消肿为主。处方用药行气多用木香、陈皮、金铃子、青皮、川朴花、佛手之类；活血多以赤芍、紫草茸、鲜生地、归尾、丹参、路路通、川芎、苏方木、泽兰叶之品。然气血俱伤肿痛明显者，则需气血兼顾，合而治之。

跌仆损伤，体表损伤会反映于内。魏氏伤科除辨气血外，尚需辨脏腑。肝藏血，血荣筋，坠堕骨折等损伤，恶血留内，败血归肝；肾藏精，生髓，髓充骨，肾受五脏六腑之精气而充养于骨，损伤之证，骨节受损必内动于肾。慢性劳损，尤见于中年以上肾精亏损或肝肾两虚，筋骨衰退而致骨节退变。故辨脏腑应首辨肝肾。脾主四肢，司运化，损伤则肌肤皮肉首当其冲，甚则皮开肉绽，气血外溢，瘀阻经络，气血运行不畅，脾胃运化失调，同时伤后多见心烦思乱，思伤及脾，故脾胃状况不可不辨。同时针对肺为气海、主一身之气及心主血、主神明，也应注意损伤所致气机不畅、心神不安的辨证。

伤科辨证，魏氏伤科同时注重辨部位。主要辨损伤部位在上、在中、在下，以指导临床选方用药。伤科古籍记载损伤尤其坠堕受伤以三焦部位辨证。临床辨伤亦重视辨部位。头部外伤，则多脑髓震伤；胸膺、肋胁受伤，则易于肝肺受损；脘腹外伤多内伤于脾胃；腰部挫伤则常内损于肾；外阴睾丸等受伤常累及膀胱。伤位、脏腑受损明了，处方用药方有可依。

# 第二节　理伤内外合治

骨伤疾患，无论硬伤如骨折、脱位、骨缝参差，或筋、肉、皮脉等软伤以及外伤皮肉破绽，内伤头部脑髓、胸胁脘腹损伤以及伤科杂症，相互间有密切联系。机体损伤内外互应，故临床辨证施治需在整体观指导下内治与外治配合。魏氏伤科强调内外合治，但同时认为临证应有所侧重。损伤病证局部症状为主者，以外治为主；兼夹全身症状明显者，多以内治为主；局部症状与全身症状并重者，则应内外兼治。除有内伤和全身症状者外，多重用外治。

魏氏伤科内治善用丸、散、汤、酒，内治根据损伤的不同阶段而用不同治法，即早期宜攻、中期宜和、后期宜补的三期分治。刘宗厚云："所以损伤一证，专从血论，但须分其有瘀血停积而亡血过多之症。皮不破而内损者，必有瘀血，若金刃伤皮出血，或致亡血过多，两者不可同法而治。有瘀血者，宜攻利之；若亡血者，兼补而行。"闭合性损伤为蓄血证，早期宜攻；开放性损伤为失血证，早期即宜和（攻补兼施），故不能同法而治。刘宗厚又云："察其所伤，有上下轻重深浅之异，经络气血多省之殊，惟宜先逐瘀血，通经络，和血止痛，然后调气养血，补益胃气，无不效也。"

魏氏根据上述理论，确立了早期活血化瘀，中期和血生新，后期固本培元的骨折内治三期治则。早期活血化瘀消肿止痛；中期既活血又要养血长骨；后期气血两虚，肝肾不足，应行补益使机体复原。三期分治不能机械地应用，有时其中界限不能划得非常清楚。和血生新并不一定随在活血化瘀之后，如皮破出血或亡血过多，早期即应和血生新，补而行之。活血化瘀之后，虚象比较明显者，即应补益。后期瘀去未尽者，仍需活血化瘀。骨折愈合后，无明显虚象者，则无须补益。三期分治必须与气血、脏腑辨证相结合，以求做到全面的辨证施治。其他各类严重创伤，均可在三期治法的基础上结合辨证施治；慢性疾病或各类伤科杂症以及内伤等症，更应强调辨证施治。魏氏伤科内治总体为治伤善逐瘀血，通经活络，和血正痛，同时又重视脾胃作用，使脾胃健运，有助于祛瘀生新，用药重视调养气血，调摄脾胃。损伤初期活血化瘀，调治脾胃重在健脾理气，方用二陈汤、四君子汤、平胃散等，意在健脾土复运，胃气得和，气血运行复原；损伤中期和营生新，调治脾胃重在补脾益胃，方用归脾汤、参苓白术散等，意在使脾胃生化得健，筋骨得以濡养；损伤后期补益肝肾，调治脾胃重在和胃调中，方用保和丸、六君子汤、香砂六君子汤等，意在使脾胃之气得养，运化有常，水谷精气不断充养肾中精气，促进损伤恢复，同时用以矫正滋肾药物滋腻之性。

魏氏伤科同时擅长外治，除手法、导引外，其外治用药剂型众多、种类齐全，涵盖诸多骨伤疾患外治需要。其外治用药：① 洗方，特定处方药物放入锅内，加水煮沸，待水温合适，熏洗患处。代表方有四肢洗方、化瘀洗方、腰脊胸腔洗方等。② 膏药，特定处方药物分粗料、细料两种，粗料先用麻油煎熬成黑色药液，再如黄丹和细料捣合制成药膏团，水中浸泡数日后，取出温烊，摊于膏药布上，用时将膏药温烊外贴患处。代表方有伤膏药、三益膏。③ 药膏，特定处方药物用麻油文火煎熬成黑色药液，再加入黄蜡与冰片，捣调拌匀，冷却后制成软膏，用时涂擦或涂抹患处。代表方有舒筋活血膏、水火烫伤膏。④ 药水，特定处方药物用高粱酒、米醋等浸泡，一定时间后使用，用时搽擦或搽揉患处。代表方有活络药水。⑤ 敷料，特定处方药物制成粉末，按处方规定剂量，集合调拌和匀，冷开水潮湿后加入饴糖，调拌至适当稀稠度，摊涂于牛皮纸上，外敷伤处。代表方有三圣散（消肿散）、断骨丹、碎骨丹。⑥ 散剂，特定处方药物研成极细粉末，按处方剂量调拌和匀成为干燥粉末制剂，散搽患处或于麻油调和成糊状外敷患处。代表方有生肌散、绿泡散。⑦ 熨药，特定处方药物共研细末，置于铁锅内，与醋或黄酒少许一同炒热装入布袋内，热熨患处。代表方有熨药第一方、熨药第二方。⑧ 蒸敷药袋，特定处方药物共研粗末，置于布袋内，冷水淋湿，蒸热，热敷患处。代表方有蒸敷方。上述外用剂型及药物，以熏洗、敷贴最具特色，也为临床常用。

魏氏伤科内治、外治各具特色，在疾病治疗的不同阶段，或偏重于内治，或偏重于外治，各有侧重，但从整个治疗过程看仍以内外合治为特点。

# 第三节　治伤推崇手法

魏氏伤科认为跌打损伤，人体组织必然发生不同程度的紊乱，如骨折移位、关节脱位、骨错缝、筋翻、筋出槽等改变，或内伤气滞血瘀等，均可手法正骨理筋、顺气活血，以骨正筋柔，气血以流，愈伤起废。

魏氏伤科善用手法，其一用于检查。魏指薪有言手法"能摸触其外，测知其内"。其检查手法主要以轻重不同手法了解患者体表肌肤以及肌筋、骨骼，以利其后治疗手法及其他治疗措施应用。唐代《仙授理伤续断秘方》对伤科的检查手法也提出"凡左右损处，只相度骨缝，仔细捻捺，忖度便见大概"。"摸法"手法操作前要"知其体相，识其部位"方可达到"以手摸之，自悉其情"。摸法总体要求为"轻摸皮，重摸骨，不轻不重摸筋肌"，以上下左右、健侧患侧部位，以轻重不同触摸手法强度来测知皮肉筋肌骨的不同损伤程度，来协助正确辨证，适当施法。同时应用手法触摸检查时配合"望"与"比"。通过观察患者的步态、坐姿、肢体活动、局部伤损、舌苔和比较伤损肢体的外形、长短、活动情况结合切脉，使"望、比、摸"综合参映，使伤科临证手法检查内容大为丰实和完善。手法应用之二则是用于治疗，主要包括"正骨"与"理筋"两方面。前者以拨乱反正、正骨入穴；后者则使肌筋归复常度，同时手法还有开通郁闭气机，以瘀血行散，经络气血顺达，达到开气窍引血归经作用。魏氏伤科曾对"骨错缝"、"筋出槽"手法进行临床总结归纳，形成其具有特色的治疗手法。对临床诸如背部肋椎关节错缝，腰椎小关节错缝、骶髂关节错缝等因跌仆闪失、骨缝开错、气血郁结、为肿为痛者，巧施手法，使骨合位正，伤痛自愈；对筋离原位，而致筋走、伤筋、筋扭、筋离的"筋出槽"，如肱二头肌腱长头腱滑脱等，同样妙用手法，捺归原处，使筋络宽舒，恢复常态。

魏氏伤科手法分类有"摸、提、拨、拉、晃、推、拿、接、端、按、摩、揉"12种常用手法，这些手法中有属于诊断方面的，但主要是骨折和脱位的整复手法，从整复手法而言，总体分为三种动作：拔伸、端正和推上，为上述手法的综合应用。内伤手法也是上述手法的组合应用，而软组织损伤手法则是在上述手法基础上加以演变衍生变化，单式手法就有16种，复式手法18种，其中单式手法有推、拿、按、摩、揉、点、挤、拉、摇、抖、扣、背、捻、搓等；复式手法有叩击、叠挤、分臂、扩胸、提阳、对拉、提拉、和腰、转腰、双侧拉肩、压掌掏肩、压掌推背、双手抱肩、悬足压膝、直膝屈腰、屈膝分腿、挤压胯线、提腿点按揉等。上述手法有的名称虽然相同，但不同疾病在操作时存在差别。同时骨折、关节脱位复位及软组织损伤手法，多相互为用，并非软组织损伤理筋手法只用于伤筋。骨折复位时，常配合应用顺筋、捋筋手法。

魏氏伤科手法在具体应用时，尤其是理筋手法，一般均有常规手法，但由于病情复杂多变，往往在常规手法中需加以变化，应注意常法与变法结合。手法治疗主症同时，要照顾到兼症的治疗；手法前应分清主要痛点及次要痛点，手法时应有所侧重。再者手法操作时应注意点、线、面的结合，一般要求凡是疼痛集中的，应侧重"点"上的手法。疼痛沿着经络循行部位扩散放射的，应加强"线"上的手法。如果是大面积的疼痛，应多做"面"上手法。

魏氏伤科对急性损伤手法治疗有特殊的要求。由于急性损伤，大都有肌肉痉挛，局部血肿的形式，关节半脱位或是滑膜嵌顿等病理改变，在治疗上，要求一次手法即能达到目的或基本上达到目的。一般不再作第二次手法。因此，在手法操作时要做到稳、妥、准，仔细轻快，当患者感到疼痛时，手法已经完成。慢性损伤需要多次手法，操作时要求由轻而重，由表入里，部位准确，轻重适度，深透有力。

# 第四节　愈伤重视导引

导引，亦作"道引"，意为导气令和，引体令柔。"导引"一词始见于《庄子·刻意篇》，晋代葛洪《抱朴子》云"导引疗未患之疾，通不和之气，动之则百关气畅，闭之则三宫血凝，实养生之大律，祛疾之玄术矣"，其明示导引可调和气血，通畅气机。既可防病，又可疗疾。

导引对骨伤疾患不仅具有治疗作用，同时也具有康复及预防作用。《诸病源候论·腰背痛诸候》书中记录有用于腰痛疾患的撑臂转身、跪俯转腰、缩颈转头，伸脊捉足和正坐调息导引，书中更有腕伤后"按摩导引令其血气复也"的记载。这表明导引对骨伤疾患，不仅能畅通经脉骨肉，滑利关节，调节身体机能，也能在骨伤病后用以缓解症状，促进功能康复。

魏氏伤科临证常将导引作为药物治疗和手法治疗的补充，其导引为善用肢体运动治疗及康复保健结合。魏氏伤科导引特点为躯体运动与自身呼吸配合或两者分开各自运动。主要为"摇筋骨，动枝节"，其内容包括活动肢体、动摇筋骨、自身按摩、擎手引气等多种形式。魏氏伤科导引分为45种，涉及躯体、四肢关节，形成一套较为完整的骨伤导引体系。导引作为患者主动功能康复手段，主张诸多损伤，都应考虑早期功能锻炼，往往可以与药物、手法起到协调的治疗效果。

# 第四章　魏氏伤科流派文化

中医药是中华民族的瑰宝，近年来各级地方政府及卫生部门采取有效措施，积极开展中医流派学术思想及治伤经验的传承研究工作，开创了中医药事业传承发展新局面。中医流派的传承研究工作，不仅要传承中医流派独特的学术思想及诊疗经验，而且还要传承各流派的不同文化，因为各种不同文化是形成中医学术流派的重要根基。在传承研究魏氏伤科过程中，我们认为有必要探讨魏氏伤科流派文化，了解中医流派文化对中医流派形成发展的影响。

## 第一节　魏氏伤科流派文化渊源

"文化"一词，见于西汉刘向的《说苑·指武》："圣人之治天下也，先文德而后武力。凡武之兴，为不服也。文化不改，然后加诛。"《辞海》中对文化的解释为："广义指人类社会历史实践过程中所创造的物质财富和精神财富的总和。狭义指社会的意识形态，以及与之相适应的制度和组织机构。"[1]简言之，文化既是社会现象，也是历史现象，其不仅涉及生活方式，也涉及自然生活环境等，是人们通过长期生产实践创造形成的社会产物。

中医文化承载着中国传统文化最主要的核心理念和思想基因，而且与人类的生命、生活、思维方式、生活方式密切相关，是中华民族独特的宇宙观、自然观、生命观、生活观的基因构成部分[2]。正如国医大师裘沛然所言："医道是小道，文化是大道，大道通，小道易通"，裘老认为学好中医必须首先下苦功夫学好中国传统文化[3]。因此，我们认为任何一个中医流派传承发展都离不开自身流派的文化积淀。

中国数千年的文明史孕育有了博大精深的中华文化，而中原文化在整个中华文明体系中具有发端和母体的地位，其在我国古代人文思想和政治制度的建构，乃至重大科技发明与中医药的产生，都烙下了中原文化的胎记，其核心思想，如"大同"、"和合"，都成了中华文化的核心思想；中原文化的核心价值观，如礼义廉耻、仁爱忠信，都成了中华民族的核心价值观。齐鲁文化不仅是中国文化的重要组成部分，而且还是中国传统文化的主干和核心，其主张以"人"为本，以"仁"为核心，以"和"为贵，以"礼"为形式，以"天人合一"为目标。浩浩荡荡的齐鲁文化深刻地影响着中国社会，特别是以孔子为代表的儒家文化，上承三代，下启万世，将中华数千年文化传统连为一体，成为此后 2 000 多年中国传统文化的主体[4]。

魏氏伤科创始人魏指薪家乡为山东菏泽曹县，曹县地处鲁、豫两省八县交界处，是中华民族古代文化的发祥地之一，在魏老生活成长过程中乃至在魏氏伤科发展形成过程中深受中原文化和齐鲁文化的影响。因此，魏氏伤科文化是在中原文化和齐鲁文化孕育下，并在自然社会环境影响下形成的解读中医学对筋骨疾病、内伤杂病及相关筋骨伤疾病防治等问题的价值取向、认知思维方式独特的医疗行为，以及人文精神和医德伦理的总和。

# 第二节　魏氏伤科流派文化核心内容

中医流派文化与流派学术思想、治伤经验是构成中医流派不可或缺的两个方面。探讨中医文化内涵主要需要总结归纳流派中医文化的核心内容，其目的诚如王庆其先生所言"用文化阐释医学，从医学解读文化"[5]。魏氏伤科流派文化的核心内容主要为：仁爱为本的医德观念、执中致和的行医之道、习武助医的为医特色。

## 一、仁爱为本的医德观念

魏氏伤科深受中原文化及齐鲁文化仁爱、仁义思想的影响，魏氏伤科创始人魏指薪继承家学，又积极学习他人治伤经验，开创了魏氏伤科治伤流派先河。魏老受传统文化"仁爱"思想浸润，愈伤起废，救死扶伤为骨伤医家之职在其思想上根深蒂固。魏老常以古代医家孙思邈名言"人命至重，贵于千金，一方济之，德逾于此"自勉自励，并秉承以五常、温良恭俭让为立身之本及行医待人准则。在临床实践中，他设身处地地替患者着想，一视同仁地对待每位患者。

魏老从医 60 多年，对待患者犹如亲人，从不分高低贵贱，对贫者常常送医给药，分文不取。在魏指薪诊所鼎盛时期，每日就诊患者约有 400 人，出钱挂号的，仅占半数不到，另半数中则实行减半收费或免费。魏老的收入并非很高，但在他的医德天平上，他的砝码总是往道义的方向倾斜。在中成药炮制上，他更是一丝不苟；自然铜的研末，一定要醋淬 7 次；巴豆制霜，务必用纸将油压尽；制乳香，没药要烧炭存性；煎熬伤膏药要老嫩适度，以保证药的性效；还有外敷药的调拌、水与饴糖的比例等，他都亲自督促检查，如果配制不当，他必要求重新制作。他常说："制药无人见，存心有天知。"由此，我们可以看出魏指薪的严格要求其实是出于他良好的医德和对患者的高度负责精神。魏氏仁爱为本医的德理念也传及从事魏氏伤科的后人。魏氏伤科第二代主要代表性传人李国衡先生为全国名老中医药专家，在他 72 岁高龄仍自勉条文："戒骄戒躁，修身养性，做到助人为乐、知足常乐、自得其乐"，可见魏氏伤科注重医德医风培养的文化价值已深入魏氏伤科传人的内心。

魏氏伤科崇尚"唯德是馨，唯效是尚"，认为各家之间、各流派之间应该"集百家之长，补己之短"。魏老家学渊源，除继承了全部家传的伤科学术以外，同时虚心学习各家之长，又经自己长期的临床实践、摸索和总结，使魏氏伤科学术流派的理法方药更臻完善。魏氏手法形成过程中，魏老既注重向少林功法及内家功法学习借鉴，使魏氏手法渗透有力，轻重适宜，成为一绝，同时他也善于和伤科同道及中医内外科大家切磋技艺、共同提高。20 世纪 50 年代，魏老即与骨科泰斗叶衍庆教授同合作，开始了中西医结合骨伤科临床研究，在业务上各展所长，在学术上相互尊重，共同探索，从而使魏氏伤科兼容并蓄，不断得到发展和提高。

## 二、执中致和的行医之道

中和是世界万物存在的理想状态，通过各种方法达到这一理想状态就是致中和。《中庸》曰："中也者，天下之大本也；和也者，天下之达道也。致中和，天地位焉，万物育焉。"中医的最高境界也就是致中和，即所谓去其偏胜，得其中和，以平为期，以和为重。"中和"思想是中医文化的核心和灵魂[6]。魏氏伤科主张执中致和的行医理念，强调执中即为调失中，致和应为求适中，重在"调"和"求"。

魏氏伤科执中致和体现在下面几个方面。

（1）**治伤重视气血并重** 就伤科症情而言，无论骨折、内伤、脱位、伤筋，其病机总不离"气血失和，阴阳失衡"，故魏氏伤科治伤学术思想突出强调气血调和、平衡阴阳是一切治疗的出发点和归宿，治伤应明确偏重伤气或偏重伤血或气血俱伤，不一味专主气或专主血。

（2）**治伤用药注重肝肾脾胃同调** 主张用药的目的在于通达调和气血，同时临床用药重视顾护脾胃，提出损伤初、中、后期除以活血化瘀、合营生新、补益肝肾外，顾护脾胃重点为健脾理气、补脾益胃、和胃调中。

（3）**治伤手法重在调度平衡**　具体体现在常法与变法结合，手法目的在于调整和恢复机体功能及结构的平衡稳定，常以推、揉等轻刺激手法与点、拿等较强刺激手法配合使用，补泻手法结合，注重病损局部与整体手法操作的联合应用等，魏氏手法治疗腰椎病除腰部手法应用外，同时配合背部、尾骶及臀腿部手法操作。治疗颈椎病则注重配合手臂、上背部手法操作，通过手法达到机体上下左右平衡的目的。

（4）**导引应用防治兼顾**　魏氏伤科主张局部导引与整体导引配合应用，前者是某关节和肢体的功能活动，后者是从整体观念，即全身多部位的肢体的全面运动，两者经常相互结合，同时配合呼吸吐纳，综合运用可达到气血平和，机体上下左右平衡。

### 三、习武助医的为医特色

自古常说，"武医不分家"，中医伤科与中华武术有着非常长的历史渊源，它们之间的关系源于古代战争兴起的时候，古代军队在交战中，士兵们受的伤通常是金属利器、钝器造成的创伤，当时一般称为"金创"，在战后的伤病治疗上就涉及伤科。在战争和武术活动中造成的人体损伤，需要进步的伤科医学和有效的医疗手段作为保障，同时在战争和武术活动中造成的伤病为中医伤科的发展和进步提供了大量的临床试验对象，为中医伤科的完善提供了很好的平台[7]。

武术讲究"刚、柔、虚、实、巧、拙"六字诀的行功要领，中医伤科讲求手法操作要求有力、均匀、柔和与有渗透力。伤科常用治疗手法有正骨手法、按摩手法。吴谦在《医宗金鉴·正骨心法要旨》中指出："一旦临证，机触于外，巧生于内，手随心转，法从手出，法之所施，使患者不知其苦"，强调手法施行，更有应用方案及操作技巧，而手法的操作技巧又离不开手法操作者一定的臂力等自身力量条件，而武术的手、眼、身法、步法训练使练武者力量、灵活性等得到很大提高，这对从事中医骨伤科者以帮助，通过练武可提高身体反应，增强脏腑力量，使手法操作时能合理控制及运用手臂、指腕力量完成手法治疗。针对于此，魏老早年除向河北沧州武术名家王子平学习少林武术之外，还向内功名家农劲荪学习内家功法。武功和内家功与传统伤科手法结合，使魏老的伤科手法具备了更加扎实的根底，也使他的伤科医术产生了新的飞跃。他根据武功、内功的基础编纂了一套伤科手法基本功包括"收、降、提、放、端"五法，该基本功也糅合了相当多的武术功、法、步加入其中。通过练习基本功（功法）又使得魏氏手法运用更加游刃有余、得心应手，临床运用疗效显著，深受病家欢迎。

## 四、小结

中医流派文化的形成主要离不开中国传统文化的根基，其内容既包含精神方面，也包含行为及物质方面，同时中医流派文化离不开流派所在地的地理环境、人文社会因素等影响。因此，我们认为传承中医流派既要传承并发展特有中医流派理法方药，更要挖掘中医流派的文化内涵，这样才能全方位做好中医流派传承和研究工作。

**参考文献**

[1] 张光霁，董一帆. 浅析中医文化中的价值观 [J]. 浙江中医杂志，2012，47（9）：625-626.

[2] 郑晓红，王旭东. 中医文化核心价值体系与核心价值观 [J]. 中医杂志，2012，53（4）：271-273.

[3] 王庆其，李孝刚，邹纯朴，等. 裘沛然先生成才经验探讨 [J]. 中医文献杂志，2015，5：52-56.

[4] 刘更生，杨东山. 齐鲁文化与中医学 [J]. 第十二届全国中医药文化学术研讨会. 173-174.

[5] 王庆其. 从流派传承研究中医学术流派探讨 [J]. 浙江中医杂志，2012，47（7）：469-470.

[6] 于学芬. 论中医文化的概念内涵及其核心内容 [J]. 江西中医药，2012，43（6）：3-4.

[7] 张云崖，王震. "三艺通备"理念下武术专业人才培养模式的构建与实践 [J]. 上海体育学院学报，2008，32（3）：88-91.

# 第五章 魏氏伤科"筋伤"学术传承规律

魏氏伤科作为上海地区著名的中医骨伤科流派，其创始人魏指薪先生在祖传经验的基础上，兼收博取，提出魏氏伤科独具特色筋伤诊治。"筋"一词早在《内经》中已出现。《素问·痿论》曰："宗筋主束骨而利机关也。"《素问·五藏生成篇》曰："诸筋者，皆属于节。"筋是中医学的一个解剖结构名，从字本意讲，筋为会意字。《说文解字》曰："肉之力也。从肉从力从竹。竹，物之多筋者。"《内经》认为筋与脉、肉、皮、骨共为五体，为肝脏所主，气血所养。筋伤疾病在骨伤科占有很大比例。骨伤科的临床常见疾病如颈椎病、腰腿痛以及肩周炎等都属于筋伤。随着社会的进步其发病率不断上升，不仅给广大患者带来很大痛苦，而且还直接、间接造成了巨大的经济损失。

在魏氏伤科传承研究Ⅱ期建设中，我们首先对魏指薪先生20世纪60年代有关筋伤诊治口述资料（由当时学生蔡体栋记录）的复印件中有关颈、肩、腰部筋伤进行了整理归纳及电子版建立，试图从中初步了解整理魏老本人筋伤诊治特点。

魏指薪先生颈、肩、腰部筋伤共论述颈部3条；肩部6条；腰部10条。魏老论述筋伤将其归入"软伤"范畴，并对"筋"的分类除"大筋、小筋"之外，还包括筋络、筋膜、垫膜、隧道。同时对大筋、筋膜、垫膜的性状功能予以阐述，魏老所论述各筋与经络不同，但与经络有关联，同时与软组织筋肉现代解剖学认识十分接近。在筋伤治疗则突出手法治疗特点，所述论颈、肩、腰部19条筋伤都应用手法，同时配合药物及导引，临床治疗魏氏特色鲜明。

魏氏伤科治疗筋伤具有自身独特疗法及疗效，我们以魏指薪先生口述（学生代写）的魏氏伤科筋伤原始资料入手，将其整理总结，详细分析总结魏氏伤科筋伤的学术内涵，总结魏氏伤科治疗筋伤体系，从中探索魏氏伤科学术传承规律。

# 第一节　魏指薪先生治疗筋伤经验（颈、肩、腰部）口述笔录整理

## 一、项颈筋损伤

**【部位】**

项颈筋在地阔筋外面，缺腮筋前面。包括大小筋各一条，上下重叠。小筋附与颅骨底筋膜，大筋上起牙托骨横筋，下行经过项颈穴到锁骨横筋止。内部与第一胸椎相联系。

**【损伤原因和症状】**

项颈筋损伤多由外来猛力所致，重者气血阻滞，局部肿胀，疼痛较重。项颈筋陈旧性损伤者，内部咽喉气阻，局部肿硬，如不及时治疗有因积气血阻而变外症可能，俗名伤筋出头。

**【治疗】**

不论新伤还是旧伤均先宜手法治疗，手法操作如下。

第一步：医者一手按在额部，中指按住印堂穴，腕部叩住头顶，轻轻向上后方扳拉，到两目朝天为止。不可用猛力，以防咽喉气络阻塞。另一手拇示中三指捏住咽喉管两侧，摸到有动脉搏动为标准，并轻轻向下按捏到缺盆骨两侧为止，按住伤筋处要捏按两侧，以使两侧经络顺畅，一连3次。

第二步：然后用拇示中三指捏住项颈穴，向左右轻轻摇晃4次，将头置于正中位。

第三步：医者立在患者背后，用两手示中环三指分放在两侧镰刀骨下项颈筋根部，向下轻轻按揉到缺盆骨头为止，一连6次。以舒畅项颈筋经络，使动脉气血畅通。

手法后患者感觉呼吸通畅，再令患者头部向左右侧各转4次，这时患者更感觉经络疏松。

肿胀较重者，手法后再外用四肢洗方，内服通利散、万应丹。

如损伤较轻无明显肿胀，仅感到呼吸受阻，一侧或两侧经络作痛者，也应用上述手法，但在手法时操作宜轻不宜重，每日2～3次。外用活络药水，外加导引，头向左右侧弯及旋转各6次。

凡遇旧性项颈筋损伤内部咽喉气阻，局部肿硬者，要防积血变外症（俗名伤筋出

头），宜先外敷乳必散，内服昆藻活血解毒汤，药后仍肿硬未消退，呼吸时气络仍有不畅者，则改用二陈舒肺汤，并根据损伤程度予以手法拨乱反正，使经筋复原。

## 二、寿台筋损伤

**【部位】**

寿台筋起于后枕骨与耳枕骨之间的寿台骨，在项肌筋与缺腮筋之间下行，这条筋外观较为凹陷。

**【损伤原因和症状】**

寿台筋损大多由于睡眠时垫高枕头，颈部猛力扭转等原因所致。因睡眠所致者俗称落枕。因外来猛力引起损伤者较少。

寿台筋受伤后初期疼痛较项肌筋为重，但如隔1～2日不予以反正，则出现明显肿胀，且疼痛更加剧烈致项颈不能活动。

**【治疗】**

新伤，患者自觉疼痛，项颈转侧失灵，但无明显肿胀者手法治疗，操作如下。

第一步：患者正坐，医者站在患者背后，用两拇指按住风池（寿台），示中环三指按住太阳穴，轻轻将头向上提3次。

第二步：如左侧寿台筋损伤，则将头先尽量向右扭转，这时仍要用提拔力，然后再轻轻地将头扭向左侧，在扭转时患者有疼痛无妨，转到一定程度为止。

第三步：医者将左手掌心放在患者右腮部，大拇指按住颧骨，余四手指按住太阳穴。右手掌心按住患者左后头角骨，两手相对用力，轻轻向上提晃5次，第六次两手用提拉合力猛力提幌听到有响声即是筋已反正（寿台筋损伤手法时筋已复原则大多可出现响声）。

第四步：将患者的头置于正中位，令患者俯仰左右转侧各4次，然后医者右手按住大椎处，左手按住后枕骨，两手用力轻轻下按3次，再右手不动，左手移到额头部并轻轻地向后上拉按3次，手法完毕。

如伤后1～2日不愈，牵制背脊甚至臂膀酸痛者，宜用三阳顺筋手法治疗，以左侧损伤为例。

第一步：手法与前第一、第二步手法同。

第二步：医者用右手张掌心按住左侧腮部，余四指按住太阳穴，令患者头部贴在医者胸部，医者腹部靠近患者背部，医者左手拉住患者左手腕轻轻向上提，一连3次。

第三步：将患者头部回到正中位，医者右手按住患者左肩，医者左手上提，右手下按，一连3次。

第四步：医者右手掌心与患者左手掌心相合，左手下移到患者左肘部并向内侧推，这时医者左手固定不动，右手一连下按3次。

第五步：医者右手松开，令患者左肘关节屈曲，左前臂下垂到胸前。

第六步：医者左手自患者左肘部移到左肩部肩髃穴上，示中环三指按住束骨筋，拇指按住肩棱筋，按紧不动。右手自患者左腋下从后向前插入握住患者左手腕，并将其向下后方向猛拉，然后转向上提。

第七步：医者将患者左手放到患者右肩上，并用右手掌心托住患者肘关节，中指按住天井穴，轻向反拉。左手按住患者左侧肩胛骨向前挤，两手同时动作挤拉共3次。

第八步：然后左手顺肩胛骨向下推，经过肋棱骨到腰部共3次，最后1次要以大椎推到腰部，如此重复3遍。

第九步：将患者左上肢从患者右肩处放下后，医者用两拇指按揉两侧挑肩穴6次，并向两侧推到肩髃穴止。

第十步：重复前一到前四的手法，所不同的是将头尽量向左侧扭转，然后照前法进行。

第十一步：将头放在正中位，用两手示指按揉颈两侧，使经络舒顺，引经归原。以左引右，以右引左，加速损伤恢复。

手法后，如患者身体强壮的则用热水洗澡，使周身经络、经别、经筋气血流畅，这样恢复得更快。如体弱者则应予以虎骨壮筋丸与金匮肾气丸，同时睡眠时不宜用高枕头，以防复伤。

## 三、项肌筋损伤

【部位】

项肌筋上起头颅后枕骨两侧，经过项骨，下至大椎肩横肌筋止。这是上下两条弦筋，筋外有细小经络附于皮内，自后山骨筋肌穴上行至百会穴止，属督脉经系。

【损伤原因和症状】

大多数为跌打损伤，压碰过重所致。分急重有形者与缓慢无形者两类。

急重有形者，局部有明显肿痛，项颈两侧转动正常，但俯仰不便。

【治疗】

急重有形者，如后山骨筋肌穴筋根与骨有分裂者应用按推手法使筋根合并。

第一步：医者用一手拇指、示指按住筋根与骨连接处，用力上提。

第二步：一手按住前额，向后扳，另一手捏住筋根提扳，在提扳时用力要均匀。一侧伤，同侧的手指用力；两侧伤，拇示两指共同用力。手法后摸触检查，如筋已复原位，则两手在原位不动，局部再用拇示两指捻揉 20 次，使其弦筋经与经络气血流畅。

手法后如肿胀重者，外敷断骨丹以消肿坚强筋骨。肿胀轻者，取断骨丹与碎骨丹各半混合外敷，外用绷带经过项肌筋中段，耳枕骨上半个耳朵及额部包扎，使头略向上抬。睡眠时宜用棉花将头枕垫平，头部禁做俯仰动作，待疼痛减轻后逐步活动项颈。

如伤重头部痛重者宜内服脑震伤片与急救丹，头痛改善后仍局部酸楚，并伴有头昏者，宜内服万应丹，骨科丹与虎骨壮筋丸，体弱伤重者需服独参汤加活血丹，年老患者应内服八珍汤，重用川芎。

整个项肌筋肿胀和疼痛甚者，查筋根与骨后有分裂者，宜手法治疗，先使筋骨复位。

第一步：医者一手按住后山骨，另一手按住大椎骨，用力下按，使项肌筋伸拉平衡。

第二步：将原按住后山骨的一手放在额部，并轻轻向后扳，到患者有疼痛感觉时为止。

第三步，重复第一步手法。

第四步：重复第二步手法。

第五步：医者用两手拇指肚按住项肌筋与寿台筋之间，示中两指按住太阳穴，虎口掏住耳朵，将头轻轻上提、左右晃动，共 4 次。

第六步：使患者头前屈，到下颌骨距缺盆三横指为止，医者一手按住顶心，一手示中等四指横平按揉顶部上下 10 次。

第七步：两拇指顺项肌筋外侧下推到大椎，肩横肌筋为止。

第八步：两拇指下移，余四指按住锁骨，然后用两拇指按揉 20 次。

第九步：医者一手按住后山骨上端，轻轻下按，使两侧项肌筋中间的项椎骨翅筋显露，另一手拇指肚按住后山骨向下推，使项椎骨翅筋归原。

手法后令患者头部作俯仰及左右转侧活动各 4 次，如转动灵活则筋已正常，如仍有轻度肿胀，则用活络药水外擦。如肿胀较重，则先用四肢洗方外敷，然后再用舒活药膏外擦。

如项肌筋损伤天数过多，局部肿胀发硬，项颈转动失灵者，应用四物止痛汤头煎服二煎洗。肿胀消退后，再用手法治疗，手法促使筋复原位后，改用四肢洗方与舒活药膏洗擦。

缓慢无形者，除应用上述手法外，并自两侧后枕骨起向下，用手掌岐骨与稜骨（即大小鱼际部）顺筋推按揉，到肩横肌筋止，两侧各 30 次，每日 1～3 遍。外擦活络药水。再加导引，头部左右转侧各 20 次，俯仰各 10 次。如此，轻者 1～2 日可愈，如损伤天数较多，疼痛较明显者愈期较慢。

## 四、后肩棱筋损伤

### 【部位】

后肩棱筋是一条细小肌筋，位于肩部，外至肩峰，与肩髃筋合接。向内通过肩胛骨上端，附于肩胛骨与挑肩筋；向上与项肌筋合接。

### 【损伤原因】

后肩棱筋损伤大多因用力过猛。症状分轻重两类：轻者局部有隐痛及沉重感，外观稍有肿胀，肩部活动稍有减退，睡眠时不能转向患侧卧；重者局部肿痛甚，肩峰部感到重而无力。患肩活动不便，甚或引及头部弯转困难，局部压之有酸痛。

### 【治疗】

第一步：局部肿痛筋缩明显者先用"抱挤"手法，一连3下。

第二步：肩部用"按揉"手法一连10次。

第三步："分掌撑肩"手法，手法时患者正坐，医者紧贴患者背后，两手握紧患者两手（手心对手心，叩紧大拇指）。先将两上肢上举，然后将两上肢向后下方摇膀，并内旋肩关节，最后使患者两前臂紧贴患者背部，手法后使该筋与肩髃筋达到平衡。

以上三步手法完毕后，令患者自由活动两肩。如患者感到局部患肩舒松，即是该细小筋与主筋达到平衡。然后再以药物舒筋活血。肿胀甚者外敷活血散，轻者外贴三益膏。

症状轻者，经上述手法后患者活动即可恢复正常。如仍有酸楚即轻度疼痛者，可用活络药水外擦2～3次即可。

## 五、前腋窝弦筋损伤

### 【部位】

前腋窝弦筋位于肩关节内侧，分两层，和其他一些细小筋络形成一条牛槽形，宽大，伸缩力量较大的一条筋。这条大筋中间系周荣穴，向内通过胸乡穴，有分支到膺窗穴（属足阳明胃经，前两穴属足太阴脾经）；向外贯天府、侠白两穴（属手太阴肺经），通过臑骨肌筋，到尺泽内侧弦筋，再下行通过前臂到手的中指手厥阴心包经止。

### 【损伤原因】

跌、打、撞、碰所致者症状较轻；拉、吊、撑所致者症状较重。

### 【症状】

轻者，伤后当即局部稍有疼痛，过1～2周，筋经逐步收缩，或周荣穴范围肿硬结块。

重者，伤后当即有筋胀痛，手臂抬举反转失灵。1～2日后，筋膜液质凝积，形成硬结，疼痛更甚。

前腋窝弦筋损伤后，不论轻重，均易引起内部作痛，需予以适当重视。

【治疗】

新伤重者，伤后即用按、揉、提、拉手法。

第一步：患者正坐，患肩外展。医者站在患侧，一手握紧患肢手腕，牵引片刻，而后将患肢手腕紧靠医者腰腹部。医者另一手按患肩肩髃穴，两手配合，边按边牵引共10次，而后，医者握患肢手腕二手放开，移至患肢肘部，按肩髃的手，手指（拇指除外），向下插入腋窝，手掌按周荣穴作按、揉划圈动作，反正各20次。

第二步：患肘屈曲内收，医者一手握患者内外关穴处，另一手手心按肩髃，四指叩紧周荣穴，用肚腹尽量向内将患肘推展或用膝关节顶推（肩外旋）6～10次。

第三步：医者一手仍紧握内外关，使肘关节微屈肩关节外展外旋，按肩的手叩紧前腋窝弦筋提拉周荣穴6～10次。

第四步：令患肢肩关节内旋，前臂紧贴患者背部，医者一手提拉患肢手腕向健侧。另一手的手掌顺腋窝弦筋向内推揉，经过胸乡、膺窗到膻中穴（属任脉）止，共20次。而后，医者手掌顺臑骨内侧，从束骨筋起向下推，经过天府、侠白到肘部，一连20次。

第五步：医者一手按患肢肩髃，另一手手心正对患肢手心握紧，并抽扯如摇橹状动作，反正各20次。

手法后，令患者上肢作横抬导引10次，使其筋络各归其位，气血归经，其痛即止。

有肿胀者外敷活血止痛散。内部作痛者内服通利散，内伤日久气血凝积成块者，先以上肢洗方促使血液消散，而后用新伤手法治疗。

前腋窝弦筋损伤过重，或延误治疗往往积血成脓，引起热度。治疗时宜先内服托里解毒汤以解毒、托里、退热，头剂服，或煎洗。轻者可以消散，重者形成溃疡症，需要外科治疗。这称为伤筋出头，或称为积血化脓。

## 六、肩髃筋损伤

【部位】

肩髃筋位于肩缝，分外中内三层，外层在腠理间，上行通过肩缝、挑肩及耳后枕骨到百会，下行由肩缝通过臑斜筋而至曲池，与曲池筋相衔接。中层覆压于肱骨头，向下贯入臑斜筋（臑斜筋在臑骨正中），内层也即深层，起于肩缝内部，与杵骨头（即肱骨头）相衔接，其周围范围便是垫膜筋，也称为筋膜。

**【损伤原因和症状】**

肩髃筋损伤大多由跌打损伤、挤压、碰撞所致。

（1）**外层损伤者**　关节（肩关节）灵活，可以抬举，往往在肩缝范围或臑骨部有疼痛，如将患肩与健肩同时横平抬起，则可发现有两种情况，一种在抬举时感觉筋松，患者有痛感且手无握力；另一种在抬举时感觉筋胀，而患者有痛感且肩缝较健侧为高。

（2）**中层损伤者**　往往表现为肩缝下有肿胀、疼痛，患臂活动不便，横平时无撬力（横平时有困难）。

（3）**内层损伤者**　外观肩缝处无肿胀，肩不能横平抬举，左右旋转时也有限制，掀按肩缝处感觉关节内有疼痛。医者两手示中两指插入腋窝内，两手拇指压在肩髃筋两侧提晃臑骨，关节内无声音，但患者有疼痛感觉。

**【治疗】**

根据损伤的部位而异。

（1）**外层损伤而筋松作痛者**　不用手法，宜用四肢洗方外洗，内服虎骨壮筋丸及万应丹以壮筋舒通经络。

（2）**外伤损伤而筋胀作痛者**　宜用"压掌掏肩"手法，手法后令患肢手搭健肩，医者在患处进行按揉以舒活筋络。

（3）**中层损伤者**　应先用手法治疗（右侧为例）。

第一步：患者正坐，医者左手按住患者右侧肩缝处，右手掌心对患者右手掌心将患肢向下牵拉，并前后拉晃5～10次。

第二步：将患肩做旋前动作并将患肢手背紧贴在患者背部。医者左手拉住患者患肢的肘部或手腕部，右手从肩缝起顺臑骨向下推揉。重者再用拇指中指示指三指提捏肩髃筋局部5～10次。

第三步：令患者两手握拳，两肘屈曲，两侧臑骨紧贴于两胁部，继则令患者猛力伸肘拍背过头，再屈肘降臂至原位，然后将前臂放下，垂于身体两侧。最后再令患者自行抬举患肢。如在做上述这些动作时，患者均不感觉疼痛则说明筋已复原巢。手法后再休息2～3日，筋力即可恢复正常范围。

手法后如肩缝局部仍有肿胀，则可外贴伤膏以壮坚筋骨，活血止痛。

（4）**内层损伤者**　宜先用手法治疗，手法步骤如下（以右侧为例）。

第一步：患者正位，医者左手拇指按住患者右肩稜筋，余四指叩紧右侧肩束骨筋，右手掌心对患者右手掌心并叩紧拇指作拉提动作，逐渐将患肢上抬举过患者头顶。

第二步：医者站在患者对面，以左手捏紧患者患肢内外关处，右手按住患肩；左手用力将患肢作牵拉，右手自肩缝处向下推揉患肢。

第三步：医者令患者患肢手背紧贴患者背部，用左手拉住患者手腕，右手（用手掌或握拳）用力顺臑骨纵轴向上敲患肢肘部一连 3 次，垫膜自归原位。如垫膜筋破裂者，手法后亦可复位。

第四步：令患者两手置于大腿上，医者用手心按揉患肢肩髃筋范围，以使肩髃筋各层筋膜和筋络气血畅通。

手法后外贴骨科膏，前臂以三角巾吊起，轻者 3～5 日可愈；重者 10 余日可恢复正常。体壮者内服完骨壮筋丸与万应丹，体弱者内服八珍汤和乳没药。

陈旧性肩髃筋损伤，如不牵涉另一筋膜损伤而仅有肩部抬举不便者，则按损伤部位的手法治疗 3～5 次可愈。如伴有局部肿胀且痛甚者，则应先用四肢洗方外洗以疏散筋血，待肿痛消减后，再按部位用手法治疗。

## 七、束骨筋损伤

### 【部位】

束骨筋位于臑骨上端，肩胛骨合接处。该筋分别二层。外层与腠理粘连，上行到锁骨外侧，下行经过天府、侠白两穴贯入尺泽穴与前臂连接。中层起于臑骨头内侧，上行与项肌筋相连接，下行通过天府、侠白两穴贯入尺泽穴，内层即为深层，位于臑骨与肩胛骨之间的一层微细筋膜，连接两骨，并与肩关节垫膜相连，有滑润舒动的作用。

### 【损伤原因和症状】

（1）**外伤**　如跌、碰、撞、甩、扭等。

（2）**提重物**　提拎物品过重。

（3）**肩关节脱位后治疗不当**　肩关节脱位后延误了治疗，或治疗手法不恰当。

（4）**肩关节外受风邪，血不养筋**　肩关节受风受寒，致血不养筋。

### 【症状与体征】

外层损伤后于肩关节前面可微有肿胀，局部有疼痛及压痛，关节活动基本正常。

中层损伤后肩关节有肿胀，局部有疼痛及压痛，活动时疼痛加剧。甚或在束腰、睡眠翻身时均有疼痛出现。肩关节内收障碍，体弱者可同时出现头昏、手臂麻木等症状。

内层损伤后患者肿痛甚，局部压痛明显。患肩外展、内收及旋转均有障碍，且动则疼痛加剧。手臂麻木，睡眠失常，偶或有发热反应。

**【治疗】**

外层损伤后，局部治疗以手法为主。手法步骤如下。

第一步：患者正坐，医者立在患者患侧的后外方，一手按住患侧肩髃，一手握患肢内外关，将患肢外展推晃 10～20 次。

第二步：医者按肩髃的手不动，另一手握患肢手心，向外向下牵拉，并将患肢肩关节做划圈动作由前向后，由后向前各 10 次。

第三步：将患肢肩关节做外展动作 10 次。

第四步：令患者患肢肘关节屈曲，再做第二步的划圈动作由前向后，由后向前各 10 次。

第五步：令患者两上肢外展平抬，观察外展是否一致，询问患者手法后疼痛是否减轻。

一般身体健康者，手法后即可恢复正常，不需药物。

中层损伤后，手法步骤如下。

第一步：令患者患肢手搭健肩，医者站在患者健侧偏后，一手手心托患肢肘尖，四指（除拇指）紧叩天井穴，将患者抱在怀中。另一手按住患侧的肩胛骨后上方软组织处。两手同时用力，按挤 10 次，手法由轻而重。如患者疼痛甚，则可分几次进行。在手法过程中，如听到有响声，即为束骨筋粘连解除之证。

第二步：将患者轻轻从健侧放下。医者用手按揉整个患肩周围，使其与外层内层筋络肌筋舒展，促使气血运行。

第三步：医者两手心正对患者两手心抓紧，先同时向下牵拉，然后同时外展，到患侧不能忍受为度，共 5～10 次，手法时医者要站在患者背部。

第四步：令患臂内旋，前臂紧贴患者自己背部。医者一手按肩髃叩紧肩髃筋，一手握患侧的手做肩关节内外展的抽扯动作 10～20 次，以加强肌筋与髓道的气血运行。

轻者手法后用四肢洗方作辅助治疗。粘连过重，伴有手指麻木者，以四藤散加化瘀药敷洗，分化凝积血络。还必须配合作揖、横抬、摇膀等导引。体亏者，气亏补气，血虚养血，药物可参看方剂使用。

内层损伤多数同时伴有外层与中层的损伤。临床上往往出现内病现象。在此情况下，治疗应以药物为主。内服化瘀丹，每日 2 次，每次 2 片。如有气络不畅者二陈舒肺汤用之。心神恍惚，臂痛甚者，用以安神养血汤加上臂洗方。用药后，待疼痛减轻，皮肤略有滑润，再以手法治疗。

手法步骤如下。

第一步：同外层损伤手法第一步。

第二步：同中层损伤手法第四步，上述两步手法后，如关节有灵活趋向，则加第三步手法。

第三步：同外层损伤手法第三步。外展后轻度摇膀，并做肩关节的内旋及外旋动作各 20 次。如关节灵活性日见进步，则再做第四步手法。

第四步：同中层损伤后手法第一步（抱挤）。

## 八、后腋窝弦筋损伤

### 【部位】

后腋窝弦筋位于腋窝筋后侧，是一条宽大复杂的肌筋，上至肩横肌筋，下至胯横肌筋，分内外两层。向外通肩髎穴，下行通天井穴。其内侧，上至肩贞（属手太阳小肠经）。下通小海穴（属手太阳小肠经）。

### 【损伤原因】

多因跌震、撑拉、扭伤所致。

### 【症状】

局部肿痛，痛重肿轻者多为外层受伤，肿痛并重者多为内层受伤。有时可伴有手部酸麻，肩胛活动减退。

### 【治疗】

轻症，先用压掌掏肩手法，继则医者一手将患肢抬起，另一手在肩贞穴范围做按揉推手法。使血活流通，大小筋恢复本位，其痛即止。

内层损伤较重者，手法步骤如下。

第一步：压掌掏肩。

第二步：提按揉。

第三步：令患者患肢前臂掌面置于头上，医者一手按住患肢肘部，另一手按揉患部，自上而下 10～20 次。

第四步："压掌推背"，患者直立，两足分开，两上肢上举，手心向上，手指交叉叩紧，医者站在患者背后，一手压掌，一手推背，促使经血流畅，筋络归原位。

手法后，肩贞穴范围有肿胀，外敷活血止痛散，疼痛较轻者外擦活络药水。辅以轮肩导引。

陈旧性损伤，气血凝结成块，肩抬举不便，可先用四肢洗方或舒筋化瘀洗方熏洗，使其凝结血块消散，而后再行新伤手法，用药也与新伤同。

对体弱或老年患者，手法宜轻，可分次进行。

如伴有内脏病变，则辨证用药施治。

如有破皮，则先宜生肌结痂，皮肤愈合后，再以手法治疗。

## 九、腋窝筋损伤

### 【部位】

腋窝筋位于肩胛骨下凹之内。该筋分为三层，第一层为肌筋，于臑骨内侧，通过臑肌筋，下行到爵王筋即臑骨筋头内侧处，并向内向下通过肋膜筋（属少阳经）下行通软肋与腰束筋相连接。第二层是筋膜，外上通臑骨头，内下与肋膜筋相连接，是一条短小的筋膜。第三层是一短小垫膜筋，成软骨状，位于臑骨头处。

### 【损伤原因】

腋窝筋常因跌撑或吊拉过重而损伤，由于吊拉过重，常损伤第一、第二层。跌撑过重常使第三层垫膜震裂或错位。

### 【症状】

可分为两类：一类由于吊拉过重而伤者，伤后患臂不能完全下垂，似肩关节半脱位，腋窝部肿胀，因而腋窝筋膜与前后腋窝筋在同一平面；另一类由于跌撑过重而致垫膜损伤者，肩关节抬举一般不受影响。

陈旧性腋窝筋损伤者，局部肿痛，肩关节抬举翻转均不便，甚或液质凝积作硬，或肿胀过重形成腋窝疽等均可出现。

### 【治疗】

第一、第二层腋窝筋损伤后手法治疗时令患者正坐，医者一手提拉患肢，另一手半握拳用示中拇三指的中节抵住腋窝筋处，左右划圈按揉 10～20 次。然后医者将患者尽力上提（左伤用左手，右伤用右手），再猛力向下后方倾斜，这样筋膜可恢复正常。

如腋窝筋肿胀不显著，腋窝仍有凹陷者，手法时令患者立正，两足分开，两臂上举。医者立在患者背后，两手叩紧腰束筋，用力扣捏腰束筋 3 次，使少阳筋血络得以升降，患肢随时可以垂下。

手法后如腋窝筋不肿胀，则不需要用药，仅需热水洗浴使遍体出汗，半个月可愈。

疼痛不重，不必外敷药。如有疼痛，手胀麻，可内服虎骨壮筋丸。不肿，仅有酸痛者可用活络药水外擦。

垫膜筋损伤者可先用压掌掏肩手法，而后再用大拇指顶住腋窝（肩轻度外展）按揉，使筋膜舒畅，垫膜收缩，手法后如仍有肿痛，可外敷断骨丹，以坚强筋膜。如同时伴有前后腋窝筋损伤，则应先整理前后腋窝筋而后用压掌掏肩及按揉腋窝筋等手法。如有肿痛，按活血止痛法用药。

对陈旧性的损伤，如有液质凝积，则可先用上肢洗方温和筋络，滑润筋膜，待肿硬消除后，再用新伤手法治疗。如已形成腋窝疽，则应先用解毒活血止痛散，待血阻消散后，再用新伤手法治疗。

腋窝筋损伤后，血液凝积过重者，要谨防"伤筋出头"，甚至引起热度，则要内服清骨散。热退后，皮肤色泽恢复正常，改用上肢洗方，辅以作揖、横抬、轮肩等导引，使筋膜逐步恢复正常。此类情况不宜用手法，手法要刺激细小筋络，致疼痛加重，延迟恢复。

## 十、咸叉横肌筋损伤

### 【部位】

咸叉横肌筋位于肩胛骨背面，是一条板筋，在咸叉骨（即肩胛骨）背面骨凹陷内，与咸叉骨凹陷平。上接肩稜筋，下通皮筋膜，连接咸叉筋，并通过液质与咸叉筋一起起到旋转摩擦作用。

咸叉筋起于第一胸椎，下通脊肌筋，正中间为膏肓穴，是一条弦筋，扁平，左右同。

### 【损伤原因】

单纯咸叉横肌筋损伤，多由于挤压撞碰所致。

### 【症状】

咸叉横肌筋损伤后，筋肌扩张，血阻作痛，由于其影响咸叉骨活动，因而亦引及咸叉筋胀痛。

陈旧性损伤后血滞成瘀，致患肢抬举不便，甚至睡眠翻转作痛。

下层咸叉筋单纯损伤，连及肩胛细小筋络牵制疼痛，翻转失灵，甚至引及内部疼痛。

陈旧性咸叉筋损伤主要有两种临床表现，一为血液凝积坚硬作痛，另一种为咸叉筋本身扩张，影响咸叉骨的摩擦活动。

### 【治疗】

（1）**咸叉横肌筋新伤**　先用"抱挤"手法一连 3 次，然后用大拇指或外手掌稜按揉咸叉横肌筋，正反各 10 次。使其肌筋归经，血流通畅，疼痛消失。

（2）**咸叉横肌筋陈旧性损伤**　宜先用药物滑润筋膜，使血瘀消散，然后再用新伤手法进行治疗。如隐痛不止，加以云摆导引辅助，逐步使其筋经归原，体弱者加以内服药物万应丹、壮筋丸；体质健壮者不用内服药，仅外用伤膏或活络药水外擦即可。对积血肿胀结块者，需防积血溃破，切忌手法刺激。宜先用药物消散后，再进行手法治疗。

（3）下层咸叉筋新伤　轻者宜先以手法治疗。

第一步：先用抱挤手法一连 3 次，再用大拇指或手掌外稜按揉，反正各 10～20 次，使其咸叉筋与咸叉横肌筋细小筋膜柔和，而后加重手法，正对咸叉筋按揉，使其液质分化，咸叉筋收缩力恢复。

第二步：患者两上肢上举，手心相对，医者一手握患者两手腕部，另一手按患肢肘部向后推一连 3 次，换手，健侧照样做一遍。

第三步："分掌撑肩"手法。

手法后检查两侧咸叉筋，如患侧仍有肿胀，则外用上肢洗方热敷，如有内部疼痛，则内服劳伤丸、活血丹以舒肺活血通筋，如之后隐痛不止，则再加用"分骒导引"以灵活关节，舒活筋络，每日 2～3 次，每次 10 下，加速症状恢复。

（4）咸叉筋陈旧性损伤重者　每日用"按揉"手法 1～2 次，外敷消瘀散。轻者外敷活血散，肌筋扩张。引起摩擦作痛者，四藤散敷洗，内服劳伤丸、活血丹以舒肺活血。

## 十一、膂脊筋损伤

### 【部位】

膂脊筋位于膂骨与脊肌筋之间，左右各一条，两条之间有一层细膜相连，盖在膂骨上，归属于足太阳膀胱和督脉经。

### 【损伤原因和症状】

膂脊筋损伤轻者多因局部受到外力打击或用力过猛所致，患者感到局部疼痛，活动时疼痛加剧；有时患者感到俯仰不便，转侧痛剧；触摸时局部肿胀，有明显压痛，膂脊筋与脊肌筋分离，这是细膜破裂的表现。

另一种因脊骨骨折或错裂后引起膂脊筋撕裂或断裂，则症状较为严重。

陈旧性膂脊筋损伤有两种，一为局部陈旧性损伤，局部膂脊筋损伤后因为能及时治疗，则筋与细膜积血凝结局部肿胀和硬结，作痛时轻时重，甚至终年不愈。

还有一种膂脊筋损伤，延及整个膂脊筋及细膜，再外受寒邪，血阻筋络闭塞，以致膂脊筋与脊肌筋液质粘连，因而外观虽无明显肿胀，但因筋缩，筋膜失去滑润灵活，故而疼痛转侧俯仰强硬，甚至睡眠时翻身不便，此种情况多见于身体亏弱或伤后房劳过度以致足太阳膀胱经失去运行的患者，在临床上最严重者看到脊骨强硬不在少数。

### 【治疗】

新伤轻者，患者仅感到局部疼痛，即应用手法治疗，手法操作如下。

第一步：患者俯卧，医者用手掌在局部左右揉点压10次。

第二步：医者用手掌从大椎起推到腰俞穴止，一连10次。

第三步：令患者俯卧做撑功及元宝功5次。

如患者不能完成元宝功的动作，则表示膂背筋还未恢复原位，应重复第一、第二步手法，至能做元宝功为止，可达到恢复原位。

手法后患者感到局部有酸痛或刺痛是伤筋后的正常表现，宜外贴伤膏活血通络坚强筋骨，疼痛即可清除。

如同时伴有细膜破裂，则应先用活络药水掺和开水，待水温时外敷患处5～10分钟，使血肿消散，然后再用手法治疗，手法操作如下。

第一步：患者正位，二手叩紧攀住项颈，尽量向下低颈，助手一人站在患者对面，两手按住患者两挑肩穴，示中环小四指覆于肩胛骨上端，两前臂压住患者两肘并轻轻向下用力。如患者感觉疼痛无妨，医者站在患者背后，如第四、第五脊椎骨两侧脊背筋损伤或一侧损伤，医者两拇指从第三脊椎骨两侧按挤下推到第六脊椎骨两侧为止，一连3次。

第二步：医者用两拇指按住第三脊椎骨两侧，拇指腹压紧膂脊筋及脊肌筋，令助手猛向下按，同时患者使用两拇指尽量锨按揉，顺次向下，直到第六脊椎骨为止，一连3次。

第三步：助手松手，令患者两手交叉搭在肩上正坐，医者站在患者侧面，用手心覆于伤筋处，五指向下，向下推，一连10次。

手法后，令患者起立，两手叉腰左右转动，如患处已无刺痛，则表明筋已恢复正常，宜外贴三益膏数日可愈。如仍有刺痛，则应外贴骨科膏，内服活血丹与万应丹，并在5～10日内禁止剧烈运动。

陈旧性局部损伤，除应用推按揉手法，使积血分化外，还应用药物外敷内服，重者外敷消瘀散或乳必散；轻者用胸腔洗方外洗，洗后用舒活药膏轻擦或用三益膏敷贴。每日内服逐瘀丹半付加活血丹2片。身体亏弱者内服扶气丹、万应丹，药量按体质酌用。

陈旧性损伤延及整条膂脊筋者，应每天热水洗浴，睡前加用熏药，以通其督脉行气滑津液，手法宜用震击开泄通络法加推顺足太阳膀胱经，然后再加点揉，一连3次。凡遇伤后房劳过度者，应内服八味地黄汤；元气过亏者加人参、黄芪；体质较强者，应内服八珍汤以调和气血；疼痛延及腰项部者，应内服八珍汤加杜仲、桂枝及乳没药。

治疗膂脊筋损伤除应用上述手法及药物外，还应配合导引法进行，如局部肿胀者应用俯仰导引及侧身导引；虽无肿胀，但损伤处疼痛且反转不便者，宜用撑功和元宝功导引。

## 十二、脊肌筋损伤

### 【部位】

脊肌筋是一条扁平的弦筋，左右各一，上起大椎与项肌筋相连，向下到脊底（即第十二胸椎），连接腰肌筋，整个筋附于脊肋凹陷中，液质黏膜较多。

### 【损伤原因和症状】

脊肌筋损伤常因身体转侧过重或局部突然受到碰撞所致。

因身体转侧过甚所致者属于筋翻类型，常常整条筋损伤，临床上较为多见。有时一侧筋伤，有时两侧同时损伤，患者多感到背部疼痛，失去正常运动。如两侧同时损伤，则患者感到俯仰不便，呼吸、咳嗽均因疼痛而受影响；一侧损伤者，患者身体往往向患侧倾斜，检查时有时可出现部分或整个筋离原位，或有筋翻现象，局部有明显压痛，有时疼痛可延及腰肌筋与项肌筋。陈旧性脊肌筋损伤往往累及脊脊筋筋膜，影响脊肌骨而造成身体倾斜、疼痛、身体反转及睡眠起立均感不便。因局部受到碰撞所致者，局部肿痛较重，有明显压痛。

### 【治疗】

凡遇到上述两种脊肌筋损伤，一般均宜先用手法顺筋活络，再拟药物配合应用。

第一步：凡脊肌筋局部损伤，先令患者正坐，如右侧损伤，则使患者右手搭在左肩，右肘部紧贴胸前；医者站在患者背后偏左，用左手掌心扳住患者右肘尖，左右拇指叩紧曲池穴，余四指紧压天井穴。

第二步：医者用右手掌自上而下推按两侧脊肌筋 3 次，先推患侧，再推健侧，使足太阳膀胱经与督脉经气血流畅。

第三步：医者用右手外手掌棱压住伤处，自上而下横揉 3 次。

第四步：患者正坐，两手下垂，医者用两手拇指从大椎骨两侧揿按下推到脊底穴，这时伤处筋无高低左右无歪斜则两侧筋络已达平衡则手法停止，如还没有达到平衡则再做以下手法。

第五步：令患者起立，两手叩紧，襻在项颈上，然后叫患者身体尽量前屈，到患者感觉疼痛时，医者左手按住大椎骨脊肌筋与项肌筋交接处，右手掌从上而下用按揉推手法一连 10 次。这手法只做患侧，如手法过程中伤筋处觉得有窸窣声或患者感觉疼痛无妨，手法照常进行，手法后局部筋络可恢复正常。

凡局部受伤天数过多，气血凝滞作痛者，应先用活血止痛退肿药物治疗；凡局部坚硬者，先用胸腔洗方，洗后外敷消瘀散，待肿硬略消后再用以上手法治疗；凡坚硬较轻者，则可一边进行手法，一边用活络药水外擦。

凡整条筋急性损伤，宜先用手法治疗。

第一步：患者俯卧，医者站在患者健侧，助手两人，一人用手两拉住患侧两腋下，另一人用两手拉住患者两足跟向左对抗牵引，牵引时一松一紧共约10次，手法完毕，两助手松手。

第二步：医者用两手拇指自上而下按脊肌筋一连3次。

第三步：医者用手掌自大椎到腰部下椎一连3次。

上述几步手法的目的在于使筋络松弛。

第四步：医者用两手拇示中三指捏紧两侧脊肌筋从上而下拉提，一连2次。在拉提时可听到或感觉到筋内有弹弦声音即表示反筋已正复。

第五步：重复第三步手法一连6次，患者与健侧同时推。

手法后令患者起立，两手攀颈，身体作前屈、后伸及左右转侧活动，如脊肌筋已不感觉有剧痛，则两手放下让患者行动观察，如患者身体无向患侧倾斜现象则证明筋已复原。

手法后如患者仍有疼痛，则用活络药水外擦；如微有肿痛，即是气血不调达，宜外用熏药每日2次，内服活血丹与虎骨壮筋丸，筋力可以恢复正常。身体亏弱或年老者需补气、荣筋、养血，宜内服十全大补汤加秦艽、川断。

脊肌筋损伤后如因身体弱失治则常造成筋力失常，在临床上表现有两种形式，一种表现为俯仰不便，经常作痛者为筋力失常；另一种表现为筋胀，患侧高起，反转有响声，名为筋强。这两种情况治疗时以温和经络为主，宜用热水洗澡，洗后外擦舒活药膏，内服知柏地黄丸与金匮肾气丸以畅肺壮肾。

凡脊肌筋两侧损伤，虽经治疗，有时仍有酸痛及转侧不便等现象，这是血不荣筋，筋络不活，宜作导引，可使其恢复正常，再加经常用热水洗澡；体亏者加服健步虎潜丸、扶气丹，使气血归经，筋骨强健，可恢复脊肌筋正常功能。

## 十三、脊骨垫膜筋损伤

### 【部位】

脊骨垫膜筋位于脊骨周围，脊翅骨、肋脊骨之间，亦名脆骨。向外与脊肌筋与脊脊筋相连，内起两骨交接处，起摩擦作用，归属于脊髓液质督脉经系。

### 【损伤原因和症状】

脊骨垫膜筋损伤有两种形式，一种是因局部撞打碰击过度，使脊骨垫膜筋一边或两边受到损伤。另一种原因是扭转或练功过度过猛时无形中损伤脊骨垫膜筋。患者表现为局部肿痛，如筋有撕破者则患者向健侧倾斜，如筋无撕破则患者向患侧倾斜。

脊骨垫膜筋损伤如没有及时治疗，拖延日久，以致筋膜松弛，患侧逐渐高大，往往发现脊骨歪斜或肋骨高胀，有时垫膜筋与血液凝结，患者反转举动是局部有疼痛，过重者，甚至有变成穿骨流注症状，终年累月不愈。

有时脊骨垫膜筋损伤后液质粘连，脊骨出现高驼现象，甚至出现一边肋骨胀痛。

【治疗】

因局部撞打强击过度所致者，手法时患者坐卧均可，如患者取坐位。

第一步：令患者健侧手臂攀于头颈部向患侧倾斜。

第二步：医者站在患者患侧，一手拉住患侧上肢，另一手用拇示两指（示指需屈曲）钳捏住损伤处，用力推拉4次。

第三步：再用手掌按揉。

手法后令患者起立，做俯仰转侧等活动，如患者局部无刺痛，即是垫筋膜恢复原状，局部稍有肿痛无妨，是伤后正常现象，宜外贴伤膏3～5日可愈。

如脊骨垫膜筋向外错裂或向下凹陷，疼痛剧烈，反转不能，则是脊骨骨位移动，引起脊骨垫膜筋损伤。手法治疗时需正骨顺筋，两手手法同时应用。根据损伤情况再予以药物治疗（参看肩关节脱位复位手法）。

如患者取卧位，则令患者俯卧，两手拉住床铺头端，医者拉住两足腕用力拉3次，然后医者用两拇指按挤损伤垫膜筋处横推4次，最后用手掌在损伤处点按3次，手法后肿胀者外贴伤膏。

因扭转或活动过猛所致者，手法时患者坐卧位均可。如取坐位，则患者坐式与上述同。医者一手推住患肘，一手按住损伤垫膜筋处用力推拉按揉2次即可（手法后用热水洗澡1～2次，使筋络气血流畅，疼痛自愈）。

如患者取卧位手法与上述复位手法基本相同，不用点按手法，用推按手法10次，轻者手法后即可复原。

如损伤后拖延日久，有变成穿骨流注可能者，应检查病情，如掀按痛硬者宜先活血调气，可以避免变成外症。内服药以四物止痛汤为主，加党参、陈皮、连翘、甘草。如掀按时感到软，似有脓液者，宜托里透脓，按伤科外症处理。

如损伤后液质粘连，脊骨有高驼现象者，宜用导引法自行练习，使骨位与筋膜逐渐达到调节，导引法以两手掐腰左右侧身，前后俯仰各30次。经常热水洗澡，睡眠时不向患侧卧，这样逐步可达到恢复正常。

## 十四、咸叉筋损伤

【部位】

咸叉筋起于寿台筋中段，分两部分，一部分走向挑肩筋，附于肩上，另一部分走向咸叉骨（肩胛骨）的内侧面与外侧面。附于肩胛骨内侧面的一般在上肢高举时可明显摸到。整个筋下行到肾脏筋止，是一条上刚下柔的液质筋，属于足太阳膀胱经系。

**【损伤原因和症状】**

咸叉筋损伤可有几种类型。

（1）**因扭压所致**　多伤于肩胛内侧，伤后患者转侧抬臂作痛，重者并有肿块。

（2）**因撞跌过猛引起肩胛骨损伤**　这样咸叉筋被挤错或移位。常延及项肌筋与挑肩筋作痛，甚至整个背部酸痛。

（3）**因运动或拉摔重物受伤**　伤后筋络液质阻滞，与脊肌筋粘连混淆，外形无异，内部作痛，转侧不便，抬臂受牵制，往往经年累月不愈。

**【治疗】**

第一种咸叉筋局部损伤，宜先用手法。

第一步：患者正坐，如右侧咸叉筋损伤，令患者右手搭在左肩上，肘部紧贴胸前，医者用左手扳紧患者右肘部，使患者肩胛骨撬起，咸叉筋明显显露。医者右手握拳，用中指近侧指间关节压住伤筋处，猛力钻拧旋转3次。

第二步：医者仍用右手拇示中环四指扪掐咸叉筋，提提拉3次。

第三步：医者用右手掌根自上而下推揉3次。新伤较轻者手法后即可获得痊愈，不需用药物。

凡手法后仍有肿胀作痛者，宜外擦活络药水，每日2次，并分臂导引，使筋络舒畅。

如遇伤筋后筋强结块，抬臂时不灵活，则除用上述手法外，应外用胸腔洗方，内服活血丹、虎骨壮筋丸与万应丹合用。

第二种咸叉筋损伤，牵延及项肌筋与挑肩筋者，宜先用寿台筋损伤手法治疗2遍，然后再用上述咸叉筋局部损伤手法，如同时伴有背部或腰部酸痛，转侧困难时，加用从上而下推揉手法，健侧亦同样进行，从左引右，以右引左，使筋经顺畅。

第三种咸叉筋损伤治疗时应先用黄土0.5 kg，醋500 mL拌炒，热熨背部，每日2~3次以滑润筋膜，继则用手法治疗。手法时患者两足并拢立正，两手交叉搭在两肩，两肘前贴胸前，医者站在患者对面，两手掌掐住患者两臂，手指向下，拇指与虎口压住脊肌筋，咸叉筋与肋棱筋，从上而下推揉30次，每日1~2遍。手法后洗浴，洗浴后热天用活络药水外擦，冷天用舒筋药膏外擦，并作抱膝及低头导引。每日练习2~3回，每回10~20次。

凡遇陈旧性咸叉筋损伤，并引起半边脊肌筋或肋棱筋作痛者，令患者俯卧，先用震击通络，按揉推顺足太阳膀胱经与督脉经手法3遍，而后令患者正坐，两手交叉搭于肩上。医者站在患者背后，用两手托住镰刀骨轻轻上提，并左右旋转 3 次，然后医者一手按住寿台枕骨，一手置于大椎处，四指向下，用手掌先推膂脊背筋 3 次，推到脊底上，继推两侧脊肌筋与咸叉筋一连 6 次，手法后令患者洗热水浴，洗后外擦活络药水，加分宗、云摆、掐腰提耳侧身导引主动练习。

## 十五、后肋稜筋损伤

### 【部位】

后肋稜筋位于肩胛骨内层和外层，向上与项颈部诸筋和挑肩横肌筋相衔接。外层下行附于皮肤腠理内到腰部止；内层下行到腰部与腰肌筋、肾脏筋和肚角筋相连，属于足太阳膀胱经与少阳经系。

### 【损伤原因和症状】

后肋稜筋常因两手或一手吊拉过猛，咸叉筋与肩胛骨伸展过度而受伤。重者小筋络往往有折断现象，局部肿胀作痛。臂膀抬举不便，转侧时疼痛加剧，轻者筋不断局部无明显肿痛。内层损伤时，当患侧上肢抬举时，肩胛内部有摩擦疼痛，外层损伤常延及肩胛骨与肩胛横肌筋作痛。内外层均损伤同时延及腰部作痛者，患者常向患侧倾斜，上肢不能抬举，腋窝后弦筋可出现肿硬。

### 【治疗】

后肋稜筋内层损伤手法治疗如下。

第一步：患者正坐，患侧上肢手搭在健肩，医者站在患者侧面，如右边损伤，医者用左手按住患者右肘部，右手按压肩胛骨尽量向里挤压 10 次，上下推里拉外推各 10 次。

第二步：将右手从左肩上拿下，医者站在患者右边，一手托揆患者右肘，一手捏住患者右手腕内外关穴，用摇晃摩擦手法正反各转 15 次。

手法后用四肢洗方外洗，1～2 日可恢复原状。

后肋稜筋外层损伤时，令患者正坐，患侧上肢搭在健肩，医者站在患者健侧，一手按住患侧上肢肘部，一手按住整个后肋稜筋，用揉按捻推四法各 10 次。手法后，如肿胀者外贴伤膏 2～3 日可愈。

后肋稜筋内外层损伤时，并延及腰部作痛，腋窝后弦筋肿硬者，应先用手法将腋窝后弦筋与后肋稜筋分离游动，使血阻散入筋络，后用药水洗澡。肿硬甚者四肢洗方外洗，活络药水外擦。肿痛轻者单用活络药水外侧即可，手法操作如下。

第一步：令患者正坐，患者上肢上举，手置于健侧项筋部，医者一手按住患侧肘部，一手用拇食指从肩胛骨头到腰束筋捏提一连 3 次。

第二步：用手掌按住腋窝后弦筋向下横推到腰束筋止，一连 6 次。

第三步：令患者两手交叉搭在两肩挑肩筋上，医者先观察两侧后肋稜筋情况，如触摸感到两侧后肋稜筋与腋窝后稜筋达到平衡，则手法停止，令患者两上肢侧手举 3 次，如患者虽不感觉有牵掣，但仍有酸痛者，是伤后筋络未恢复弹性之故，应嘱患者作分驺导引并外擦活络药水，1～2 日后可恢复正常。

## 十六、腰束筋损伤

### 【部位】

腰束筋上起脊肋中间通后肋稜筋，下连胯骨横肌筋，是一条扁平的硬筋，属少阳小肠经系。

### 【损伤原因和症状】

腰束筋损伤常因跌打损伤或转侧过猛、攀吊过甚所致。因跌打过猛损伤者，患者局部有肿痛，较重者，腰部转侧则疼痛加剧。因转侧过猛，攀吊过甚所致者症状较轻，患者常向健侧倾斜，较重者表现弯腰如虾。

### 【治疗】

第一步：患者坐卧均可，一边损伤者令患者患侧手攀在项肌筋处，医者站在患者背后，一手拉着患者患侧上肢肘部，一手用拇示中环四指掐住腰束筋上端用力自上而下（到胯骨稜尖）猛力提拉一连 3 次。

第二步：医者用手掌根从患侧腋窝后肋稜筋起向下推揉到胯骨稜尖为止，一连 10 次，手法后其筋可恢复正常。

如腰束筋损伤后拖延日久，局部有肿硬疼痛者宜用药物治疗，每日用热水洗浴，洗后外擦活络药水，在擦药水时自上而下按揉多次，使其放松，肿硬疼痛日愈。如伤后隐痛引起内部小便不畅，宜用药物治疗，内服通利散，外擦活络药水，加用旋转导引可获痊愈，较重者加手法治疗。

## 十七、髂髎筋损伤

### 【部位】

髂髎筋位于骶骨与第五腰椎的范围，似蜈蚣爪分布，内行于胯骨内线胯横肌筋系，上行第一、第二腰椎胯骨内侧，下行与骶骨与胯横肌筋相连，外附于皮肤腠理，是一条细小而又复杂的黏膜筋络。属于督脉膀胱经系。

### 【损伤原因和症状】

髂髎筋损伤有两种原因引起，一种为碰撞跌打所致，外部震动过甚，患者表现为局部肿胀，下蹲站立不便，弯腰挺起不能，睡卧时翻身局部疼痛加剧。另一种为闪扭襻吊引起髂髎筋内部损伤，局部无明显肿胀，坐立时疼痛，行动和弯腰失去常态。

**【治疗】**

因碰撞跌打所致者，先以热水敷洗，待局部气血漫散，肿胀消退后再进行手法治疗。

第一步：患者两腿交叉正坐，头附于膝部，两手抱紧膝关节。医者一手按住患侧肩胛骨（一边损伤者），或大椎骨（两边损伤者）尽量下按，一手握拳轻轻打击髂髎范围共 30 下。

第二步：令患者两膝放平，两手按住膝、挺身，医者坐在患者背后，用两拇指按住髂髎穴（一边伤者按一边，两边伤者按两边），重力按揉自上而下共 10 次，然后再用拇指横行推揉 10 次。

第三步：令患者俯卧，医者站在患者患侧，一手按住髂髎穴。骶骨及两胯骨等处，一手握住患侧足踝向上前方提拉使足跟正对承扶穴，一连提拉 10 次，在提拉过程中，医者两手用力要平衡但要猛，使髂髎筋内外部产生摩擦，以便筋络复原位。

手法后，轻者休息 10～15 日后可恢复劳动，避免过早负重，防髂髎筋重复损伤。

重者外贴三益膏，疼痛过重者加服万应丹、四物止痛汤，并用挤压与相摆导引。

## 十八、腰肌筋损伤

**【部位】**

腰肌筋位于腰骨两侧，附于腰翅骨上，是一条扁形实质筋，向上衔接脊肌筋，下达髂髎骶骨系范围，内连腰骨垫膜筋系，外系肾脏，属督脉肾俞经系。

**【损伤原因和症状】**

腰肌筋损伤常因腰部扭错或局部受到猛力跌震撞压所致，单纯因扭错所致者症状较轻，常与肾脏筋分离，患者突然感到疼痛，腰部失去运动能力，腰部活动时疼痛加剧，局部有肿胀及明显压痛。因猛力跌震撞压碰撞所致者往往与腰骨垫膜筋、肾脏筋同时受伤，症状较重，常两侧同时扭错或筋离原位，患者表现为屈膝如虾，疼痛异常。

**【治疗】**

在治疗前必须先鉴别时轻症还是重症，轻症手法治疗。

第一步：患者俯卧床上，助手两人，一人拉住患者两腋窝，一人拉住患者两足踝，并先两端轻轻牵拉。

第二步：医者站在患者左侧（右侧也可），先用两大拇指自大椎起顺两侧脊肌筋向下按揉，经过腰肌筋到髂髎骶骨处微用力按揉数 10 次，继用手掌在上述范围内自伤而下左右两侧各推 3 次，以使经络得到调节。

第三步：医者一手按住损伤处，一手提拉患侧足踝向健侧用合力提拉5次，第六次用猛力提拉，这时患者按住损伤处的手法如有跳动感或者有响声感觉，即是筋复原位的表现。

第四步：助手离开，医者用手掌自大椎至环跳推顺5次，第六次自大椎推顺到足跟止（经过环跳、委中、承山），健侧与患侧同样进行。

第五步：最后用震击手法自大椎到骶髎震击一遍，以震击开穴，行血归经，防逆气与血阻凝结道而后患，同时手法后热水洗澡更好。

手法后，先令患者在床上做撑弓导引，如患者能完成这一动作，则证明两侧腰肌筋已达平衡，然后令患者起立两手掐腰走路，如患侧无刺痛感觉，再令患者两手放下自然走路，这时如腰部仍有酸楚感是伤筋后的正常现象。无肿痛者不需用药物治疗，3~5小时后可恢复正常。如有肿痛是筋膜与液质凝滞之故，应贴伤膏，休息1~2日即可恢复正常。

如遇到腰肌筋损伤较重者，则应首先检查腰骨与腰翅骨有无移位或损裂现象，如有移位或损裂者，则顺筋拨乱反正与正骨复位手法需同时进行，如只有两侧腰肌筋伤离原位，则可用以下两种手法进行治疗，一为背法，具体方法与腰骨垫膜筋损伤治疗中的背法相同，第二种方法步骤如下。

第一步：患者俯卧，助手两人，一人以两手拉住患者二肘部，另一助手拉住患者两足踝部，用力向反方向拉扯，先将脊肌筋、腰肌筋及肋棱筋等腰部筋络完全拉开。

医者用两手按住整个腰骨，用推拉揿提手法使腰肌筋逐步归正，继则用点按手法由轻到重点按10次。

第二步：两助手松手，医者一手按住整个腰部，手掌与四指根部多用力压住两侧腰肌筋，一手扳住患者肩膀上提，左右各3次。

第三步：医者用手掌自大椎顺脊骨下推到骶骨上，一连3次。然后自上而下推两侧向脊肌筋与腰肌筋共3次，再用震击开穴通络法自上而下一连3次。

第四步：医者用手掌自大椎起下推，经环跳、委中、承山到足跟止，左右各3次。

手法后先令患者整个身体上下一致左右翻身各2次，如患者损伤处无剧痛感觉，则再令患者顺次做撑弓导引3次后两手掐腰下地行走，然后再做两手放松行走动作，如腰部已能挺直则腰肌筋已回复正常位置。如无肿胀则用活络药水擦每日1、2次，休息2~3日即可，如仍有血阻肿胀作痛者，则外敷断骨丹，待肿胀消退后，疼痛也逐渐消失，然后再贴伤膏以坚强筋骨。

凡遇陈旧性腰肌损伤者，有两种表现形式，一种为损伤处筋没有恢复正常，撑弹力与摩擦力受到影响，经常酸痛，则应用胸腔洗方热敷，加旋转和腰导引，很快可以恢复正常；另一种为血瘀液质积聚与筋膜之间变成硬块者，需贴三益膏，内服活血丹与虎骨壮筋丸，可达到疏通筋络，活血消瘀的效能。

## 十九、肾脏筋损伤

### 【部位】

肾脏筋位于脊肋根与第一腰骨凹陷处，上通液膜囊，下至胯骨内侧，是一条附于腰肌筋外侧的细小筋络，属于督脉膀胱经系。

### 【损伤原因和症状】

肾脏筋损伤由两种原因引起，一种为外束震击过于扭动所致，属外因；一种为呛咳或大笑过甚所致，属内因。内因所致肾脏经损伤，患者表现为肾脏筋离原位，如仅一边损伤则患者向患侧歪斜不能直腰，这属于气伤筋络。

外因所致肾脏筋损伤较内因所致者为重，肾脏筋本位移动，患者屈腰疼痛更甚，属于血伤筋络。

如两边肾脏筋同时受损伤，患者整个身体屈曲下弯疼痛异常。

### 【治疗】

两边肾脏筋损伤手法步骤。

第一步：患者盘膝而坐，两手叩紧置于头顶，助手一人站在患者对面，两手紧握患者两肘用力上提。

第二步：医者站在患者后外侧，两手掌按住脊肋内侧，手掌岐骨筋压紧腰肌筋上端，手心正对肾脏筋，五指向下按紧患处。

第三步：助手尽量向上提拉，医者尽量用力向下推揉至胯骨骶部一连3次，第四次医者用按挤手法猛力下推1次，然后合用手法再重复2次。

手法后，助手两手用力将患者上提，并使患者缓缓起立，两上肢放下，令患者自行左右侧身各3次，然后再令患者自行散步，如患者不感觉疼痛，腰部屈曲基本正常，这即表示两侧肾脏筋已归原位，如仍有酸痛现象则外用熏药1～2日后可恢复，患者应多睡少动，恢复更快。

一边肾脏筋损伤者，手法治疗步骤：令患者盘膝而坐，患侧上肢置于头顶，助手拉住患侧上肢肘部尽量上提，医者手法及手法后处理均与两边肾脏筋损伤的手法与手法后处理相同。

由内因所致肾脏筋损伤手法步骤。

第一步：患者俯卧（如患者腰部屈曲不能挺直则在腹部垫以枕头）助手两人，一人拉住患者两肘腕，一人拉住患者两足踝，两助手同时用力，相反方向作牵引。

第二步：医者站在患者侧面，两手掌岐骨筋压住肾脏筋上端，手指向上，由轻而重下按。在医者与助手同时用力时，令患者咳嗽，在患者咳嗽时，医者两手岐骨筋用点按手法快速下按 3 次，手法后肾脏筋可复原位。

两边肾脏筋损伤手法步骤。

第一步：患者姿势与一边损伤同，助手两人，一人拉住患者两肘骨斜向上牵引，一人拉住患者两足腕（令患者两膝微屈）斜向上前牵引；一人拉住患者两足腕（令患者两膝微屈）斜向上后牵引。

第二步：医者两手掌岐骨筋按住损伤处不动，令两助手各向相反方向猛力提拉 3 次，手法后其筋自归原位。

一边肾脏筋损伤也可用上述手法，但两助手只要提拉患侧肢体，医者也只要按紧患侧即可。

手法后令患者仰卧整个身体同时左右翻身各 2～3 次，如患者损伤处无疼痛酸楚感觉，再令患者起床行走。如有酸楚感觉也是筋络损伤后的正常现象，可令患者作侧身导引及洗热水浴（以出汗为宜），损伤较轻者 1～2 日可恢复正常。较重者外用活络药水，多睡 1～2 日恢复正常。

陈旧性肾脏筋损伤局部无红肿表现，脊肋下段可有酸痛及痉挛感觉，这是因肾脏筋损伤后未复原位以致局部气阻致液质不滑润，宜用按揉手法治疗。手法时令患者盘膝而坐，如一边损伤则令患者患侧上肢置于头顶。医者一手按住患侧上肢肘部，一手按住整个患侧肾脏筋用按揉手法，每日 1～2 次。同时内服青娥丸及热水洗浴，体壮者 5～10 日可恢复正常，体弱者较慢。

两侧肾脏筋陈旧性损伤手法基本上与一边损伤同，但需助手一人握住患者两肘部向上提拉，医者站在患者背后用两手掌岐骨筋按揉两侧肾脏筋。陈旧性肾脏筋损伤手法时，患者取坐式较卧式有效。

肾脏筋损伤如诊断不当往往造成后遗症，表现为咳呛时局部有牵痛，大笑时有刺痛，但腰部活动依然正常，这类后遗症往往经常累月不愈引起肾脏变化，变成五淋症者也很多，治疗法详见内伤治疗法则，可加用擦拳摩肾导引以使肾气条达。

## 二十、腰骨垫膜筋损伤

### 【部位】

腰骨垫膜筋又名腰脆骨筋，上起脊底，向下止于荐骨，五节腰骨和腰翅骨中间范围，属于督脉足太阳肾俞经系。

### 【损伤原因和症状】

腰骨垫膜筋损伤临床上常见的有三类。

第一类：因举重猛扭而引起损伤。

第二类：因挑扛压力过重而引起损伤，同时可伴有腰翅骨范围的扭损。

第三类：因跌打猛撞震动腰骨垫膜筋而引起损伤。

腰骨垫膜筋常两侧同时损伤，有时累及腰肌筋。腰骨垫膜筋损伤后，患者感到局部有疼痛，活动时更甚，局部可有肿胀，如左侧受重物撞震，常引起右侧腰骨垫膜筋撕裂，这时患者向左侧斜，两侧腰翅骨失去平衡，如伤时由后撞击过猛，致使两侧腰骨垫膜筋同时受到损伤，这时可发现两侧腰翅骨同时高胀，甚至常致腰骨错位，应按腰骨错位治疗。

如腰骨垫膜筋损伤日久，一侧者表现为损伤处肿胀，身体向健侧倾斜，腰部转侧俯卧困难，并有疼痛；两侧者腰部两侧高胀，骨位失去摩擦力，弯转无能且疼痛，且常引起排尿方面的变化，应予以注意。

**【治疗】**

（1）**一边腰骨垫膜筋损伤**　经详细检查，肯定损伤范围后，需施行手法拨乱顺筋反正。

第一步：令患者两足并拢，两膝屈曲，蹬在地上，两手附于膝，医者站在患者背后，两膝抵住患者腰部两侧腰骨垫膜筋处，两手按住患者两肩，左右轻轻各按4次。

第二步：医者左手不动，将右手叩住患者右膝，慢慢地用扳推挤三个动作一连3次，然后以右手按揉患者右肩，左右叩住患者左膝重复上述动作3次。

第三步：医者两手心按住患处两侧挑肩穴，练习抵紧腰部，令患者平舒呼吸，这时医者两手猛力下按3次。

手法后，令患者起立自行活动十余步，再令患者两足分开，两手掐腰作左右侧身，左右旋转，前屈后伸及两膝屈曲下蹲等动作2～3次，如患者不感觉有疼痛即是腰骨垫膜筋复于原位和恢复正常摩擦力。

手法后如无肿胀外贴伤膏以强健筋膜，避免剧烈震动5～10天，如局部仍有肿痛，则应外敷断骨丹以活血消肿止痛坚强筋骨，内服活血丹，扶气丹，药量根据症状酌用，必须多睡少走，方能迅速痊愈，如腰骨垫膜筋损伤前已有疾患存在，或损伤后连及肠胃膀胱有病变情况者，必须辨证施治。

（2）**两边腰骨垫膜筋损伤**　经仔细检查，身体壮者用背、提、震三种手法治疗。

第一步：令患者立位，医者背对背站在患者背部，两肘弯钩紧患者两肘弯，医者两膝下蹬使臀部紧贴患者臀部下面，这时医者两上肢用力，同时弯腰，将患者身体拉起，复于医者背上。

第二步：医者两上肢缓缓放松，同时腰稍伸直，使患者能自医者背上慢慢地滑下，当医者感觉到患者臀部已滑到医者荐骨下，而荐骨正抵住患者腰部时，两上肢再次钩紧患者两肘弯，弯腰，两膝稍屈曲，用颤按托三力合一臀部猛向上撬，两膝挺直一连3次。

第三步：医者将患者自背上放下，令患者站立，两足分开，两手掐腰，两拇指按住两侧腰骨垫膜筋处。医者先一手拉住患者左上臂，一手掌按住损伤处轻轻按揉五次，而后自脊肌筋上端下推到环跳穴，一连3次。再医者一手拉住患者右上臂重复上述手法。

手法后，先令患者两手放下站立，医者牵拉住患者两手较患者屈膝下蹲如腰已不感觉有刺痛，或再令患者两足分开自行屈膝下蹲及自行走动5～10步均感自如者，则证明筋膜已恢复原位。肿痛者外敷断骨丹，仰卧3日。如无肿胀仅感觉酸痛，则外贴伤膏以活血止痛，坚强筋膜。体壮者内服活血丹、扶气丹；体弱者内服八珍汤以调和气血。要多睡少走，休息5～10日，待已无疼痛感觉时可恢复正常工作。

# 第二节　魏指薪颈肩腰筋伤认识及治疗特色分析

魏指薪筋伤论述主要见于现存的20世纪60年代初魏老给学生蔡体栋讲授的"初讲伤科草稿"，当时由魏老口述，蔡体栋医生笔录，目前我们所见的为这一记录稿的复印件。该讲稿首先讲述了远古时代伤科史，并介绍了《内经》之后历代中医文献中有关伤科文献的书籍100部，及其详细书名和作者。特别之处在于魏老在本讲稿中明确说道"魏氏一套伤科传统是十一项课目，即内伤、外伤、软伤、硬伤、练功、手法、导引、诊断、辨证、治则、伤药"，这其中包括魏氏伤科分类、诊断及治伤方法等，魏氏筋伤诊断内容主要包含在"外伤"及"软伤"中。"筋"一词早在《内经》中已出现。《黄帝内经》中认为，筋与脉、肉、皮、骨一起，构成人体的"五体"。筋为肝脏所主，气血所养，同时又与脾、胃的关系密切。

中医学认为筋的生理功能有以下三项：首先，具有"束骨"即连接和约束关节的作用，《素问·五脏生成篇》记载"诸筋者皆属于节"，说明具有包裹约束功能的筋都聚集在关节周围。其次，具有"利机关"主持运动的功能，《素问·痿论》记载"宗筋主束骨而利机关也"，筋通过对骨骼的约束，附在骨上收缩与弛张，产生各种运动。其三，筋为刚，具有保护人体内脏的功能，《灵枢·经脉》记载"人始生，先成精……筋为刚，肉为墙"，说明人体以骨骼作为支柱，以脉道作为营藏气血的处所，以筋的刚劲来约束和强固骨骼，以肌肉作为保护内在脏腑和筋骨血脉的墙壁。

而筋的正常功能的维持依赖于肝的功能正常、阳气的温养、脾胃的健运、气血旺盛经络功能正常，以及良好的作息规律、饮食有节。其中，《灵枢·九针论》记载"肝主筋"，是说全身筋的弛张收缩活动与肝密切相关受肝的控制和调节。《素问·生气通天论篇》记载"阳气者，精则养神，柔则养筋"，意指阳气充足，没有受到损害则人有精神，筋受到温煦则柔韧有力。《素问·经脉别论篇》记载"食气入胃，散精于肝，淫气于筋"，人体筋的营养来源于肝脏，肝的血液充盈，筋膜得养，功能才能正常，从而使筋力强健，运动有力，关节活动灵活自在。《灵枢·本藏》指出"经脉者，所以行血气而营阴阳，濡筋骨，利关节者也"，气血是人体生命活动的物质基础，经络是人体气血运行的通道，只有气血旺盛，经络功能正常，筋骨才能得以濡润，关节得以通利，发挥正常功能。《素问·生气通天论篇》记载"是故谨和五味，骨正筋柔，气血以流，腠理以密"，饮食五味也要各得其所。

而多种因素则可导致筋的病变，包括外感六淫（外感湿热、外感湿邪、外感风邪、寒邪及虚邪）；内伤（饮食过嗜、七情内伤、相关脏腑疾病的传变及阳明虚衰）；五劳所伤，《素问·宣明五气篇》和《灵枢·九针论》都提出"久视伤血，久卧伤气，久坐伤肉，久立伤骨，久行伤筋"，包括慢性劳损及跌扑闪挫等外伤。

从病机而言，则主要包括以下几大方面：① "筋之府"受损。② 脾失健运，筋脉失养。③ 病位深浅不同，《素问·刺要论》记载"皮有分部，脉有经纪，筋有结络，骨有度量"，而筋所主的部位没有阴阳的区别，也没有左侧与右侧的不同。④ 脏腑功能的失常。⑤ 经络的病机。《灵枢·经脉》记载"膀胱足太阳之脉……是主筋所生病者"，可见足太阳膀胱经可以主治筋所发生的病症，而足厥阴肝经络属于肝脏，肝脏外合于筋，所以足厥阴肝经与筋的活动也有着密切的关系。⑥ 五运六气病机。⑦ 精明之府受邪。五脏六腑的精气，都向上输注于人的眼部，从而产生精明视物的作用。其中肾的精气充养瞳子，肝的精气充养黑睛，心的精气充养内外眦的血络，肺的精气充养白睛，脾的精气充养眼胞。⑧ 疹筋。疹，犹病也。筋急而见，其病在筋。

经筋的概念首见于《灵枢·经筋》，经筋与经脉是经络学说中两个有机联系的体系，经筋和经脉各有其解剖实体与规律，他们有着质的区别。一般认为，人有十二经脉，每条经脉又有自己所属的筋肉系统，故十二经筋就是十二经脉所络属的筋肉系统。高等医药院校教材《针灸学》定义"十二经筋是十二经脉之气结聚于筋肉关节的体系，是十二经脉的外周连属部分"。十二经筋起始于四肢末端，结聚于关节、骨骼，走向躯干头面，行于体表，不入内脏。十二经筋与经脉的循行分布的方向、"线"型、范围并非一致。经脉受阴血而营，经筋禀阳气而柔；经脉逆顺线性循环，经筋向心带状循布；经脉表里内外相贯，经筋结合筋骨联动；经脉属络脏腑，经筋维稳脏器；经脉营养五官，经筋润运九窍；脉为营，筋为刚；经脉强调虚实，经筋重视寒；经脉病深重复杂，经筋病轻浅单纯；脉病难疗效慢，筋病易治效速。经脉与经筋，具有各自的生理功能、病理特性、诊治方法等。十二经筋是对沿十二条运动力线所涉及的肌学、韧带学生理病理内容的规律性总结。经筋系统与经脉系统是两个相辅相成的系统，是经络学说的相对独立的组成部分。

## 一、"筋伤"认识

魏指薪先生对筋伤论述在讲稿中有一些基本论述，其中他提到"大筋为刚，小筋为柔"，"大筋伸弹性小，外籍液质保护，柔和性小"。而"筋膜有弹性，长在二骨端，有扁，又圆及细小连接两骨"，"筋分大筋、小筋、筋络、筋膜、垫膜、隧道"。"筋膜中不走血，由液质营养"，"肌肉中有隧道（细小为经络）走血"，"垫膜有大有小，关节大垫膜厚，小关节则薄，有的与骨粘连不脱离，有的解脱离骨面……垫膜滑润与否全靠液质充养，如得不到液质充养，垫膜首先要干燥，继则引起筋膜干燥，形成整个关节失去灵活，古书谓之关节不利"。

## 二、"筋伤"治疗

魏指薪在"初讲伤科草稿"中对筋伤治疗提到有手法、药物及导引三种主要治疗方法，但如何掌握三种方法的应用，还需注意几个方面。

### 1. 手法、药物及导引的具体应用

魏指薪提到"旧伤因血液黏积或筋伤日久收缩屈曲不便，在认查时确定症状先用药滑润筋膜，舒活筋膜，而后手法较为适宜，如先用手法，不配合药物不但增加患者痛苦，且起效较慢"，"凡遇骨折与脱臼后遗症涉及关节积瘀不散或大小筋收缩必须先用药物温和经络，滑利关节而后再用手法，骱位偏移用正骨法，筋络扩胀或收缩粘连用拨乱反正手法，或提拉或仰拔或按揉或抖症状手法临时使用"，"凡遇到疑难症状，手法与药物不能达到疗效时，必须自行练习导引，使其关节滑利，筋络舒畅求得恢复功能"，"使用手法时在转折演变过程中需灵活应用，症状重则手法重，多做几次，症状轻则手法轻，少做几次，以防伤筋得不到好处，正常筋络受到刺激，这是必须注意之处"，"在用药物方面内服与外用必须根据症状轻重，应该攻破必须以攻破为主，应该温和必须以温和为主，应该有消散必须以消散为主"，"但年老体弱者，外用药攻破化和多用无妨，内服方面禁忌攻破以防内不受到损害而药性达不到症状所在"。

**2. 筋伤后具体用药**

（1）内服药 魏指薪对筋伤的魏氏伤科用药有详细论述，如他提到"可倘若内外部筋伤筋膜伤重者，引起四肢麻木必须要加内服药物壮筋丸、万应丹或活血丹，都能配合外治加速疗效"。"劳伤丸多以舒肺为主，用于脏腑气机不和，隐隐作痛、窜痛或咳嗽"，"扶气丹是化气生疗好药，专对肾脏，治腰痛"，"黑虎丹宣统筋络，化湿活血止痛，风湿最有效"，"壮筋丸以治筋络胀痛，外部筋经收缩扩张疼痛疗效好，治内部筋络窜痛疗效差"，"活血丹专对血分痛，适用于内部血滞，揿按作痛或硬，活络性差，服此药有效，对外部气血滞积作痛疗效最好"。

（2）外用药 魏指薪对敷贴膏药的用法提到"在贴膏药处局部疼痛或略有肿胀，血不养筋者贴伤膏。如有外邪侵入接合伤筋者，贴风湿膏、三益膏有三种适应证：① 筋伤后结块汇聚，肿胀欲发炎者。② 关节筋膜交接处疼痛，屈曲不利，以滑润筋膜，活血止痛。③ 似肿非肿、强硬、扩张力消失"。

魏指薪对药膏的用法提到"舒活膏适用于皮肤过敏，筋位损伤，皮肤干燥者，既能滑润皮肤，又能舒活筋络，活血止痛"。

魏指薪对洗方的用法提到：外用洗方作用在于"通筋络，滑润筋膜，活血止痛"，以促进"经络运行，行经归原，达到疼痛消失"。

# 第三节　魏指薪颈、肩、腰部
# 筋伤诊治特点

## 一、颈、肩、腰部各筋有独特筋名

如颈部有"项颈筋、寿台筋、项肌筋"；肩部有"前腋窝弦筋、后腋窝弦筋、腋窝筋、肩髃筋、束骨筋"；上背部有"后肩棱筋、咸叉筋、咸叉横肌筋、后肋棱筋"；背、腰、骶部有"膂脊筋、脊肌筋、脊骨垫膜筋、腰束筋、腰肌筋、肾脏筋、髂髎筋"。这些筋名的确定是由魏指薪的先祖传下，抑或是由魏指薪本人所定，已无从考证，但纵观魏老所述颈、肩、腰部诸筋筋名：

第一，筋名与该筋所处部位有关。如颈项部的"项颈筋"、"项肌筋"；腰部的"腰束筋"、"腰肌筋"、"肾脏筋"、"脊骨垫膜筋"；肩部的"腋窝筋"、"前后腋窝弦筋"。

第二，筋名又与该筋所主功能有关，如肩部"束骨筋"，即位于臑骨（肱骨）上端和肩胛骨接合，连接两骨。

第三，筋名与所处经络经穴有关，如"肩髃筋"，即涉及起示指尖，经前臂上臂上行至肩峰前，再循行至背部，与诸阳经交会于大椎穴，再向前入缺盆，络于肺及下行于大肠的手阳明大肠经之本经腧穴——肩髃穴。从上分析可看出魏指薪论伤筋诸筋筋名命名是依据中医经络理论、相关损伤部位及功能作用因素而定，对临床治疗有一定的指导意义。

## 二、魏指薪筋伤诊治与中医经络学说的关系

从整理魏老颈、肩、腰部筋伤诊治资料，探讨魏氏伤科筋伤诊治体系过程中，我们了解到魏氏论及诸筋不仅涉及诸筋部位，也涉及范围及走行。如从"走行"一词来看，魏氏筋伤诊治与中医经络学说密切相关。

经络学说是阐述人体经络系统的循行分布、生理功能、病理变化及其与脏腑相互关系的一门学说，是中医理论体系的重要组成部分，其除了临床指导针灸治疗之外，也对中医各科，尤其是骨伤科临床实践起着相当大的指导作用。

经络是经脉和络脉的总称，是人体内运行气血、联络脏腑、沟通内外、贯穿上下的通路。经络学说的组成包括经脉，如十二经脉、奇经八脉、十二经别，络脉，如十五络脉、浮络、孙络以及连接于体表的十二经筋、十二皮部组成。而十二经脉又是经络系统的主体，其"内属于府藏，外络于枝节"即为十二经脉在体内与脏腑相联属，同时又外行于体表四肢、头、躯干部，有所属相应穴位。十二经脉并有循行走向、交接及气血流注规律等。而十二经筋则是十二经脉之气结、聚、散、络于筋肉关节的体系，是十二经脉的外周连属部分。明代医家张景岳曾言"十二经脉之外，而复有所谓经筋者何也？经脉营行表里，故出入脏腑，以次相传，经筋联缀百骸，故维络周身，各有穴位"，指出了经筋与经脉的不同。经筋的作用，《素问·痿论》称为"宗筋主束骨而利机关也"，即约束骨骼，利于关节屈伸活动，以保持人体正常运行功能。

而十二经筋的循行分布，则是与其所辖经脉体表通路基本一致，以四肢末端走向头身，行于体表，不入内脏。其分布是成片的，有结、聚、散、络的特点。结聚部分多在关节及肌肉丰厚处，与邻近的地络相联结，足厥阴肝经还能总络诸筋。此外经筋还有刚（阳）筋、柔（阴）筋之分，刚筋分布于项背和四肢外侧，柔筋分布于脘腹和四肢内侧。十二经筋的病候，如《灵枢·经筋》所言"经筋之病，寒则反折筋急，热则筋弛纵不收，阴痿不用"，即经筋为病，多为转筋、筋痛、弛纵。而经筋的治疗则"治在燔针劫刺，以知为数，以痛为腧"。总结十二经筋主要内涵、作用、循行、病候及治疗，有医者接合现代解剖生理及生物力学知识，认为十二经筋是古人运用当时的

解剖学知识，用当时的医学术语，以十二条运动力线为纲，对人体韧带学，肌学及其附属组织生理和病理规律的概括和总结。也有学者认为十二经筋相当于现代医学中的骨骼肌、韧带、筋膜及关节束等软组织。另有学者认为经筋的实质是以周围神经的躯体部分神经功能为主，并有少部分中枢神经和自主神经功能。因此临床上常见的软组织损伤、肌肉风湿痛、神经系统的周围神经疾病，凡能引起肌肉疼痛、功能障碍的属于经筋病的范围。显然，魏氏伤科所论之筋伤与经络和经络系统相关论述的联系体现在下面几个方面。

第一，魏指薪所述颈、肩、腰部诸筋，其部位主要为颈后，颈侧及颈、肩前外后侧，而腰部则主要位于背侧，与十二经筋分布及十二经脉阳经分布区域多有类似。

第二，魏指薪所论诸筋"走行"，其实主要是指该肌筋所在范围，与十二经脉走行及十二经筋循行走向概念不同，但魏指薪所述部分"筋"所在部位内包含有部分经脉穴位。以魏指薪所述肩部"前腋窝弦筋"分布部位前胸外侧、上臂前侧、肘前侧，就涉及阳明胃经的"膺窗穴"、足太阴脾经腧穴"周荣、胸乡"，以及手太阴肺经腧穴"天府、侠白、尺泽"。

第三，魏指薪所述诸筋病症与经络主要病候有直接联系。再以前述"前腋窝弦筋"来说，该筋筋伤主要症状如前胸外侧、肩、手臂上臂前内侧痛，即与该病涉及足太阴脾经、手太阴肺经之前胸肋胁痛、肩背痛、手臂内侧前缘痛病候类似。

综上分析，魏指薪所述诸筋非经络，但无论从分布部位还是从病候来看，又与经络密切相关。而魏指薪又多以手法治疗相应伤筋部位的痛点，与十二经筋治疗"以痛为腧"十分接近，只是以点、揉、按、拿等手法代替针灸。

# 第四节 魏指薪筋伤认识与现代医学软组织解剖学的关系

现代医学认为任何一个活动关节，都是两组功能不同而又协调的拮抗肌，在神经系统的支配调节下，是躯体屈伸、俯仰等活动正常。魏老颈、肩、腰部诸筋病候即描写为颈肩腰部活动障碍及疼痛，结合前面对魏老所述诸筋与经络，尤其是十二经筋的密切联系。可以了解到魏指薪所述筋伤诊治中涉及的各筋类似于现代医学解剖上所指的肌肉、韧带及神经系统中一部分周围神经。

以魏指薪所述"项颈筋"为例，起于"颅骨底筋膜（小筋）"及"牙托骨横筋（大筋）"，下行经过人迎到"锁骨横筋"止。文中所述人迎穴即位于颈旁、胸锁乳突肌前缘。从解剖学看，胸锁乳突肌有两个头：胸骨头（胸骨上缘的前面）和锁骨头（锁骨内侧部），其为胸锁乳突肌的起点，该筋止点为颞骨乳突。其功能为与颈后伸、侧转有关。再从人迎穴主治疾病咽喉肿痛看，魏指薪在论述"项颈筋损伤"时也描述该筋损伤可有咽喉气阻、局部肿硬疼痛。因而从解剖学对照魏老所述"项颈筋"与胸锁乳突肌，无论从解剖位置与功能均十分相似。

另以魏指薪所述"束骨筋"为例，位于臑骨上端，肩胛骨合接处。该筋分别两层。外层与腠理粘连，上行到锁骨外侧，下行经过天府、侠白两穴贯入尺泽穴与前臂连接。中层起于臑骨头内侧，上行与项肌筋相连接，下行通过天府、侠白两穴贯入尺泽穴。内层即为深层，位于臑骨与肩胛骨之间的一层微细筋膜，连接两骨，并与肩关节垫膜相连，有润滑舒动作用。文中所述天府穴位于肱二头肌桡侧缘腋前纹下，侠白穴位于肱二头肌外头沟中，尺泽穴位于肘横纹中，肱二头肌腱桡侧凹陷处。从解剖学看，肱二头肌有长短两头：长头起于肩胛骨盂上粗隆，短头起于肩胛骨喙突长，短二头于肱骨中部汇合为肌腹，下行至肱骨下端，集成肌腱止于桡骨粗隆和前臂筋腱膜。从功能上看，与现代医学肱二头肌及肌腱损伤类似，从治疗上手法操作部位类似于肩前中段。再从天府、侠白穴主治上臂前外侧痛看，魏老在论述"束骨筋"时也描写该筋损伤可有局部肿痛、压痛，有时可伴活动受限、麻木等症状。因而从解剖学对照魏老所述"束骨筋"与肱二头肌，无论从解剖位置与功能均十分相似。

目前整理的魏指薪关于颈、肩、腰部筋伤诊治的论述，魏指薪在口述中首先就介绍了诸筋的"部位"，以了解观察看，就是讲各筋解剖位置，只不过魏指薪借引了经络走行等一些提法，但主要还是论述诸筋的具体部位、起止位置、形状大小及与周围结构联系等，初步包含解剖学中软组织解剖的基本要素。

# 第五节　李国衡教授对魏氏伤科筋伤治疗体系的传承和发展

## 一、第一阶段

第一阶段为初步传承阶段，代表性著作为《伤科常见疾病治疗法》。

**1. 初步界定筋伤（伤筋）定义内涵**

李国衡教授作为魏氏伤科第二代代表性传承人，对老师魏指薪先生筋骨、内伤等病治疗理论进行了全面的传承，但传承有一过程，第一阶段传承总结的标志位《伤科常见疾病治疗法》，其中对魏氏伤科筋伤诊治进行了初步归纳，除病因、分类、诊治外，按颈、背、腰及关节分论筋伤。

《黄帝内经》是现存最早、最完整的医学典籍，是中医学理论的鼻祖，也是筋伤学理论的渊源。《灵枢·经脉》曰："骨为干脉为营，筋为刚，肉为墙"。《素问·上古天真论》曰："女子四七筋骨坚，发长极，身体壮……男子三八，肾气平均筋骨劲强，故真牙生而长极。四八，筋骨隆盛沮几肉满壮……七八，肝气衰，筋不能动……"说明筋与骨脉、皮、肉一样是组成人体的主要体系它是构成和维持人体内外形态、动作强劲有力和持久度的重要组成部分。《灵枢·经脉别论》曰："食气入胃散精于肝淫气于筋。"告诉我们筋依赖饮食水谷所养，而其充养又离不开肝功能的正常发挥。《素问·痿论》曰："宗筋主束骨而利机关也。"《素问·五藏生成》认为"诸筋者皆属于节"。明确了筋的生理及其功能人身关节及其运动离不开筋的协同配合和维持。同时《素问》、《灵枢》等中医经典又提到筋伤的病因病机为风、寒、湿热、虚、劳致荣卫不和、筋肉受损等。《素问·血气形志》则提道："形苦志乐，病生于筋，治之以熨引。"明确提出是常用的筋伤治疗方法。

李国衡教授根据中医古籍筋伤结合魏老筋伤论述，其虽没有在《伤科常见疾病治疗法》一书中明确提出筋伤（伤筋）定义，但对筋伤（伤筋）定义的主要内容进行了归纳，即首先表述筋伤为与骨、皮、肉区分的人体重要组织，多因外伤引起；第二，外伤后肿痛，活动受限，排除骨折、脱臼即谓之"伤筋"；第三，筋肉相连，筋伤包括一部分肌肉在内；第四，部分大筋、小筋，大筋连于骨关节内，小筋络于骨肉之外。

**2. 初步归纳了筋伤（伤筋）的三大原因、类型、主要症状及初步诊断**

（1）**归纳原因**　李国衡教授初步归纳整理筋伤"伤筋"三大类原因——直接暴力、间接暴力、过力积劳。

1）跌坠、撞击，以致伤筋，此为直接暴力受伤。随时出现症状，如肿胀、青紫等。

2）扭、甃、拉、吊等而致伤筋，此为间接暴力受伤。一般出现症状较为迟缓，有的在扭伤后第二日或第三日才开始有肿胀及疼痛现象，但严重者除外。

3）过力积劳以致伤筋，此为五劳之一。《素问·宣明五气篇》云："久行伤筋。"可知持久操劳，疲劳过度，均能导致筋络的损伤。且此种伤筋，见症缓慢，有的外表虽无特殊变化，但往往还掺杂着其他原因，如风湿、风寒、发热、病后气血亏弱等。

（2）**总结类型**　李国衡教授根据中医古书记载结合临床筋伤表现，提出筋伤（伤筋）常见类型。

1）筋扭：其中包括箭翻，筋走，筋歪，即是筋失去原来的正常位置。

2）筋粗：即筋胀，较正常者粗胀。筋强：筋络硬化强直。

3）筋缩：受伤后筋络缩短，动作受限制。

4）筋断：因伤而断或撕裂。

5）筋松弛：筋力失常，痿软而无力，如小儿麻痹症及肌肉萎缩等。

6）筋疣：筋结块后高突，且作瘦痛。

（3）**症状与诊断**　李国衡教授提出了筋伤（伤筋）的主要症状和诊断，尤其在筋伤辨证上注重结合损伤原因。他在《伤科常见疾病治疗法》中提到凡因跌打损伤，伤处肿胀疼痛，通过检查无骨折的摩擦音与脱骱的畸形，以及其他骨折与脱骱的应有症状者，即属于伤筋范围。通常和严重的骨折与脱骱，较易辨别，如果轻度骨损，辨别就有困难，必须掌握下列几个原则作为辨证的依据。

1）跌撞与扭拉伤筋者：① 伤筋者，除肿胀、疼痛、青紫外，无四周凹凸不平的畸形，肢体无缩短现象。② 局部有压痛点。③ 一般伤筋，经过短期治疗，渐渐可恢复支持力，若伴有骨骼损伤者，则不能。④ 损伤时所受暴力不大，不足以引起骨折。⑤ 疼痛不若骨折之尖锐。⑥ 能做轻微活动，不若骨折、脱骱的限制明显。

2）过力积劳而致伤筋者：① 局部酸痛，或动作有轻度限制，在摸、比时均无明显的肿胀及畸形异常。② 酸痛面广，延及整个关节，或整个下肢。

**3. 提出了筋伤（伤筋）治疗的三大方法——手法、药物、固定**

李国衡教授总结魏氏伤科筋伤治疗方法主张根据受伤的部位，及轻重不同的程度，做不同的处理。归纳提出筋伤（伤筋）三大治疗方法——手法、药物、固定。同时初步提出伤筋后期与骨折、脱骱治疗后期需配合导引。

手法是魏氏伤科经典治伤特色手段之一，李国衡教授认为凡扭、鳌、受伤，致筋翻、筋走，必须运用手法进行顺筋而后用药，顺筋的含义，就是理直筋络，复归原位；跌、撞、伤筋，局部肿胀坚硬，也必须运用手法顺筋，促使气血流通，帮助因积血而致的坚硬肿胀迅速消散；伤筋的后期，因筋缩而影响肢体正常活动者，须用手法进行推拿以舒筋、活血，并配合药力，加速功能恢复。

针对筋伤患者初期患处肿胀、青紫、疼痛者，李国衡教授主张以外用敷料药物促使消肿、定痛，如果肿痛并不明显，外贴膏药已可，内服药物一般根据症状情况，酌量选用；而在筋伤后期肿胀虽然消退，动作仍不灵活，或尚有轻度酸痛者，李国衡教授主张宜用洗方及药水或药膏外擦。

一般轻度伤筋，不须固定及休息。如伤势严重，须作包扎固定，或给予卧床休息，方能迅速获效。而对伤筋后期经治疗"筋"已归原，但仍有动作不利为内部瘀血未净、筋缩、筋强、关节涩滞应配合导引恢复功能。

归纳李国衡教授第一阶段对魏老筋伤诊治经验的传承研究，其初步构造了魏氏伤科筋伤诊治体系的轮廓和基本内容。

## 二、第二阶段

第二阶段为传承创新阶段，代表性著作为《魏指薪治伤手法与导引》。

**1. 全面详细阐述筋伤治疗手法的具体操作适应证、步骤、注意事项**

手法作为魏氏伤科主要且最具特色治疗手段，在筋伤治疗上也占有很重要的地位，李国衡教授在传承魏氏筋伤诊治过程中，特别对筋伤（软伤）手法进行了总结归纳。

李国衡教授归纳魏氏软伤手法有单式 16 法、复式 18 法，同时还有手法组合成套的几十种套式手法。手法对于筋伤治疗非常重要，如果准确施行，不少症状于手法后即可获得一定程度的改善。李国衡教授在前期基础上，传承创新，全面总结了筋伤（软组织）治疗手法的适应证、操作步骤及注意事项，使魏氏手法应用更规范、安全、有效。

（1）**总结提出手法在治疗筋伤"伤筋"的适应证、慎用证、禁忌证**　李国衡教授认为手法在筋伤疾病的治疗中起着重要的作用，但应用不当，也会产生不良后果，故手法操作应认真、谨慎，根据病情合理选择适宜手法。施行手法前要掌握手法的适应证和禁忌证，了解手法的慎用证。总体而言，损伤部位不同（筋扭、筋翻、筋走）及损伤后如筋强、筋缩等，均可应用手法。而对体弱虚损者或孕妇等则应慎用，对筋断早期、筋肿灼热者等则不宜应用。

（2）**系统归纳了筋伤（伤筋）、软伤治疗手法的操作步骤**　李国衡教授总结治疗手法的具体步骤按照颌、颈、背、腰、肩、髋、膝、踝部位，并结合临床疾病进行总结，详细分别说明手法操作步骤，这是在传承魏老按各筋手法治疗基础上，结合现代医学骨伤科发展，融合目前骨伤科筋伤疾病治疗方法，顺应临床需求制订出来的。以"脊骨垫膜筋损伤"为例，类似于脊柱椎间盘病变，魏指薪论述中手法有坐、卧两姿势，卧位先行牵引，然后按推。李国衡教授则在此基础上根据病情情况，增加了手法操作如臀部弹拨，点揉腰部痛点，腰部按抖等各类手法，而具体手法运用时，又要辨证施法、因人施法，主张常法与变法相结合。

（3）**较完整提出了筋伤（软伤）治疗手法作用**　魏氏伤科创始人魏指薪将手法的作用总结为"能触摸其外，测知其内；能拨乱反正，正骨入穴；能使经筋归复常度；能开气窍引血归"。这其中魏老已明确提出筋伤手法作用即是使"经筋"归复常度，也就是通常所说的理筋归原。李国衡教授在学习传承魏氏手法过程中，根据魏老相关论述，结合自身实践，他理解治筋手法非单纯治筋，因筋的作用主要为"束骨利关节"，筋骨相连。临床治筋手法往往正骨理筋不可分割，故李国衡教授总结筋伤手法作用主要有下面几个方面。

1）正骨理筋，拨乱反正：正骨理筋是伤科手法最主要的治疗作用。伤科正骨理筋手法还对"骨错缝"、"筋出槽"。骨正方可筋柔，治筋往往联合正骨。临床理筋有时是通过调整骨位（骱位）来实现的，但总体是无论单理筋或通过正骨以理筋，都是达到拨乱发正的。就筋伤手法而言，可使筋翻、筋歪、筋走纠正，筋位复原，解除疼痛，恢复功能。

2）疏通经络、调和气血：魏指薪云："一个正常人，卒然损伤，气血必乱，随之经络气血运行失去常度。"这是指正常人体如受到突然外力损伤或内伤，皆可致经络气血凝滞不得宣通，或者循行不畅，因而或有体表部位发生肿胀疼痛，甚至影响脏腑功能不和。同样，损伤所致筋伤也会导致瘀积气滞，以致经络闭塞，气血之道不得宣通，而引起疼痛、轻微肿胀和活动受限等症状。针对上述症状，手法治疗"按其经络，以通郁闭之气，摩其壅结之肿"，可使经络通畅，引血归经，气血循行有方。

3）祛风散痛、温经通络：风寒湿外邪可外袭肌表，或留住经络，或结凝骨节，以致经络气血不得宣通，产生酸楚、疼痛、麻木、肢体沉重、关节活动不利等症状，严重者骨骱变形等。如风寒外感，颈项背部疼痛可运用拿捏手法，可发汗解表散寒；而腰背部督脉经部位手法则可运用按推等手法，温经通络，正如《素问·举痛论》云："按之则热气至，热气至则痛止矣。"通过手法治疗促进局部血液循环改善，筋节舒畅，血脉流通。

**2. 详细总结了导引疗法，将导引疗法作为筋伤治疗及巩固疗效的重要方法**

导引疗法是魏氏伤科的重要治疗方法之一。所谓"导引"亦作"道引"，其含义是导气令和，引体令柔，即指利用呼吸吐纳，疏通气血及通过肢体引伸动作使肢体柔韧灵活。故导引是指配合呼吸吐纳的肢体主动运动或各自运动的治病、康复及保健方法。李国衡教授详细总结归纳了导引疗法，将筋伤治疗手法与导引紧密结合，作为筋伤治疗及治疗后巩固疗效的重要治疗补充。

魏指薪在"颈肌筋损伤"论中针对起于颈后、枕骨下至大椎肩中横肌筋止的项肌筋损伤，其认为损伤有"急重有形"与"缓慢无形"两类。针对后者在手法及外擦活络药水后需应用导引，头颈左右转侧各 20 次，俯仰各 10 次。再加"脊肌筋损伤"，魏老称脊肌筋位扁平弦筋，位于脊柱两侧，上起大椎与项肌筋相连，向下到脊底，连接腰肌筋。该筋因身体转侧过重或局部突然碰撞受伤，以手法和药物治疗后，仍有酸痛及转侧不便，此为"血不荣筋，筋络不活，宜作导引"。

针对魏老筋伤辅以导引的治疗特点，李国衡教授对魏氏导引进行了全面的整理归纳，如其将魏氏导引形式归纳为活动肢体、动摇筋骨、自身按摩、擎手引气等。同时将为坏死导引归纳为45种和6个部位；再者强调伤科导引可配合呼吸吐纳以增强导引效果。而对筋伤导引应用，李国衡教授则指出多数筋伤后期，由于损伤轻重不同而产生不同程度的血瘀阻滞、络道阻塞、筋挛筋缩、筋胀筋走或关节粘连肿胀疼痛等，导引能活血、通常络道、恢复肌筋肌力、松解关节瘀滞、恢复功能，使筋舒节利、消肿止痛、功能恢复。

针对肩部疾患，活动受限，李国衡教授主张在手法治疗的基础上，同时嘱患者应该配以撑掌、反背导引锻炼；而对于颈部疾患，李国衡教授则根据患者具体的情况，在手法与药物治疗的基础上，同时建议患者行转肩、作揖、反扯等导引功能锻炼促进康复。

**3. 传承发展魏氏伤科筋伤治疗用药**

魏氏筋伤诊治除手法外，药物治疗占相当大比重。筋伤早期疼痛、血瘀气滞，常予以四物止痛汤、活血丹及万应丹等，后期气血、筋力不足，常予以十全大补汤、虎骨壮筋丸、八珍汤、扶气丹等；外用药早期常予以外贴三益膏、消瘀散、乳必散；中后期配合活络药水及洗方外用通达气血，舒筋活络。李国衡教授在魏氏筋伤常用方剂基础上，创新了诸多方药，其中有代表性的如下。

(1) *内服药——和血壮筋汤*　当归、生地、白芍、党参、川断、首乌、楮实子、牛膝。

和血壮筋汤是李国衡教授创立的一个经典内服药方剂，主治各种损伤后期，下肢肌肉萎缩，关节不利，酸楚无力，步履困难等症。本方根据常用理血方剂"四物汤"加减而成，既有补血又有活血作用。又从脾主肉、脾主四肢的理论指导，方中加用党参益气。健脾并加独活和血，首乌滋补肝肾，可治腰膝痿软，川断、楮实子、五加皮、千年健有坚强筋骨的作用。牛膝引药下行，亦可强筋壮骨。全方调补脾肾、活血壮筋，故此方对腰膝酸痛，下肢萎弱有较佳功效。

(2) *外用药——蒸敷方*　全当归、五加皮、川红花、川桂枝、扦扦活、虎杖根、络石藤、川牛膝、羌活、路路通。

蒸敷方是李国衡教授对于魏氏伤科外用药剂型方面的一个创新。是魏氏伤科现在临床应用最为广泛的外用制剂，魏氏伤科的外用药很多，特别是洗方共有13种之多，但是外用洗方有不足之处，如躯干部位使用不方便，冬天水易冷，热敷的时间短，不够深透。而魏氏伤科还有两种熨药是药粉炒热后，装入预置的一个布袋内，放在患处热熨。

李国衡教授借鉴这两种外用方法，扬长避短，创立了蒸敷方，将多味药共研为细末，装入布袋中，袋口缝合，将药袋用水淋湿后置于锅内隔水蒸热，热敷患处。其功效活血、祛风、通络、逐痹、止痛。对于跌打损伤后期，局部疼痛、风寒湿痹阻络而致骨与关节疼痛，以及颈腰椎退变及椎间盘病变引起的疼痛酸麻等症，都有较好的疗效。李国衡教授认为湿热敷胜于干热敷，药力借助水蒸气透皮而入，热敷能使肌肉松弛、血管扩张、促进血液循环，因此，它有消炎、消肿、减轻疼痛及保暖的作用。皮肤是人体最大的器官，除有抵御外邪侵袭的保护作用外，还有分泌、吸收、渗透、排泄、感觉等多种功能。蒸敷方法就是利用皮肤这一生理特性，使药物通过皮肤表层吸收、角质层渗透和真皮层转运进入血液循环发挥药效。皮肤的吸收渗透与湿度有关，药汽的湿度正好增强吸收渗透的效果。药汽的温热刺激使皮肤温度升高，皮肤毛细血管扩张，促进血液及淋巴液的循环，促进新陈代谢，使周围组织营养得以改善，药汽的温热刺激还使毛孔开放，使局部微汗，达到放松和治疗作用。

## 4. 小结

从魏氏伤科创始人及第二代传人对筋伤诊治形成和发展过程探讨：魏氏筋伤认识与传统中医经络学说（走形、穴位、功能主治）密切相关，又与现代软组织解剖学（肌肉具体部位、起止位置、形状大小及与周围结构）有紧密联系。

魏氏伤科筋伤治疗突出手法、药物、固定、导引，其具体治疗内容又呈现逐步丰富和完善。

# 第六章 魏氏伤科人才传承模式探索

基地建设期间，我们总结完成李国衡教授临证思维、治伤经验及其学术思想，梳理了其对魏氏伤科学术思想及治伤经验的形成所做出的贡献；总结完成魏氏伤科第二代主要传承人李国衡教授成才之路、临证思维、临证经验及对魏氏伤科学术思想形成的贡献，并结合魏氏第三代传人成长过程，初步探索魏氏伤科人才传承模式。

## 第一节 魏氏伤科李国衡教授传略

李国衡（1924～2005 年）教授是我国著名的中医骨伤科专家，于 1924 年 7 月 16 日出生在江苏扬州邗江方巷乡一个农民家庭。因自幼天资聪慧，被父亲送去私塾读书，14 岁抵沪学医，师从上海伤科名家魏指薪。在魏指薪的悉心教导下，李国衡刻苦耐劳、勤奋好学，又不断地实践和总结，传薪续绪又重阐扬，师宗魏学而不拘泥，继承并发展了魏氏伤科这个中医骨伤科的重要流派。

### 一、求学之路

1938 年，14 岁的李国衡经亲戚介绍，来到上海学医，师从上海伤科名家魏氏伤科魏指薪。中医伤科的学徒与其他科别不同，既要能文又要善武，还要学会中药炮制，以及将生药做成成药。学非探其花，要自拨其根。在 5 年时间里，李国衡严于律己，学文习武，并且学习中药炮制、研粉、制丸，以及做膏药等中医技术。更难能可贵的是，李国衡勤奋努力，每天早上 5 点起床，跟随魏指薪到公园习拳练武，锻炼少林拳基本功，寒暑不易，风雨无阻。因为中医需要良好的中文基础，所以上过九年私塾的李国衡仍然坚持每天晚上到邻居处继续进修中文。他严格的自律和勤奋为他的中医学识打下坚实的基础。同时，其始终如一的刻苦努力，深深地打动了魏指薪，这也正为这对致力于发扬魏氏伤科疗法的师徒的深厚情谊埋下了一生的伏笔。

魏指薪性情温和，但是治学严谨。他的两个亲戚跟他学医，却无法达到他的要求，终被魏指薪毫不留情面地打发走了。而对聪明好学、刻苦努力的李国衡，魏指薪非常赏识，认为其必定前途不可限量。第一年之后，李国衡就正式拜师，五年后满师，又以优异的成绩顺利通过当时卫生部门对中医开业许可证的考核。

但是李国衡并未就此离开魏指薪，所谓知恩必图报，是李国衡做人的准则。为了感激老师栽培的一番苦心，他继续留在位于法租界吕班路（现为重庆南路）的魏老诊所，协助魏老诊治病患，每日伤患多达400余人，其中200人是诊所免费救治的。李国衡尊师如父，魏指薪也视其为子。随着时间的推移，李国衡与魏家的关系日益密切，魏指薪也认准李国衡能传承自己的医术衣钵，在魏指薪的三女儿魏淑云19岁之际，李国衡与魏淑云成婚。李国衡和魏指薪先生也由师徒关系转为翁婿关系，李国衡不仅成了魏指薪的贤婿，更成为魏指薪的一个得力助手。以后，有人问起这段往事，李国衡就说："饮水要思源，做人不能忘本。我在事业上之所以能有今天的成就，离不开恩师的引导。"同时，贤良淑德的妻子也在背后默默地支持帮助李国衡，这桩美满的婚姻对李国衡继承和发展魏氏伤科这个中医骨伤科的重要流派有重大意义。

## 二、初露锋芒

1955年，新中国成立不久，31岁的李国衡跟岳父魏指薪为响应党和人民政府的号召，关闭了私人诊所，来到上海第二医学院附属仁济医院工作。后转至上海市伤科研究所及瑞金医院工作，致力于科研、教学和医疗，并将中医和西医结合起来，推动了中西医结合工作的开展，也从此进入了更广阔的天地。

悬壶济世，是为医最高的境界，也是兼具医品与德品的李国衡教授的毕生真实写照。

1958年，李国衡在上海第二医学院附属仁济医院担任伤科主治医师。一天，一家工厂送来一位急诊患者，其腰部被从楼上掉下的一包几百斤的棉纱压伤，造成髋关节前脱位。患者、家属以及同事都焦急地望着他，西医问他是否需要医疗配合，他沉着地说："不用麻醉，也不要什么药物，只要一块门板！"患者被送至一间大治疗室后，被安置在门板上，李国衡在无麻醉情况下，用魏氏手法对患者进行了一次性复位。在两名助手协助下，他采用长短杠杆组合力，对患者的受伤部位先"提"，后"摆"，再"屈"，继之"收"，大约只用了短短几分钟，就完成了一次成功复位。此后未上石膏，只用沙袋固定患肢。过了2周，患者就能够下地行走了。这次魏氏伤科无麻醉闭合手法复位治疗轰动了全院上下，初露锋芒的李国衡也引起了上海市卫生局的关注。根据局领导意见，上海市伤科研究所成立了由李国衡等负责的整复关节脱位研究小组。市卫生局向全市各医院发出通知：凡是损伤性关节脱位的患者均送该研究小组治疗。之后，李国衡等又收治了 7 位髋关节脱位患者，全都一次性复位成功。经 1 年以上随访，没有发现一例股骨头无菌性坏死现象。李国衡的治疗手法打破了以往需麻醉下复位并作 3 个月石膏固定的治疗常规。当时的上海第二医学院将李国衡的手法复位全过程拍成科教电影，将这一独特技艺加以推广应用。

## 三、医者仁心

"为患者解除伤痛是我的天职，多治愈一位患者就为自己增加了一份快乐！"总是心系医患的李国衡把自己的身份当作一种责任。当时，伤科患者中工人、农民比较多，李国衡到过上钢一厂、上钢二厂、上海造船厂、上海机床厂等大工厂，下过农村，为广大工人农民服务，精湛的医术受到广泛的信任和好评，医治了无数病患。

行医五十载，他医治了无数患者。在不计其数的患者中，除了无数工人农民，也包括不少知名人士。担任上海市华东医院会诊医生的李国衡，长期为领导干部、知名人士等坐诊，多名党和国家领导人都曾经受惠于他的高超医术。1976 年，国家名誉主席宋庆龄请李国衡为她治疗膝关节肥大性关节炎，经过李国衡的手法治疗、内服外敷用药，本来由人搀扶还无法行走的她，3 个月后居然能自己下地行走了。宋庆龄对李国衡的高超医术称赞不已。

"上医医未病之病"。著名文学家巴金发生骨折时也请李国衡为他诊治。李国衡发现他肌张力过高，提出应请精神科来会诊，结果发现为帕金森综合征，由此得到及时诊治。1977 年全国妇联主席康克清在上海陪同非洲国家领导人几内亚比绍总统夫人南下参观访问时，不慎摔跤造成左手桡骨远端骨折。经李国衡教授诊断为科雷氏骨折，为了不影响康克清的外事计划，他当天用中医夹板固定，并做了手法复位，同时配合中药内服，活血化瘀消肿止痛。为了保证其能够顺利康复，李教授随行进行全程治疗，动静结合，帮助康克清疗伤恢复。康克清不禁惊叹于李国衡手法的神奇功力和立竿见影的效果。

此外，他还为徐向前元帅、罗瑞卿大将等部队领导多次进行会诊。文艺界、体育界人士，如京剧演员李玉茹，体育运动员汪嘉伟、朱建华、姚明等，都曾经是他的患者。无论是社会名人，还是普通老百姓，生命本无贵贱之分，李国衡全部毫无保留地施以高超的医术为患者施治，履行着他的"天职"，也获得治病救人的快乐。所谓"医者仁心"也！

## 四、不断探索

　　行医数载，丰富的经验和深厚的功底造就李国衡成为魏氏中医骨伤科大家。他博学多才，不仅擅长骨折、脱位的整复复位，而且对内伤杂病、腰椎间盘突出、软组织损伤、外伤性关节血肿等多种疑难杂症，都掌握了一套系统而且有效的治疗方法。但是，对他自身而言，在医学领域的探索和学习是永不止步的。

　　毫无疑问，李国衡对中西医的融合与应用有深刻的认识。可以说，相当程度上，融合的医术范畴是由医者的心思意念所规范的。可喜的是，我们的医学技术能够不断发展，得益于我们身边的仁医们，李国衡教授就是其一。

## 五、硕果累累

　　1959 年，李国衡在繁忙的医疗工作之余，整理总结自己的医疗经验，撰写了 23 万余字的专著《伤科常见疾病治疗法》一书，该书由魏指薪医生亲自审定，以深入浅出、通俗易懂的语言阐述了伤科治疗技术，深受广大读者欢迎，由上海科学技术出版社 3 次再版，仍然供不应求。1984 年由香港医林书局向海外发行，并将此书更名为《跌打损伤疗法》，并远销东南亚海外各地。书中收录了独特疗效的治伤方法和秘方验方，是一本有相当价值的专业参考书。1982 年，李国衡对业师魏指薪的治伤方法进行研究总结，系统整理编写了《魏指薪治伤手法与导引》，书中充实了魏氏中医骨伤科学的内容，不仅总结了魏老的中医治疗骨伤技术，还发展了魏氏骨伤科流派的特色，开拓创新，并加入自己的经验，为后辈学习和研究留下了珍贵的资料。

　　为了科学地揭示、阐明魏氏伤科手法的作用机制，李国衡带领他的研究生进行了一系列临床和实验研究。20 世纪 80 年代，他指导研究生进行手法治疗损伤后关节周围血肿的机制研究。如针对"肘后血肿"手法治疗，采用同位素示踪观察，阐述了魏氏伤科血肿治疗手法的科学机制。在治疗伤科疾病过程中，他以整体观为主要思路，并根据魏氏伤科学术经验，以早期活血化瘀、中期和血生新、后期固本培元等治疗原则，创新了内服方剂"益气通脉汤"、"和血壮筋汤"；外用药物在原有魏氏伤科膏药、软膏、洗方、外用药水等基础上改革剂型，创立了临床有效、用量较大的"蒸敷方"和"外用热敷床"等。

　　李国衡对魏氏伤科学术思想上的贡献，其一在于其强调治伤应善于调理气血，固摄脾胃。理气贵在和气，其言"损伤之证，和气至关重要"；并对损伤血瘀予以深入论述，他将瘀血之"留血"、"瘀血"、"结血"归纳为损伤瘀血的三个不同阶段。"留血"

乃新鲜血肿，可行一次手法消散并辅以中药消导；"瘀血"乃陈旧性血肿，需要内外用药，手法治之；"结血"为宿伤瘀滞粘连，可多次手法，配合中药化瘀散结。其固摄脾胃则表现在他治伤的全过程中，损伤初期应活血化瘀，健脾理气；损伤中期和营生新，补益脾胃；损伤后期，补益肝肾，同时更需配合和胃调中。其二，李国衡对魏氏治伤学术贡献在于其治伤手法提出辩证施"法"，即强调手法应常法与变法结合，具体手法操作应"点、面、线"结合。他总结的魏氏手法真谛应为辩证施法、准确深透、轻重得宜、刚柔并济。

在繁忙的临床工作中，李国衡还发表了 60 多篇论文。李国衡教授还长期担任参与中央首长和省市领导的保健工作，1996 年 12 月因其在为党和国家领导人的治疗保健工作中做出的优异成绩，获得了中央保健委员会嘉奖。

李国衡的中医理论研究，综合了他多年的临床实践经验。著述颇丰，在全国中医骨伤科中颇具影响。对于自己的成就，他非常谦虚地说："我的学术经验主要是从魏氏伤科传统继承发展而来。魏氏伤科声誉甚高，是因为魏氏临证从诊断到治疗、到功能锻炼都有系统而疗效非同一般的方法。"从李国衡教授身上我们看到真正的谦恭是谦逊而慎独、自信而坦荡、厚重而朴实。

## 六、医技传承

难能可贵的是，李国衡将其丰富的临床经验运用科研、教学任务上，毫无保留的用自己的医术倾囊相助。他带教了十多位学生（包括硕士研究生），为祖国培养了多位科研、医疗骨干。李国衡教授循循善诱地向他的学生传授魏氏伤科的手法与药物专长，并且还把自己当作患者，体验他的学生施行的手法操作。虽然当时他们是一对一的教学，但他每次都是认认真真地做好每一次备课。李教授的第一个研究生符诗聪就曾回忆"老师门诊诊治病人无论身份高低，都望、闻、问、切，耐心解释，开方的时候还不时鼓励患者，让他们树立战胜疾病的信心，对工作老师更是谨慎有加，兢兢业业。当我完成硕士论文的初稿时，老师字斟句酌，逐字逐句地帮我修改。而对论文的不足之处，老师总是以'如果这样，我认为会更好一些'这样谦和的语气提出看法，使学生茅塞顿开。老师在我眼中就像慈父一般"。李国衡教授不仅教学生业务，更教会了学生应该怎样做人，怎样做一名合格的医生。他就是如此用他几十年兢兢业业做事的学者风范，良德懿行点化着他的学生并影响着周围的人。

李国衡在总结其自身几十年行医经验，他告诫骨伤后学，作为一名中医骨伤科医生要坚持中医特色，有以下几点要特别注意。

### 1. 手法不能丢

李国衡说："手法者，诚正骨之首务哉。"手法治疗对于骨折、脱位、软组织损伤甚至内伤都很重要，如果准确施行，不少症状于手法后即可获得一定程度的改善。手法作用在于正骨理筋，引血归经。要应用好手法需勤学苦练，又要善于琢磨和领悟手法要领。临症则应辨证施用手法。

### 2. 夹缚技能不能丢

手法施行后，再辅以药物和外固定，可加速损伤的修复。骨折及部分筋伤的治疗需要配合夹缚固定，中医夹缚固定物有夹板、沙袋等，现在应用仍行之有效。夹缚固定物材质上可更新，但其软硬配合、动静结合的夹缚理念、技能不能丢。

### 3. 内服外治、辨证施治不能丢

对伤科治疗内外并治的问题，李国衡认为临证应有所侧重，除有内伤和全身性症状者外，一般多以外治。如作为"纯阳"之体的小儿骨折，绝大多数应着重于外用药治疗，很少用内服药。内治用药固当辨证，同时中医骨伤科还应辨病、辩证相结合，需要指出的是骨伤外治用药也应在辩证指导下选择。

### 4. 导引功法不能丢

导引是中医骨伤科的重要防治手段，主要为躯体、四肢的主动活动，也可配合呼吸吐纳。其通过四肢及躯体运动可斡旋气机，宣摇百关，疏通凝滞而达内外通调，气运神和，可促进病损尽快恢复。魏氏导引分肢体导引和躯体导引，详尽而完整，可单部位及多部位导引配合，临床骨伤科医生不可忽视。

## 七、万古流芳

李国衡教授于 2005 年 9 月 16 日因病在上海逝世，享年 81 岁。系上海交通大学医学院附属瑞金医院终身教授，1991 年获得国务院特殊津贴。1995 年被定为上海市名中医。曾任上海第二医科大学教授，上海市伤骨科研究所副所长，上海交通大学医学院附属瑞金医院伤科主任、主任医师，中国医药学会第一届理事，中国中医药学会骨伤科学会副主任委员，中国中医药学会上海分会常务理事兼伤科学会主任委员。美国国际高等医学研究所特给他颁发名誉研究员称号，1990 年李国衡教授并被确定为全国首届继承老中医药专家学术经验指导老师。

李国衡教授医道出自名家传授，并在临床中善于取长补短，既擅长伤科手法，又精于辨证用药。在医疗中不论门诊或病房，均能做到细析病情，辨证施治，疗效确切，受到广大患者爱戴。在教学上培养了多名研究生、进修生、学生。其著述颇丰，使魏氏伤科学术推及全国及海外，不少方药为广大医疗机构所采用。李教授为魏氏伤科学术流派的继承与发展，做出了不懈的努力。

师以德为贵，德以善为先。李国衡教授一生真善为世，虚怀若谷之德，像涓涓流水一样，泽被后世。古人曰："上善若水，厚德载物。"李国衡教授待师长，尊师重道知恩图报；待妻子，相敬如宾伉俪情深；待同行，虚怀若谷求同存异；待医术，兢兢业业一丝不苟；待学生，孜孜不倦润物无声；待病患，几十年如一日，点点滴滴的行医济世：这些无不显现出其高尚的个人魅力和道德感召力。

承，承接也；传，传道矣。李国衡教授用自己的一生向我们诠释了传承的真谛，传承不仅仅是一种特定中医技艺的继承与发扬，更是一种传承过程中人文精神的感染与熏陶。而他亦给了我们留下了启迪，去指引我们追随先生的足迹，不断向前。

# 第二节　魏氏伤科主要传承人<br>李国衡教授成才之路

## 一、学医背景

李国衡教授出生于江苏扬州邗江方巷乡一个农民家庭，家中排行老六。因从小聪明懂事，深得父母及兄弟姐妹疼爱，七岁那年被父亲送进私塾读书，读的是《三字经》、《百家姓》、《千字文》、四书五经。在私塾学习期间，李国衡学习成绩优异，老师们都很喜欢他。李国衡父亲有一个同乡好友叫陈永发，一直在上海发展，见李国衡聪明好学，很喜欢他，经常勉励让他好好学习，将来有机会带他去上海学习。1937 年抗日战争全面爆发，中国政治动荡，战乱四起，社会不安宁。1938 年，李国衡父亲委托陈永发带李国衡到上海来寻找出路，后经陈永发介绍来到上海魏指薪诊所学医，师从上海伤科名家之一魏氏伤科魏指薪。

## 二、基础入手，经典为本

李国衡拜师后，魏指薪就指定学习中医入门读本，先学《药性赋》、《医学三字经》、《汤头歌诀》等，从这些中医入门读本中了解中医的发展及中医的一些基本概念和知识。魏指薪形象比喻学医就像盖房子，先要打好基础，否则房子就要垮掉。《医学三字经》用浅显的语言介绍医学源流、常见病诊治，简明扼要，通俗易懂；《汤头歌诀》以歌诀形式介绍中医常用方剂，便于初学者诵读记忆。这些重要医学入门书，老师都要求能熟读背诵，不知不觉中对中医的基础理论及方剂有了初步的感悟。当时为了更好地学习中医知识，魏指薪还特地聘请国文老师到家辅导自己的孩子和学生补习国文。在老师的鞭策指导下，从读医学入门书籍入手，李国衡如海绵吸水，一点一滴勤奋学习，常常在白天跟随老师抄方、做药，晚上自己在灯下捧卷研读，直至深夜。

具备了初步的医学知识后，老师进一步指导和要求他学习中医经典著作。主要学习四大经典（《内经》《伤寒论》《金匮要略》《温病条辨》）。魏指薪当时指出，阅读《内经》以了解中医基础理论；学习《伤寒论》《金匮要略》了解中医理论指导下的辨证施治、处方用药；通读《温病条辨》了解温病三焦辨证和治法。学习的方法先是通读，然后对重点条段熟读背诵。同时参考跟师愉证病例，了解书中记载的病理内容。中医古籍经典，文字古奥、医理精深，读书初期绝难透彻理解，只能先以读、背为主。李国衡指出学习中医经典，通过通读、熟读，进而对一些条文背诵，不在于对一病一方的掌握，而在于对学习者在脑海中树立中医辨证论治印象，懂得临证辨证论治的基本方法，逐渐培养辨证论治的运用能力。读有专向，重点突出，中医书籍种类繁多，经典著作如《内经》《伤寒论》《金匮要略》《温病条辨》之外，又有各家学说。诸家著作许多都是对中医经典著作进行了进一步的诠释补充，同时又结合自身专业丰富发展了中医理论体系。所以历代名家就读书而言都注重熟读经典基础上又泛读诸家、精读专著。李国衡主张在学习中医经典基础上，应根据各自学术专攻及学科专业重点学习本专业的专科著作。

对伤科古籍，李国衡特别推崇唐代《仙授理伤续断秘方》、明代《正体类要》、清代《伤科补要》和《伤科汇纂》。对《仙授理伤续断秘方》，李国衡认为其特别提到了伤科检查手法如"凡左右损处，只相度骨缝，仔细捻捺，忖度便见大概"，同时本书又对伤损骨出（骨折）者提出"拔伸捺正"、"敷贴"、"夹缚"，涵盖了西医学治疗骨折复位固定等的基本概念。书中记载的"大成汤""专治伤重瘀血不散，腹肚膨胀，大小便不通"，迄今用于胸腰椎压缩性骨折后腹胀腑气不通仍有桴鼓相应之效。学习《正体类要》，李国衡提到书中记载"复元通气散"以茴香、青陈皮、白芷、贝母行气止痛，配合山甲、漏芦以活络通瘀，甘草味甘缓急而和诸药，实为治疗跌仆闪错、气滞血凝作痛之良剂。总结《伤科补要》强壮筋骨方，如壮筋养血汤、生血补髓汤、补肾壮筋汤、杜仲汤，归纳四方主要应用生地、当归、川芎、白芍、红花养血和血，并合以杜仲、川断、牛膝壮筋健骨。李国衡还根据《仙授理伤续断秘方》《正体类要》《医宗金鉴·正骨心法要旨》《伤科补要》中有关接骨方药进行整理、归纳，总结古人在接骨方药上以自然铜、乳香、没药、血竭、木鳖子等为主。提出其中自然铜为接骨要药，乳香、没药、血竭化瘀活血，木鳖子消结肿、止疼痛作用明显。所以从上看出，李国衡读书注重专业书籍的深入学习领悟，方能在学术上由此及彼，有所造诣。李国衡曾指出中医书籍宛如烟海博大精深，读书学习要基础入手，经典为本；读有专向，重点突出；学以致用，服务临床。

### 三、习武助医，更进新境

自古常说，武医不分家。中华武术与中医学同根于中华传统文化，有着共同的哲学方法论基础。道家思想、阴阳五行共为中华武术和中医学的立身之本。

宋明理学的代表人物朱熹在《周易本义》中述："立天之道，曰阴与阳；立地之道，曰柔与刚；立人之道，曰仁与义"，并阐释周易"是故易有太极，是生两仪，两仪生四象，四象生八卦"，八卦应万物。象形会意，虽有太极拳、形意拳、八卦掌、八极拳等拳术形势名称之异，而理则一。拳道即天道，天道即人道。《周易》称"一阴一阳之谓道"。中医由阴阳统辖寒热、虚实、表里，武术由阴阳派生刚柔、动静、虚实。"道是一切现象背后活动的大原理，是使各种形式的生命兴起的、抽象的大原理。……它是物的原始，同时也是一切生命所显示的形式最后还原的原理"（林语堂）。

清代陈鑫著《陈氏太极拳图说·太极拳经谱》载："拳虽武艺，得其正道，中庸之首，不偏不倚，无过无不及，无往不宜。"习武德为先，时人常以"侠"称武术大师，《史记·太史公自序》论侠："救人于厄，振人不赡，仁者有乎！不既信，不倍言，义者有取焉。""侠"是一种宅心仁厚的利他主义。大医精诚，医者以"悬壶济世"立宗，与"侠"同源同义，都是为他人谋福祉。古之文人学者趋势，范仲淹"不为良相，即为良医"，孟子"富贵不能淫，贫贱不能移，威武不能屈"是许多武家、医家立身授业的共同理念。持此以守，小则修身齐家，大可治国平天下。

少林武功作为汉族传统武术的象征，对中医学的形成和发展产生了一定的影响，尤其对传统中医伤科学的形成和发展产生了重要的影响。魏家除了祖传医学之外，还传习少林武术。魏指薪根据武功、内功的基础编纂了一套伤科手法基本功，使他的手法临床运用更加游刃有余、得心应手。正是由于魏指薪认识到习武对于一个骨伤科医生的重要性，在正式接收李国衡为学徒后，魏老要求李国衡除了读书之外还要习武。在五年时间里，李国衡严于律己，学文习武，勤奋努力，每天早上五点起床，跟随魏老到公园习拳练武，锻炼少林拳基本功，寒暑不易，风雨无阻。当时练习的项目主要是踢腿、左右拉弓、旋风腿、单刀等。一般练习完拳脚功夫之后，魏指薪会检查情况并现场给予打分，提出意见。长年累月的练功使李国衡的伤科医术具备了更加扎实的根底，也使他的伤科医术产生了新的飞跃。

## 四、勤思心悟，善于总结

李国衡常言道，读书有"三到"之说，即口到、眼到、心到。口到是指朗诵，眼到是指阅看，心到是指领会和思考。口到加上手到，即要求勤记笔记。这四到，概括了读书的基本方法。李国衡童年时期，父亲便送他到当地读私塾，经过八年的学习，他已经对古代经典书籍颇为熟悉。1938 年拜师魏指薪老中医之后，魏老仍按照当时中医学徒一样，让他从经典著作如《内经》《伤寒论》《金匮要略》《温病条辨》开始读起，做到能熟练背诵。后来，根据李国衡教授口述的自身经验，年轻时要读熟几本书做底子，可以终身受益，同时也可以为进一步学习打下基础。

李国衡教授酷爱读书的习惯，即在那时养成，其所读之书，以明清著作为多。从前读书，强调背诵，对初学者来说，的确是一个值得重视的好方法。清代章学诚说："学问之始，非能记诵。博涉既深，将超记诵。故记诵者，学问之舟车也。"（《文史交通》）涉山济海，少不了舟车，做学问也是如此。只要不是停留在背诵阶段，而是作为以后发展的基础和出发点，那么，这样的背诵便不得以"读死书"消之。

书读了，还要精思，把读的东西消化吸收，领会其精神实质同时要善于思考，养成一定的鉴别能力，既不要轻于疑古，也不要一味迷信古人，这就是心到。

所谓手到，就是要记笔记。笔记可分为两种：一种是原文精粹的地方节录下来，作为诵读学习的材料；一种是读书心得，这是已经经过消化吸收，比起前一种笔记来，是又进了一步。在学习过程中，这两种笔记都很重要，前一种是收集资料的工作，后一种是总结心得的工作。待到一定时候，笔记积累多了，便可分类归纳，这便是文章的初稿了。

## 五、勤于实践，学以致用

从前有人说，学习中医要有"十年读书，十年临证"的功夫，读书是掌握理论知识，临证是运用理论与实践。正式拜师魏指薪之后，李国衡夜晚苦读医书，白天则跟随老师门诊抄方。1952 年，"魏指薪医生"诊所内同时挂出"李国衡医生"牌额，实际形成翁婿合诊，1955 年，魏指薪诊所关闭，其先至卢湾区第三联合诊所，后至广慈医院；1956 年，李国衡设独立诊所于鸿安坊四号，每周有半天至仁济医院工作。

李国衡教授行医 60 余年，在行医方面有着自己的行医准则（即不计报酬，贫富一视同仁；明确诊断，选优有效方药；细析病情，说明病程前后；态度和蔼，关心患者痛苦）。记得那是一个初夏的午后，已是一点多钟，已经 80 多岁的李国衡医生刚看完门诊，正准备去吃午饭，在大厅门口遇见了一位行走一瘸一拐，表情痛苦的年轻工勤人员，他看到李老先生，面带怯意，欲言又止。李老先生放缓脚步上前询问，才得知此人是脚部扭伤，正急于挂号求医，看到名医李老想问，又不敢，正在纠结中。李国衡医生知道后二话不讲，便让此人坐在旁边的凳子上，随即单膝跪地双手托起患者足踝开始细致认真地诊治了。后来，有人偶然间跟李老提起这件事情以及当时被触动的情景，觉得李老很是崇高伟大，而李老却淡淡说："我是医生，理所当然，医生见病就要治，跪下只是为了看清脚部的伤情，更好地作出判断，再正常不过了，我们一直都是这样做的。"

## 六、破除门户，拓宽思路

中医故去有所谓的经方派、时方派以及所谓温补派、寒凉派、补阴派、攻下派等的门户之见。百家争鸣是好事，但囿于门户成见，往往束缚了自己的思路必须克服。新中国成立之前，上海地区有八大伤科，每一家伤科都有自己独特的治疗特色。

在李国衡看来，医术并无门派之分，医治患者并达到最佳疗效才是他所不断追求的。他也将同行们的考验、竞争当作自己学习和进步的动力。他重视中医基础理论，特别是脏腑经络学说对于伤科临证的重要性和指导意义，并善于在用药及手法治疗中的应用。其应用魏氏手法，首重摸诊，摸、望、比相结合，强调与传统四诊望、闻、问、切相参合。摸，就是"轻摸皮，重摸骨，不轻不重摸肌筋"。通过摸诊，判断损伤的类别（伤在骨节还是肌筋）；摸清损伤的部位、范围、程度、主次痛点；查明关节与骨骼是否有畸形及功能受限制方向和程度等。其强调摸诊，应先后有序、轻重有节，详细检查后，方予采用合适的治疗手法。同时，他又从西医学借鉴了有关理论和临床手段、诊疗技术。他汲取了解剖学知识，不但用 X 线摄片作为检查诊断辅助手段，同时还采用 CT 扫描和磁共振成像等检查手段。为了减缓患者痛苦，他一方面继续应用魏氏伤科手法；另一方面学习运用西医学有关临床手段进行结合治疗，引入了麻醉下手法推拿等。在手法治疗上，他抓住主痛点、次痛点方面辨证施"法"。他运用辩证法关于矛盾转化的规律，认为痛与不痛是一对矛盾，当主痛点缓解时，次痛点或者原来不明显的痛点就会表现为主痛点。他抓住主痛点，兼顾次痛点，促使矛盾转化。在治疗过程中，他还采用解剖部位图示法，将不同的主痛点在解剖图上标示出来，以利于观察疗程进展、寻找病变规律。

## 七、注重科研勇于创新

在长期临床实践中，李国衡十分注重科研工作。新中国成立初期，他便积极与西医同道开展临床与科研，取长补短，各自发挥自己的治疗优势。1959 年，他总结了腰椎间盘突出症中医伤科手法治疗并附 40 例临床疗效总结，发表在上海市伤科研究所编著的《伤科论文汇编》（第二辑），该文为国内中医治疗该病的最早报道之一。李国衡善于应用科研思维指导临床，善于抓住中西医相通之处，力求理论与实践的创新。他参与的《祖国医学治疗软组织损伤理论探索》课题 1981 年获卫生部奖励；他负责完成的《魏氏伤科手法的临床应用》1981 年获上海市卫生局中医、中西医结合科研成果二等奖；而其与学生共同完成的《魏氏伤科手法治疗肘后血肿的疗效与机理研究》则在 1990 年获国家中医药管理局中医药技术进步三等奖。

# 第三节　魏氏伤科主要传承人李国衡教授<br>临证思维及治伤经验

中医的特长在于其临床疗效，中医的理论归根到底也是为了指导临床治疗。所以学好中医经典理论，打好中医基础，关键还要在临证时能取得良好的治疗效果。历代中医名家无不重视临床，李国衡指出其实中医临证并无什么秘诀，重要的是体现中医固用的诊治方法——辨证施治这一精华，同时能结合自身专业特点。李国衡特别强调临证需立足中医，胆大心小；其次要详细审证，首重诊察；第三辨证辨病，调气理血；第四发扬特色，注重疗效。

## 一、中医为根，宗中不忘根本

中医药学是我国优秀文化的重要组成部分，治疗疾病根据客观实际，因时、因地、因人而辨证施治的治疗思想有别于西医学。它来源于中华民族生产生活实践的直接经验，同时也在中华民族繁衍昌盛的过程中受到临床实践的严格检验，并在此过程中得到不断的巩固和发展。所以，理解中医、内心具备对中医治疗体系客观有效性的信念是临证首要必备的素质。即使在现代科学及西医学高度发展的今天，中医学也与西医学一样不断发展，尤其在当代，要体现中医发展，除保留以中国传统文化为依托的传统中医部分外，还应以现代科学技术手段根据中医药学内部规律客观地研究、发扬中医药学。除此之外，临证要善于以中医的思维、理论观点、诊治程式来体现中医特色。如果临证不以中医的诊治手段，不进行中医的辨证施治，不用中医药及相关的传统中医疗法应诊，怎能体现中医特色呢？同时临证又要如孙思邈所述"胆欲大而心欲小"，这就是说临证需"胆大"，要有扎实的中医根底，自己"肚子"里要有"货"，临证方可自信而有气质；"心小"则是临证又要如履薄冰、如行峭壁，小心谨慎，仔细审因施治，不能有半点马虎。所以有坚定的中医信心，同时具备深厚的中医知识底蕴，临证又能仔细谨慎诊治，这才是一个合格中医人的基本。

## 二、诊病首重诊察，四诊合参

察伤详细，尤重望、比、摸法。中医传统诊察方法以"望、闻、问、切"为主，并主张"四诊合参"，综合四诊所得，了解病情、病位及疾病的发展阶段和预后，得以正确处方遣药。中医四诊诊察为中医的精华，历代医家都十分重视。李国衡秉承魏氏伤科辨证诊察特长，强调临证要详细审证，首重诊察。具体则为以中医四诊为根据，结合中医骨伤科自身特点，四诊兼参，尤重"望、比、摸"。

望，观察也，古称"望而知之者，谓之神"。望诊以中医骨伤科损伤病症为例，如外伤多为局部受损，但通过观察患者的步态、坐姿、肢体活动等判断伤情、伤位，并通过望诊，观察异常表现来了解全身其他部位可能的兼杂损伤。故望诊临证不可忽视。比，对比、比较。有比较才有鉴别。李国衡认为中医骨伤科临证中，"比"主要是患侧肢体与健侧肢体，以及患处与健侧的对比。"比"包括对比肢体的长短、外形（包括肌肉丰满程度）、关节活动范围，通过对比健侧了解患侧的伤情。故临证诊察，"比"不可不明。摸，捻捺触摸也，即"以手摸之，自悉其情"。对"摸"诊的要求，李国衡沿用魏氏伤科"轻摸皮、重摸骨、不轻不重摸肌筋"法则，即要求检查触摸手法要先后有序、轻重有节，触摸由浅入深，范围包括皮肉、肌筋、骨骼部分，病变组织及其周围均不得疏漏。通过摸诊判断损伤的类别（在骨节、在肌筋）；摸清损伤的部位、范围、程度、主次痛点；查明关节与骨骼有否畸形及功能限制的方向和程度。摸诊手法有指捏、手揿、上下捋、旋转等。

摸法为上述三法中的核心。临证遇有胸胁外伤疼痛的患者，李国衡总要求患者端坐，用一手扶持健侧胸廓，一手示指或拇指指腹沿患侧疼痛肋骨及肋间由后向前仔细按捺，或以双手捧挤胸廓检查，以判断肋骨受损或胸膜损伤程度，而不单纯依靠 X 线片做出诊断。李国衡曾反复强调："伤科诊断不能单凭 X 线片检查，而应该重视传统四诊方法。望与摸的同时，要重视患侧与健侧的对比。"诊脉，可了解患者正邪虚实，对辨证用药是重要的。摸和听关节活动，辨别不同性质响声，对了解骨节损伤属于何种病变是重要的。因此，作为一名合格的中医，临证应重视审证诊察，四诊合参，而作为中医骨伤科医生尤应重视望、比、摸。

### 三、辨伤当明气血、脏腑、部位；治伤重视气血，调摄脾胃

李国衡辨伤、治伤理念首先是建立在其治伤整体观上的。魏氏伤科将伤损分为硬伤、软伤、内伤、外伤、杂症。硬伤指骨折、脱位、骨缝参差（骨错缝）；软伤指筋、肉、皮脉损伤；内伤指气血、脏腑、奇恒之腑损伤，如内伤有头部、胸胁、脘腹损伤等；外伤则为皮肉破绽、水火烫伤等。杂症相互之间有密切联系，机体损伤内外互应，故在临床辨证施治上需有整体观念。局部症状为主者，以外治为主；全身症状明显者，以内治为主；局部症状与全身症状并重者，则应内外兼治。

在上述治伤整体观指导下，李国衡在临床治疗中，善于运用中医气血脏腑理论指导治疗实践。他结合中医骨伤科专业特点，临证注重气血脏腑辨证及损伤部位辨证，治伤重视调理气血，同时又注意顾摄脾胃之气。

《正体类要·序》称："肢体损于外，则气血伤于内，营卫有所不贯，脏腑由之不和。"临床跌仆坠堕，肢体外伤后气血必乱，筋骨皮肉脉损伤同时内动脏腑。故外伤反映于内，内伤亦可反映于外。在损伤辨证上，李国衡首要辨明气血情况。跌扑闪挫，由外及内，当气血俱伤病也。损伤多见气滞、血瘀、作肿作痛。李国衡称为"跌打损伤，惊而气乱，气机不畅，血瘀阻络，症见气滞血阻疼痛"。损伤之症，伤气早期多气滞、气逆，伤重者则有气闭、气脱；损伤后期则多见气虚。针对气伤，李国衡指出"损伤之证，和气至关重要"。损伤伤血，李国衡则归纳其分为出血，如体外出血、体内出血；瘀血，如损伤后离经之血停留或蓄积皮肉之内与脏腑之间；及伤后血虚、血脱，如严重创伤出血过多或伤久不愈，脏腑虚损而致血虚，或失血重症而致血脱。针对临床多见瘀血病理改变，《诸病源候论》曾将之称为"留血"、"瘀血"、"结血"，李国衡则指出这应为瘀血的三个不同病理改变阶段。他认为"留血"为新鲜血肿；"瘀血"属陈旧血肿；"结血"则为宿伤瘀滞粘连。这对临床用药及手法治疗具有重要的指导意义。针对损伤后气血病理状况，李国衡辨证施治疼痛严重者理气为先；肿胀严重者应活血消肿为主。处方用药行气多用木香、陈皮、金铃子、青皮、川朴花、佛手之类；活血多以赤芍、紫草茸、鲜生地、归尾、丹参、路路通、川芎、苏方木、泽兰叶之品。

跌扑损伤，体表损伤会反映于内。李国衡秉承魏氏伤科辨伤全身辨证，除辨气血外，尚需辨脏腑。肝藏血，血荣筋，坠堕骨折等损伤，恶血留内，败血归肝；肾藏精，生髓，髓充骨，肾受五脏六腑之精气而充养于骨，损伤之证，骨节受损必内动于肾。慢性劳损，尤见于中年以上肾精亏损或肝肾两虚，筋骨衰退而致骨节退变。故李国衡认为辨脏腑应首辨肝肾。脾主四肢，司运化，损伤则肌肤皮肉首当其冲，甚则皮开肉

绽，气血外溢，瘀阻经络，气血运行不畅，脾胃运化失调，同时伤后多见心烦思乱，思伤及脾，故脾胃状况不可不辨。同时针对肺为气海、主一身之气及心主血、主神明，李国衡也注意损伤所致气机不畅、心神不安的辨证。

伤科辨证，魏氏伤科同时注重辨部位。主要辨损伤部位在上、在中、在下，以指导临床选方用药。伤科古籍记载损伤尤其坠堕受伤以三焦部位辨证。李国衡临床辨伤亦重视辨部位。头部外伤，则多脑髓震伤；胸膺、肋胁受伤，则易于肝肺受损；脘腹外伤多内伤于脾胃；腰部挫伤则常内损于肾；外阴睾丸等受伤常累及膀胱。伤位、脏腑受损明了，处方用药方有可依。

在治疗用药上，李国衡治伤强调调气理血，同时重视调摄脾胃。谨守病机，从常达变，为其独到之处。魏指薪指出"胃气强则五脏俱盛"，故其治伤用药多以照顾脾胃之气强盛，以冀胃气强而溉五脏，五脏得养，损伤得以康复。以损伤而论，初期肌肤皮肉外伤，瘀滞阻络，气血失畅，往往脾胃受困失调；伤后疼痛又易思绪紊乱，耗神不振，多有纳谷不馨，腹胀便秘等症。故李国衡秉承魏氏治疗理念，临证活血化瘀、健脾理气多为常用之法，临床常以二陈、六君子汤用之，使脾土复运，胃气得和，气血运行复原。损伤中期和营生新，更注重补脾益胃，使筋骨得以充分濡养，处方选用归脾、参苓白术散之类。损伤后期，一般多以补益肝肾调治，李国衡认为此时更应配合和胃调中。一则脾胃之气得养，运化有常，水谷精气不断充养肾中精气，促进损伤恢复，同时加用和中醒脾药物可一定程度上克服滋肾药滋腻之性。临床多应用砂仁、米仁、佩兰、焦楂曲、谷麦芽等药味。

## 四、理伤推崇手法，正骨理筋；临证合以导引，相辅相成

魏氏伤科认为跌打损伤，人体组织必然发生不同程度的紊乱，知骨折移位、关节脱位、骨错缝、筋翻、筋出槽等改变，或内伤气滞血瘀等，均可手法正骨理筋、顺气活血，以达到骨正筋柔，气血以流，愈伤起废。

李国衡认为伤科手法应用其一是用于检查。魏氏伤科有言手法"能摸触其外，测知其内"。其检查手法主要以轻重不同手法了解患者体表肌肤以及肌筋、骨骼，目的是"知其体相，识其部位"，以利其后治疗手法及其他治疗措施应用。如前述"望、比、摸"三法的应用。手法应用之二则是用于治疗，包括"正骨"与"理筋"两方面。前者以拨乱反正、正骨入穴；后者则使肌筋归复常度，开气窍引血归经。李氏手法除魏氏骨折复位脱位上骱手法外，特别对魏氏伤科"骨错缝"、"筋出槽"手法进行临床总结归纳，形成其具有特色的治疗手法。对临床诸如背部肋椎关节错缝、腰椎小关节错缝、骶髂关节错缝等因跌扑闪挫、骨缝开错、气血郁结、为肿为痛者，巧施手法，使

骨合位正，伤痛自愈；对筋离原位，而致筋走、伤筋、筋扭、筋离的"筋出槽"，如肱二头肌腱长头腱滑脱等病者，同样妙用手法，捺归原处，使筋络宽舒，恢复常态。他总结魏氏伤科传统手法术式，特别是软组织损伤手法，归纳为单一动作之单式手法推、拿、按、摩、揉、点、挤、拉、摇、抖、扣、措、捻、搓 14 种；组合动作之复式手法叩击、叠挤、分臂、扩胸、提阳、对拉、提拉、和腰、转腰、双侧拉肩、压掌掏肩、压掌推背、双手抱肩、悬足压膝、直膝屈腰、屈膝分腿、挤压胯线、提腿点按揉 18 种，及内伤治疗手法按揉、抚摩、指擦、捧晃、抹捋、指压、掌摩、推抖 8 种手法，对魏氏伤科治疗软组织及内伤手法进行了集大成之总结，并针对上述不同术式在内涵和操作要求上做出了界定，对魏氏伤科手法总结具有极高的价值和临床实践指导意义。对具体的手法应用，他提出辨证施"法"，即强调常法与变法的结合。李国衡治疗腰椎间盘突出症常规手法采用俯卧位点揉背部、提拉腰部、点按揉居髎穴、点揉腰部、按抖腰部、叩推腰背及仰卧位悬足压膝的二位七步手法。但如髋外展受限，则加用"屈膝分腿法"和"挤压胯线法"，腰骶酸痛则加用"屈髋屈膝法"，腰部前屈活动受限则加用"直膝屈腰法"。同时依病情不同，尚有病在上取之下、病在下取之上，病在左取之右、病在右取之左的手法应用变化，以达到手法后机体上下、左右平衡。故手法运用常有出神入化之妙，有独到之处。

除上述手法，李国衡强调临证还应辅以导引。导引为魏氏伤科善用之肢体运动治疗及康复保健疗法。《素问》中有"导引按跷"记载，其作用为使血脉荣养于筋而得安。魏氏伤科导引特点为躯体运动与自身呼吸配合或两者分开各自运动。内容包括活动肢体、动摇筋骨、自身按摩、擎手引气等多种形式。李国衡的导引疗法，来自魏氏伤科传统导引疗法。他将魏氏伤科导引归纳为 45 种，涉及躯体、四肢关节，形成一套较为完整的骨伤导引体系。他认为导引作为患者主动功能康复手段，往往可以与药物、手法起到协调的治疗效果，临证应予以重视和掌握。

# 第四节　李国衡教授对魏氏伤科学术贡献

## 一、李国衡教授对魏氏伤科学术流派理论的贡献

损伤一症，是中医骨伤科最为基础、本质的疾病，对于损伤的认识，是古往今来骨伤科的理论和临床基石，诚如伤寒之于内科杂病的关系。李国衡教授对魏氏伤科气

血并重的理论进一步升华，并提出损伤三期调摄脾胃方法。

**1. 气血并重的理论进一步升华**

对于损伤的病机，从《内经》以来，虽然有各种不同的见解，但是基本的观点总不外气血两字。比较典型的观点是应该气血两伤，如《杂病源流犀烛》说："跌扑闪挫，猝然身受，气血俱伤病也。"《正体类要》提出："肢体损于外，气血伤于内。"也有人主张损伤专从血论，如《玉机微义》、《医学入门》就持此观点。魏氏伤科主张气血并重，认为治伤需注重调气理血。但是李国衡教授对于损伤的气血辨证论治进行了深入阐述。

首先对损伤血瘀症的认识进一步深化：主要因跌扑坠堕、血离经脉、离经之血停积而为瘀血，瘀血临床表现主要为肿痛。李国衡教授从《诸病源候论》瘀血分为"留血"、"瘀血"、"结血"分类出发，按瘀血病理发展进程，对古代前贤瘀血论进行了深入探讨，他提出所谓留血（多为新鲜血肿）：伤后1～3日，瘀血尚稀释；瘀血（多为陈旧血肿）：伤后3日以上，瘀血黏稠；结血又分为瘀血结块：伤后2周以上，瘀血凝固和瘀滞粘连：伤后1个月以上，瘀血与周围组织粘连成纤维。这样的分类结合了现代医学对于瘀血在不同时间内的病理变化，有利于治疗的选择。留血重在止血，减少新的出血发生，中药宜凉血止血，兼顾活血。根据留血所在部位不同，有的可以一次手法消散；瘀血重在活血化瘀，加快血肿消散。血得温则行，中药宜温化为主，可以配合较轻的数次理筋手法，或热敷等方法；结血则重在消瘀散结，减少粘连机化，改善肢体关节功能，除药物治疗外，可以用多次较重的活动关节类手法（挤压研磨、旋转屈伸）。基于瘀血停留的长久、所在脏腑、部位的不同以及伤者体质强弱、虚实和兼邪的不同，李国衡强调损伤性血瘀的内治用药应特别注意了解患者的虚实、寒热、气机运行、津液运行及瘀血留滞、脏腑损伤情况，这其中：

（1）**辨虚实**　其虚实是指患者体质有虚实，损伤的症状表现亦有虚实不同。虚者，活血化瘀宜和血、活血；和者、调和，用药宜和缓，并兼顾调和肝脾气血。和血多用当归、丹参；实者，活血化瘀宜活血、破血、破，本义为石头开裂，破血药物常用大黄、三棱、莪术、水蛭等品，这些药物活血化瘀的能力更强，因而也更容易伤正气，所以一般适用于体质健壮的患者。

（2）**辨寒热**　李国衡教授认为损伤一症，不仅有虚实，也有寒热之分。损伤中常见的热证表现有局部温度升高和自觉发热两种情况，其病机一是血瘀发热，二是阴虚发热，两者一虚一实。血瘀发热者，多见于损伤初期，瘀血内停，郁而化热。和现代创伤性发热类似。治疗需要凉血活血（常用药赤芍、地鳖虫、丹皮等）。阴虚发热，则多见于损伤后期，瘀久耗伤阴液；阴虚阳胜而发热，张秉成在释《仙方活命饮》时说：

"肿坚之处，必有伏阳，痰血交凝，定多蕴毒，"这和局部的慢性炎症类似，治疗需要滋阴清热，配合一定的活血药，常用知柏地黄丸加减。至于寒证，表现为局部温度降低和畏寒，也有两种情况，一是兼夹风寒湿邪，局部腠理闭塞，卫气不达所致，治疗应该祛风散寒、温经通络，常用桂枝、附片、草乌、川乌、细辛、苍术等，或魏氏伤科验方黑虎丹；二是气血亏虚，不能温煦肌体所致，治疗应该补散伤气，扶正气为主，常用黄芪、党参、当归等，亦可以用十全大补汤或者魏氏伤科的扶气丹加减。

（3）辨气血　魏氏伤科理伤主张气血并重，因为气血相依、气机畅达则血脉流通，气机阻塞则血行凝滞。同样，血瘀则气运失常，故活血化瘀应注重理气，理者调理、疏理也，李国衡教授认为活血化瘀配合理气，后者有行气和破气之不同。患者表现虚证为主，宜在活血化瘀的同时配合行气，可用陈皮、绿萼梅、佛手、八月扎、香附等。如以实证为主，则宜破气，可用青皮、枳实等。

（4）辨湿阻　《金匮要略》云："血不利则为水"，血瘀不畅，络道阻塞，津液运行不畅，聚而成湿成痰，同时水湿内蕴，阻滞经络，也易血脉涩滞而为血瘀，《灵枢·决气》篇曰："谷入气满，淖泽注于骨，骨属曲伸；泻泽，补益脑髓，皮肤润泽"，骨与关节功能正常还需依靠全身水气津液输布正常，骨血瘀情况下可并见湿阻痰凝。故治疗损伤在活血化瘀的同时应注重健脾化湿、行津液，李国衡依苔、脉、胸腹胀闷、大便溏薄与否，加用白术、茯苓、白扁豆、米仁、焦楂曲、谷麦芽、鸡内金等。

（5）辨脏腑　损伤后脏腑功能的失调，一般是属于损伤内证，对此李国衡教授强调要辩脏腑，根据血瘀留滞脏腑不同辨证施治。如瘀血留肝，主要表现为胁下作痛，可用柴胡、郁金、八月札等，如出现脑髓震伤、脑神失守，可用琥珀、磁石、青龙齿、茯神、远志、石菖蒲等；如伤及胸胁、痰瘀交阻，则宜顺气化痰，可用橘络、瓜蒌、旋覆花等，如伤后腰部受损、瘀血不散、腰腹胀痛，腑气不通，则宜通腑导下，可用川军、芒硝、枳实等，若素体虚弱，或瘀化未尽，元气不足，则宜益气化瘀，可加用黄芪、党参、孩儿参、白术、升麻等。

**2. 损伤三期调摄脾胃**

脾胃为后天之本，李中梓认为："（脾胃）犹兵家之饷道也。饷道一绝，万众立散；胃气一败，百药难施。一有此身，必资谷气。谷入于胃，洒呈于五脏而血生，而人资之以为生者也。故曰：后天之本在脾。"在生理状态如此，在病理状态下，脾胃功能同样重要。张璐《名医方论》云："盖人之一身，以胃气为本，胃气旺则五脏受荫，胃气伤则百病丛生。……无论寒热补泻，先培中土，使药气四达，则周身之机运流通，水谷之精微敷布，何患其药之不效哉？"李国衡教授认为百病皆生于气血，伤科尤其如此，而脾胃为气血生化之源，只有脾胃健运，气血充足，五脏得养，病情才能好转，而且，所有的内服药必须通过脾胃吸收并输布之后才能发挥其疗效，所以保持脾胃健运是治疗的基础、前提，时时顾护胃气是伤科内治法的一大原则：胃气已伤则调之，未伤则护之。

中医伤科对于损伤一般是强调三期分治，李国衡教授认为无论在损伤的早中晚期，都要注重调理脾胃，但是每个时期，疾病的病机不同，调理脾胃的侧重点也不同。他把损伤的三期分治与调理脾胃结合，提出了早中晚期损伤治疗时需注意调摄脾胃，他认为损伤早期：活血化瘀，健脾理气；损伤中期：和营生新，补益脾胃；损伤后期：补益肝肾，和胃调中。损伤初期活血化瘀，调治脾胃重在健脾理气，方用二陈汤、四君子汤、平胃散等，意在健脾土复运，胃气得和，气血运行复原；损伤中期和营生新，调治脾胃重在补脾益胃，方用归脾汤、参苓白术散等，意在使脾胃生化得健，筋骨得以濡养；损伤后期补益肝肾，调治脾胃重在和胃调中，方用保和丸、六君子汤、香砂六君子汤等，意在使脾胃之气得养，运化有常，水谷精气不断充养肾中精气，促进损伤恢复，同时用以矫正滋肾药物滋腻之性。

## 二、李国衡教授对魏氏治伤手法的贡献

### 1. 归纳整理魏氏治伤手法

手法，或称手治法，归属于中医骨伤科外治法，伤科手法是指用医者的双手在患者的体表部位做各种不同的动作来检查病情和进行治疗的一种外治方法。魏氏伤科治伤注重手法，手法是魏氏伤科治伤一大特色。

李国衡教授将魏氏伤科手法进行了详细系统的归纳整理，提出魏氏伤科手法有"摸、提、拨、拉、晃、推、拿、接、端、按、摩、揉"12种常用手法，这些手法涵盖魏氏伤科临床检查及治疗常用手法。在临床检查手法操作时，李国衡教授总结提出检查手法操作原则为"轻摸皮，重摸骨，不轻不重摸筋肌"，将手法的作用总结为"能触摸其外，测知其内；能拨乱反正，正骨入穴；能使经筋归复常度；能开气窍引血归经"；在施行整复手法操作时，李国衡教授则提出手法操作需纯熟轻快，注重气与劲合、劲与力合、力与气合，认为只有气、劲、力三者有机结合才能在手法操作的过程中得心应手，并将手法的具体治疗作用概括为"正骨理筋，拨乱反正；疏通经络，调和气血；祛风散痛，温经通络"。

针对软组织损伤手法，李国衡教授则在上述手法基础上加以演变衍生变化，总结提出单式手法16种，复式手法18种，且对每种手法都有详细具体的操作要求。比如推法，李国衡教授将从轻重的角度将其详细分为平推、侧推，一般平推较轻，侧推较重；从中医补泻的角度将其分为顺推、倒推，认为顺推为补，逆推为泻。根据不同的

肌肉解剖学结构，李国衡教授提出在实施手法时因不同的肌肉解剖学结构而采用不同的操作手法：短阔肌如腰方肌、横突间肌、髂肋肌等应用点、拿、揉法等；长形肌：如骶棘肌、背部筋膜、髂胫束等则要采用推法、抖法。扇形肌：如臀大肌、臀小肌、髂腰筋膜等多应用按摩搓揉等手法。

**2. 提出手法治疗应辨证施"法"**

李国衡教授首次对魏氏伤科治伤手法按人体部位为主进行了成套手法规范编定，如腰部的四步手法、督脉经手法等。同时根据不同疾病，结合复式手法，形成具体治疗手法，具体手法多体现注重局部与整体，兼顾上下左右，颇具特色。在临床实践中，提出手法应用也应辨证施"法"，即常法与变法结合，突出因证施法、因人施法的灵活有度的治疗，其手法真正达到"准确深透，轻重恰当，刚柔并济，辨证施法"的高深境界。李国衡运用的手法既能起到软组织损伤的理筋、骨折以及关节脱位的整复效果，又能促进内伤的理气活血和伤科杂症的康复。比如李国衡教授治疗腰部劳损的手法，以四步手法为基础，针对腰肌劳损最后使用屈髋压膝手法，以使腰肌牵拉放松；腰背部筋膜劳损则应用"对拉法"解除粘连，恢复腰背上下左右平衡；腰臀部筋膜劳损则着重臀腿部位的痛点按揉，以解除粘连痉挛；棘上棘间韧带劳损则加强痛点点揉时前屈后伸并屈髋压膝，使棘上、棘间韧带充分伸展；髂腰韧带劳损则在站立位用旋转扭动的同时作按揉和推擦。总之，李国衡教授认为在具体手法应用时应知常达变，因人、因病而异，选择合适的治疗手法。

**3. 提出手法操作"点、面、线"结合**

李国衡教授在《魏指薪治伤手法与导引》一书中明确提出治伤手法操作要诀应"点、面、线"结合。这是对魏氏伤科手法操作要求形象概括。其既重点突出，又兼顾整体，突出了魏氏伤科软伤治疗手法的特点。

"点"主要指穴位、压痛点，没有常规的固定位置，随病处和压痛点而取得阿是穴。临诊李国衡教授强调检查主要压痛点的手法处理，如神经根型颈椎病，患者常述颈项强深重、臂痛、乏力或手部麻木，酸胀或眩晕等症状。医者根据其患者所述，检查时重点在颈项及肩背部仔细寻找压痛点（如前斜角、胸锁乳突肌起、止点，冈上、下肌及肩胛提肌、棘上或棘突旁），治疗上主要通过点、按等强刺激手法消除压痛点。因此，"点"上的治疗重在"消"。

"线"主要指经络或肌纤维走向，是指这一点到哪一点之间的连线，具有连贯相通的意思。在临床上李国衡教授提出手法操作注意"线"的操作，是魏氏手法循经治疗特色的发展。其突出之处是重在疏通经络、平衡阴阳。临床多以推、抖手法操作：既要求手法流畅实施、衔接顺畅，更强调手法有轻有重，有缓有急，层次分明，重点突出。

因此，"线"上手法的治疗重在"通"。

"面"是指某一病变部位区域。李国衡教授认为在对伤病治疗过程中仅对某点某线的治疗仍然不够，应对病变或痛点所处区域较大面积的皮肤、肌肉、筋膜、肌肉间隙交接处的结缔组织等进行放松类手法治疗。在临床上如有明显的压痛点，必然在压痛点周围的筋肉也相应受累。就其解剖结构上讲，一块肌肉或一束肌纤维，或肌肉的起、止点在某一点受损，可以反射性地引起同一组织的其他部位痉挛和疼痛。如果这些部位的肌肉、筋膜得不到松弛，经络阻塞，则势必影响缓解压痛点的疼痛。因此，"面"上手法的治疗重在"松"。

**4. 强调平衡施法**

《内经》强调整体的"阴阳匀平"，这样才是健康的"平人"，"阴平阳秘"，才能"精神乃治"。如果整体阴阳失调，机体便为病理状态，或阴盛阳衰，或阳盛阴衰；倘若进而阴阳离决，平衡完全打破，机体就会死亡，"阴阳离决，精神乃绝"。因此，人体维持正常的生理机能必须要保持阴阳平衡，气血调和。就伤科症情而言，无论骨折、内伤、脱位、伤筋，其病机总不离"气血失和，阴阳失衡"。李国衡教授认为治伤之法本于平衡而守于平衡，平衡是人体生理功能正常的标志，手法操作过程中要着眼于平衡，求于平衡，恢复平衡是伤科手法治疗的目标，即衡则康，不衡则疾。故李国衡教授治伤手法突出强调平衡施法，注重病损局部与整体手法操作的配合应用，如治疗腰椎病除腰部手法应用外，同时配合背部、尾骶及臀腿部手法操作，治疗颈椎病则注重配合手臂、上背部手法操作，进而通过手法达到机体上下左右平衡。同时，依病情不同，尚有病在上取之下、病在下取之上、病在左取之右、病在右取之左的手法应用变化，已达到手法后机体上下、左右平衡。

此外，李国衡教授强调手法应达到柔和、深透、平衡的效果，要达到上述效果既要有所谓的功夫，即魏氏秘诀中所指出："手触于外，法须灵活，测知其内，细析症状，心灵手巧，法随病至，全赖功夫。"其一是在临床上要积累经验熟练掌握；其二是要锻炼基本功。有了这两点，手臂即能灵活有力，感应敏锐，施法时部位准确，深达病所，恰到好处。他要求魏氏伤科医生应当能文善武，这样手指才能有控制力，有感应力，既要使损伤恢复，又不致产生新的损伤。

## 三、李国衡教授对伤科方药的贡献

魏氏伤科有数十种伤科秘方，多数是治疗损伤的。随着社会的变迁，中医伤科的疾病谱也显著改变，损伤所占的比重大为下降，而一些老年性、退变性疾病日渐增多，比如颈椎病、骨质疏松、退行性骨关节病等。李国衡教授针对这些现代临床的一些常见病，在魏氏伤科的基础上，制定了一些行之有效的方剂。

**1. 内服药**

（1）**益气通脉汤** 生黄芪、孩儿参、白芍、川芎、枸杞子、女贞子、桑葚子、稆豆衣、制首乌、杭甘菊、炮山甲、毛冬青

主治气血不足，肾虚肝旺以致头晕目眩，恶心呕吐等症。眩晕、恶心为临床常见病症，中医辨证责之虚、痰、火单独为病或夹杂致病，本病临床多见气血不足，肝肾亏损，复因劳损瘀滞或感受外邪，针对此类患者，本方以参、芪、白芍养血，配合川芎使补血而不滞，方中稆豆衣兼具益肾平肝止眩之功。枸杞子、女贞子、桑葚子、首乌补肾固本。毛冬青功效活血通脉，和穿山甲通经贯络。

（2）**和血壮筋汤** 当归、生地、白芍、党参、川断、首乌、楮实子、牛膝

主治各种损伤后期，下肢肌肉萎缩，关节不利，酸楚无力，步履困难等症。本方根据常用理血方剂"四物汤"加减而成，既有补血又有活血作用，由于用以治疗下肢故去川芎。又从脾主肉、脾主四肢的理论指导，方中加用党参益气，健脾并加独活和血，首乌滋补肝肾，可治腰膝痿软，川断、楮实子、五加皮、千年健有坚强筋骨的作用。牛膝引药下行，亦可强筋壮骨。故此方对腰膝酸痛，下肢萎弱有较佳功效。

（3）**健脾滋肾汤** 黄芪、党参、白术、茯苓、黄精、杜仲、川断、楮实子、杞子、女贞子、千年健、生牡蛎

（4）**健骨颗粒** 党参、白术、仙灵脾、鹿含草、楮实子、鹿角粉

这两个方剂主要是治疗骨质疏松症的，李国衡教授认为骨质疏松症的病机是以肾虚为本，伴有脾虚、肝郁肝虚和血虚，重点在脾肾两脏，关键是虚损。传统中医没有骨质疏松的病名，一般是根据其临床表现如：全身或者腰背酸痛，驼背、易骨折等，将其归属于中医的"骨痿""骨痹"或者"腰痛"等范畴。肾为先天之本，肾主骨生髓，骨的生长发育，骨质的坚硬程度与肾有致为密切的关系，随着人体衰老，肾气日渐亏虚，导致骨髓化源不足，不能营养骨骼，骨失所养，骨矿含量下降，引起骨质疏松，筋骨痿软无力。而脾与肾相互为用，先后天相互滋生，脾虚则生化乏源，不能运化水谷精微以充养肾精，以致肾失所养，引起骨质疏松。这两点是引起骨质疏松的主要原因，所以说重点在脾肾两脏。治疗上宜健脾补肾为主。但是在骨质疏松的病机中，血瘀也占有重要的地位。肾的元气不足，会导致无力推动血行，以致形成血瘀为患，如果肾阳不足，则不能温养血脉，导致寒凝血瘀，同时脾虚引起生化不足则气血亏虚，以致脉道不充，同样可以引起血瘀不行。而血瘀必然导致骨骼营养障碍，骨失所养，加重骨质疏松的程度。从现代医学的角度看，骨质疏松症的疼痛是由于细微骨折引起的，这正符合中医血瘀的理论。除了血瘀，李国衡教授还认为肝郁和肝血虚也是骨质

疏松症病机的重要环节。肝主疏泄，肝郁则气机郁滞，进而导致血行不畅。肝藏血，血主濡之，肝血虚则不能濡养骨骼，导致骨质疏松。绝经期妇女常见肝郁或者肝血虚证，这也是骨质疏松症多发于绝经后的原因。所以在骨质疏松症中，脾肾虚是本，血瘀是标，肝郁、肝血虚也是病机的重要部分。

基于以上对于骨质疏松症病机的认识，李国衡教授对于本病的治疗原则是补益脾肾为主，根据临床表现，分阴虚、阳虚、血瘀、血虚、肝郁进行加减。常用方剂：黄芪、白术、党参、茯苓、黄精、杜仲、川断、枸杞、女贞子、楮实子、千年健、生牡蛎；加减法：如果疼痛明显，加元胡、鹿衔草、合欢皮；阳虚加仙茅、仙灵脾、鹿角、巴戟天；阴虚加生地、石斛、知母；肝郁胁痛加柴胡、郁金、八月札；血瘀加当归、赤芍、桃仁、五灵脂、蒲黄；血虚加生地，当归，白芍，何首乌。

健脾滋肾汤方中药物主要是两组，一组是黄芪、白术、党参、茯苓、黄精，健脾益气，培补后天，一组是杜仲、川断、枸杞、女贞子、楮实子、千年健补肾壮骨，培补先天。两组药物合用，先后天通调，使骨得所养，能有效地防治骨质疏松症。其中楮实子、千年健是李国衡教授治疗骨质疏松症的药对，千年健，苦、辛，温，归肝肾二经，能滋肾强筋；楮实子，甘、寒，入肝肾经，《药性通考》云能益气力、壮筋骨、助腰膝。二药合用，药力倍增。而牡蛎则是富含钙质，能提供钙源，是结合现代医学的用法。健骨颗粒：同样是分为健脾益气和补肾壮骨两组，只是用药有所不同，也是因为剂型改革的需要，进行了精简，从两者的对比中，也能看出李国衡教授的辨证论治思想的统一。

（5）扶正逐痹汤　党参、怀山药、紫丹参、制首乌、白扁豆、川芎、苍白术、制狗脊、炙地鳖、云茯苓、全当归、稀莶草、左秦艽、桂枝、制草乌、寻骨风、金雀根、鹿衔草、威灵仙、炙甘草、大枣

全方共奏益气活血，健脾化湿祛风止痛之功效。上方加减用药：寒湿较重者，桂枝改用肉桂，酌加炒薏苡仁、藿香、厚朴、蚕沙、汉防己、胆南星等；风寒邪盛者，酌加海风藤、白花蛇、乌梢蛇、木瓜、千年健等；筋络牵制疼痛者，酌加伸筋草、透骨草、炒桑枝等。

**2. 外用药**

蒸敷方是李国衡教授对于魏氏伤科外用药剂型方面的一个创新。是魏氏伤科现在临床应用最为广泛的外用制剂，魏氏伤科的外用药很多，特别是洗方共有 13 种之多，但是外用洗方有不足之处，例如，躯干部位使用不方便，冬天水易冷，热敷的时间短，不够深透。而魏氏伤科还有两种熨药，是药粉炒热后，装入预置的一个布袋内，放在患处热熨。

李国衡教授借鉴这两种外用方法，扬长避短，创立了蒸敷方，其组成是：全当归、川桂枝、川红花、扦扦活、五加皮、路路通、虎杖根、络石藤、川羌活。上药共研为细末，装入布袋中，袋口缝合，将药袋用水淋湿后置于锅内隔水蒸热，热敷患处。其功效活血，祛风，通络，逐痹，止痛。对于跌打损伤后期，局部疼痛、风寒湿痹阻络而致骨与关节疼痛以及颈腰椎退变及椎间盘病变引起的疼痛酸麻等症都有较好的疗效，李国衡教授认为湿热敷胜于干热敷，药力借助水蒸气透皮而入，热敷能使肌肉松弛，血管扩张，促进血液循环，因此，它有消炎、消肿，减轻疼痛及保暖的作用。皮肤是人体最大的器官，除有抵御外邪侵袭的保护作用外，还有分泌、吸收、渗透、排泄、感觉等多种功能。蒸敷方法就是利用皮肤这一生理特性，使药物通过皮肤表层吸收，角质层渗透和真皮层转运进入血液循环而发挥药效。皮肤的吸收渗透与湿度有关，药汽的湿度正好增强吸收渗透的效果。药汽的温热刺激使皮肤温度升高、皮肤毛细血管扩张，促进血液及淋巴液的循环，促进新陈代谢，使周围组织营养得以改善；药汽的温热刺激还使毛孔开放、全身出汗，让体内"邪毒"随汗排出体外，既扶元固本又消除疲劳，给人以舒畅之感；同时又能刺激皮肤的末梢神经感受，通过神经系统形成新的反射，从而破坏了原有的病理反射联系，达到治愈疾病的目的。

热敷床方：全当归、羌独活、银花藤、川红花、川桂枝、伸筋草、老紫草、海桐皮、透骨草、扦扦活、络石藤、川牛膝。

# 第五节　魏氏伤科人才传承模式要素浅析

魏指薪幼读私塾，天赋聪颖，刻苦好学，幼承庭训，喜交游。青年时代又受业于堂兄魏从先和长兄魏从龙，前者精于本草和骨伤科，后者擅长内科，魏指薪受教于两位兄长，医术修炼日臻完善。当时，魏家除了祖传医学之外，还传习少林武术，魏指薪对此特别爱好，这为他日后的精深武术技能打下了扎实的根基。乡志记载魏指薪还曾跟一陈姓乡村医生学习，故魏氏伤科是在吸收当地传统医学精华基础上，又经魏氏数代传人的临床实践发展，至魏指薪最终归纳总结而形成的中医骨伤科流派。李国衡少年时期只身来到上海拜魏指薪为师学习伤科医术，经过自己的不断努力和刻苦学习最终成为魏氏伤科第二代代表性传人，其不仅全面继承了魏氏伤科临床诊疗技能，还将魏老的治伤方法进行研究总结，系统整理编写了《魏指薪治伤手法与导引》，形成较为完整的魏氏伤科治伤体系。在几十年从医经历过程中，李国衡教授总结魏老的中医治疗骨伤技术，并发展了魏氏骨伤科流派的特色，开拓创新，并加入自己的经验，为后辈学习和研究留下了珍贵的资料。有鉴于此，我们认为从李国衡教授入手探索魏氏伤科人才传承模式具有一定的代表性、客观性，能充分体现魏氏伤科传承模式特点。

目前，对于中医人才传承模式而言主要有师承和学院教育两种模式，而师承模式对于每个流派来说各有特点。在本次魏氏伤科流派二期建设过程中，通过对魏氏伤科学术思想、治伤经验、流派文化及魏氏伤科第二代传承人李国衡成才经验的系统总结，我们认为魏氏伤科人才的培养和传承离不开以下几点要素：① 良好的自身素质及学医动机；② 中医文化的积淀和熏陶；③ 师承教育与学院教育相结合；④ 勤于学习、勇于实践；⑤ 兼收博取、创新发展。现将以上几点要素具体分别阐述如下：

## 一、良好的自身素质及学医动机是做好中医人才传承的先决因素

上千年来中医传道、授业、解惑的师徒传承对象形成了以下认识：从春秋战国《黄帝内经》时代认为，医学是"精光之道……非其人勿教，非其真勿授"。魏晋杨泉《物理论·论医》提出："夫医者，非仁爱不可托也；非聪明理达不可任也；非廉洁淳良不可信也。"宋代医家林逋《省心录·论医》提出："无恒德者不可作医……"明代李梴《医学入门》："医司人命，非质实而无伪，性静而有恒，真知阴功之趣者，未可轻易以习医。"到清代费伯雄认为："欲救人而学医则可，欲谋利而学医则不可。"因此廉洁淳良、聪明理达，一脉相承地成为选拔学生的行规。故古人挑选医学生时人品是第一位的。扁鹊之所以被长桑君收为徒弟，是经长桑君"出入十余年"的观察，发现"扁鹊非常人"，长桑君才收他为学生。公乘阳庆为西汉名医，轻易不收授学徒，但当他看到淳于意酷爱医学，对待老师又很恭敬，便破例收他为学徒。金代名医李杲，誓将医术传授给品学兼优的学生，有人推荐罗天益，认为他符合老师的要求。当罗天益初次与李杲见面，李杲便问道："汝来学觅钱医人乎？学传道医人乎？"直到罗天益回答说："亦传道耳"，李杲才收罗天益为徒弟。明代中央设有"太医院"，参加考试的学生是从各地的医官、医士中挑选的优秀者，考试合格才能进入"太医院"，从而保证习医者廉洁淳良、聪明理达的医家人品，使医学的"仁爱"精神能世代相传。

魏氏伤科创始人魏指薪深受中国传统文化影响，其在挑选学生上有着自己严格的选拔标准。其在挑选学生方面首重学医者自身素质及学医动机，认为医者要有"活人之术"的思想认识，既要求医者既要具备"审谛覃思、精益求精"的精湛医疗技术，又要具备廉洁淳良、聪明理达的良好医家人品。若是不具廉洁淳良、聪明理达的医家人品，一则会像孙思邈所讲，有可能"挟技以邀财"；二则因为魏指薪深知获取医学经

验的不易，如果选人不当不仅医术失传、个人不能成功，而且自己的声名也会受到影响，所谓："各得其能，方乃可行，其名乃彰。不得其人，其功不成，其师不名。"李国衡出生于江苏扬州邗江方巷乡一个农民家庭，从小聪明懂事，深的父母及兄弟姐妹疼爱，七岁那年被父亲送进私塾读书，读的是《三字经》、《百家姓》、《千字文》，还读了四书五经，在私塾学习期间，李国衡学习成绩优异，老师们都很喜欢他。李国衡母亲见其聪明好学，便经常教导他要有"不为良相、便为良医"的远大志向。1937年抗日战争全面爆发，中国政治动荡，战乱四起，社会不安宁。李国衡父亲有一个同乡好友叫陈永发，一直在上海发展，见李国衡聪明好学，经常勉励让他好好学习，将来有机会带他来上海学习。1938年，李国衡父亲委托陈永发带他到上海来寻找出路，后经陈永发介绍来到上海魏指薪诊所希望师从上海伤科名家之一魏氏伤科魏指薪学医，以求得一技之长，行医治伤，立足社会，成为有用之才。起初作为农村来的李国衡并未被魏指薪看好，所以刚开始也就并未打算收他为徒，仅让他在诊所里帮忙做点杂活，据李国衡回忆，在诊所从打扫卫生、照料先生起居，直至代表诊所与周边邻居交涉事宜的杂活都要做，同时在干活过程中，李国衡特别关注魏老的诊病及治疗，尽可能地做上一些帮手和助手的事情。功夫不负有心人，经过一年多时间，魏老通过观察发现李国衡做事特别认真，对待每一个人都很和气，很有责任心，闲暇时间还自己去找一些医书读。这些细小的表现逐渐打动了魏老，最终在一次拜师仪式上正式决定收李国衡为徒，从此也就开始了一段师徒及后来的由师徒转为翁婿关系的佳话。

## 二、中医文化的积淀和熏陶是做好中医人才传承的重要因素

中医文化承载着中国传统文化最主要的核心理念和思想基因，而且与人类的生命、生活、思维方式、生活方式密切相关，是中华民族独特的宇宙观、自然观、生命观、生活观的基因构成部分。正如国医大师裘沛然所言："医道是小道，文化是大道，大道通，小道易通"，裘老认为学好中医必须首先下苦功夫学好中国传统文化。因此，我们认为任何一个中医流派传承发展都离不开自身流派的文化积淀。

魏氏伤科创始人魏指薪家乡为山东菏泽曹县。曹县地处鲁、豫两省八县交界处，是中华民族古代文化的发祥地之一，在魏老生活成长过程中乃至在魏氏伤科发展形成过程中深受中原文化和齐鲁文化的影响。因此，魏氏伤科文化是在中原文化和齐鲁文化孕育下，并在自然社会环境影响下形成的解读中医学对筋骨疾病、内伤杂病及相关筋骨伤疾病防治等问题的价值取向、认知思维方式独特的医疗行为，以及人文精神和医德伦理的总和。

中医流派文化与流派学术思想、治伤经验是构成中医流派不可或缺的两个方面。

探讨中医文化内涵主要需要总结归纳流派中医文化的核心内容，其目的诚如王庆其先生所言"用文化阐释医学，从医学解读文化"，而这些魏氏伤科文化浸润对李国衡教授能胜任魏氏伤科传承起到了极为重要的作用。魏氏伤科流派文化的核心内容主要为：仁爱为本的医德观念、执中致和的行医之道、习武助医的为医特色。

## 三、师承教育是魏氏伤科人才传承的主要途径之一

目前，关于中医人才传承的途径主要有师承和学院教育两种方式，两者各有千秋。然而，正所谓尺有所短，寸有所长。师承教育虽然具有重经验、重实践的优势，然而却无法避免其轻视理论研究、知识体系不健全的局限性和重一师之技、一家之言而轻兼收并蓄、博采众长的保守性和狭隘性。鉴于李国衡教授学医时期的特殊年代，师承教育还是当时社会学习中医的主要途径。如今，随着社会的发展和进步，现代社会已是信息爆炸的社会，由于中医学的特殊性，培养一名合格的中医传承人才周期较长。因此，培养合格的中医传承人才需要学院教育与师承教育相结合。

目前，5 年中医学院本科教育只能是对中医人才的一个"粗加工"，是中医教育的基础阶段。本科时期中医学院给予我们最初的入门教育，从中国传统文化、哲学思想、思维方式，直至语言文字、心理伦理等，都进行了重要的启蒙或强化，为顺利进入专业学习做了必要铺垫。在专业方面，学院各教科书将许多经典著作、名家思想、流派学说、专科理论、诊断治法、针灸方药等进行了重新编排，有些内容更是融合了一些现代科学、医学知识，或者借鉴了现代科学、医学的研究方法，形成了基础理论、诊断、方剂、中药、针灸及内、外、妇、儿临床学科等一系列教材。这些教材均由各中医院校的专家教授们共同探讨修订，去粗取精、去伪存真，既保留了中医药学术的精华，又在一定程度上体现了现代中医药学术研究的较高水平。正是这些前后连贯、兼收并蓄、由浅入深、由基础到临床、由经典到现代研究的教材，使得初学者能够步步深入，系统全面地学习与掌握中医药学的最基本知识与技巧。但是，仅仅经过学院教育的"粗加工"是远远达不到现代中医临床要求的，有人描述中医院校的本科毕业生来到临床"缩手缩脚，经常对着患者无法下药"。这是因为中医学是一门实践性、经验性很强的复杂性学科，有明显的技艺特征。它既包含有能以语言、文字、图表为载体进行传播的"显性知识"，更包含有大量不能通过这种方式系统表述的"缄默知识"。若不经过严格的临床诊疗技能培训与长期反复的实践磨炼，很难成为一名合格的临床中医医师。

师承教育恰好是传递无形"缄默知识"的最佳方法，其是随着有很强技艺传授性行业的发展需求而逐渐形成的，它具有鲜明的特点——情景教学，而"情景性"正是

"缄默知识"的特性。中医学中大量的"缄默知识"是在临床具体实践中形成的，是与具体情景直接相连的，往往是不规范的甚至是非正式的知识和体验。这些知识很难条理化和明晰化，很难通过书本课堂的形式加以传授。中医的诊疗过程正是将各种"缄默知识"在临床上进行的一次集中性"情景再现"，而诊断治疗本身则是对某种特殊问题或任务情景的一种直觉综合或把握。若要具备这种"直觉综合与把握"的能力则必须在相同或类似的情景中反复模仿与体会。跟随老师临证，不仅仅是简单的侍诊抄方，而是不断地对老师思维方式、辨证方法、诊疗风格、处方用药习惯的模仿，是跟随老师对自我头脑中既有知识进行调动、补充、体会、理解、综合、运用的实战演练，是既动脑又动手的"技术活儿"，是"一种动态的、包含着各种细节的或者无法表述的体验过程"。在这个耳濡目染的现场中，许多细节，如脉象的细微差别；舌象的直观认识；面色、声息、神情、步态的形象感受；患者文化背景、生活条件、心理情绪的体察等，得到了异常重视；而基础理论的活学活用、辨证中的权重主次、理法方药的一致对应、组方时的整体布局、药对的"黄金组合"、补泻温清的具体程度、剂量的分寸把握、毒副作用的防范措施等，更是教与学的重点内容。这些细节与内容直接关乎临床医师的基础理论水平与临证思辨能力，关乎中医药的临床疗效，关乎中医现代临床人才的培养，关乎中医药学术体系的传承。如果说学院教育侧重于基础理论的集中学习，那么师承教育则长于基础理论的领悟与运用，是培养临证思辨能力与形象思维习惯的捷径，所以师承教育是对学院教育的必要补充与深化、细化。

对于魏氏伤科人才培养而言，其治伤注重手法，而学好伤科手法首先要有一定的功力，这就要求学医者在开始之初就要练习一定的武术，只有练就一定的功力，在后来为病人手法治疗时才能做到游刃有余。在具体临床实践过程中，针对骨折、脱位、筋伤等均需要亲身去操作实践，同时需要根据每个病人的具体反映来进行调整，这些是在学院教育中无法掌握的。伤科主要业务是接骨上骱，要想得心应手地做好治疗工作，医者必须有一定的手臂力量。因此，在学医过程中，魏老要求其子女及李国衡学武，锻炼各种基本功，如动态练踢腿和下腰，静态练固定姿势，放、收、提、降、端五种，而后练"十路弹腿"，再后练少林拳术，要求掌握快、慢、刚、柔四套拳术节奏的要领。每次锻炼，魏指薪均作示范，随时纠正姿势。如果两次纠正仍未达到要求，则采取严厉的措施，或当众训斥，责令单独反复锻炼，或用力敲打姿势不正的部位，让其永远铭记在心。每个项目训练过程中或结束时，魏指薪一定要检查是否全神贯注和掌握了要领，如做"放松功"，要求前腿弓，后腿绷。他常出其不意地用脚踩其的膝窝，看其后腿是否绷紧有力，或者从前面拉其上肢，看是否掌握住肢体的平衡。临床上，他要求的更加严格，当骨折、脱位病人复位时。作为助手，需要先要站好各自的位置，而后根据他的指令向各个方向用力，务必一次成功。各种手法操作，在他示范后，相互练习，最后在他的身体上进行操作，经他指点和认可后，才让参加临床。在中成药炮制上，他更是一丝不苟；自然铜的研末，一定要醋淬7次；巴豆制霜，务必用纸将油压尽；制乳香、没药要烧炭存性；煎熬伤膏药要老嫩适度，以保证药的性效；还有外敷药的调拌、水与饴糖的比例等，他都亲自督促检查，如果配制不当，定会受到他严辞责备，并重新制作。他常说："制药无人见，存心有天知。"故从手法的具体操作到临床应用和伤科传统药物制备均是具有实践经验很强的医疗技能，在老师的手把手操作指导及督导下可以达到事半功倍的效果。由此，我们可以看出魏氏伤科作为一个著名中医骨伤科流派，师承教育在其传承和发展过程中具有重要的作用。如今，随着时代的发展，完全依靠师承的方式学习中医已经不能适应时代的要求，前期必须要依靠学院教育来夯实中医基础，而培养一名的合格的魏氏伤科中医传承人才则必须依靠后期系统的师承学习。

## 四、勤于学习、勇于实践是做好中医人才传承的重要环节

中医经典是中医源头，名中医在成长过程中无不重视对中医经典著作的研究上都下过一番苦功夫，熟谙原文，旁及各家。因此，青年中医成长要在熟读经典上补课，在临床工作之余，多挤时间研读经典著作，养成读经典、研修各家中医著作的好习惯。同时，也要在传统文化知识方面加大积累，不断提高中医基础理论水平，密切联系临床实践，学以致用，带着临床问题去学习，在理论和实践的结合中做好传承，并有所创新发展。

李国衡拜师后，魏指薪就曾指定学习中医入门读本，先学《药性赋》、《医学三字经》、《汤头歌诀》等，从这些中医入门读本中了解中医的发展及中医的一些基本概念和知识。魏指薪形象比喻学医就像盖房子，先要打好基础，否则房子就要垮掉。当时为了更好地学习中医知识，魏指薪还特地聘请国文老师到家辅导自己的孩子和学生补习国文。在老师的鞭策指导下，从读医学入门书籍人手，李国衡如海绵吸水，一点一滴勤奋学习，常常在白天跟随老师抄方、做药，晚上自己在灯下捧卷研读，直至深夜。具备初步医学知识，老师进一步指导和要求学习中医经典著作。主要学习四大经典（《内经》、《伤寒论》、《金匮要略》、《温病条辨》）。魏指薪当时指出，阅读《内经》以了解中医基础理论；学习《伤寒论》、《金匮要略》了解中医理论指导下的辨证施治、处方用药；通读《温病条辨》了解温病三焦辨证和治法。学习的方法先是通读，然后对重点条段熟读背诵。同时参考跟师愉证病例，了解书中记载的病理内容。中医古籍经典，文字古奥、医理精深，读书初期绝难透彻理解，只能先以读、背为主。李国衡

指出学习中医经典，通过通读、熟读，进而对一些条文背诵，不在于对一病一方的掌握，而在于对学习者在脑海中树立中医辨证论治印象，懂得临证辨证论治的基本方法，逐渐培养辨证论治的运用能力。读有专向，重点突出，中医书籍种类繁多，经典著作如《内经》、《伤寒论》、《金匮要略》、《温病条辨》之外，又有各家学说。诸家著作许多都是对中医经典著作进行了进一步的诠释补充，同时又结合自身专业丰富发展了中医理论体系。所以历代名家就读书而言都注重熟读经典基础上又泛读诸家，精读专著。李国衡主张在学习中医经典基础上，应根据各自学术专攻及学科专业重点学习本专业的专科著作。

对伤科古籍，李国衡特别推崇唐代《仙授理伤续断秘方》、明代《正体类要》、清代《伤科补要》和《伤科汇纂》。对《仙授理伤续断秘方》，李国衡认为其特别提到了伤科检查手法如"凡左右损处，只相度骨缝，仔细捻捺，忖度便见大概"，同时本书又对伤损骨出（骨折）者提出"拔伸捺正"、"敷贴"、"夹缚"，涵盖了西医学治疗骨折复位固定等的基本概念。书中记载的"大成汤""专治伤重瘀血不散，腹肚膨胀，大小便不通"，迄今用于胸腰椎压缩性骨折后腹胀腑气不通仍有桴鼓相应之效。学习《正体类要》，李国衡提到书中记载"复元通气散"以茴香、青陈皮、白芷、贝母行气止痛，配合山甲、漏芦以活络通瘀，甘草味甘缓急而和诸药，实为治疗跌扑闪挫、气滞血凝作痛之良剂。总结《伤科补要》强壮筋骨方，如壮筋养血汤、生血补髓汤、补肾壮筋汤、杜仲汤，归纳四方主要应用生地、当归、川芎、白芍、红花养血和血，并合以杜仲、川断、牛膝壮筋健骨。李国衡还根据《仙授理伤续断秘方》、《正体类要》、《医宗金鉴·正骨心法要旨》、《伤科补要》中有关接骨方药进行整理、归纳，总结古人在接骨方药上以自然铜、乳香、没药、血竭、木鳖子等为主。提出其中自然铜为接骨要药，乳香、没药、血竭化瘀活血，木鳖子消结肿、止疼痛作用明显。所以从上看出，李国衡读书注重专业书籍的深入学习领悟，方能在学术上由此及彼，有所造诣。李国衡曾指出中医书籍宛如烟海博大精深，读书学习要基础人手，经典为本；读有专向，重点突出；学以致用，服务临床。

## 五、兼收博取、创新发展是做好中医人才传承的根本目的

中医是一门临床医学，大量宝贵经验蕴含在临床实践中，中医人才的传承研究需以临床为基础。中医有所谓的经方派、时方派以及所谓温补派、寒凉派、补阴派、攻下派等的门户之见。百家争鸣是好事，但囿于门户成见，往往束缚了自己的思路。新中国成立之前，上海地区有八大伤科，每一家伤科都有自己独特的治疗特色。在李国衡看来，医术并无门派之分，医治患者并达到最佳疗效才是他所不断追求的。他也将

同行们的考验、竞争当作自己学习和进步的动力。李国衡首先是在深刻领悟本学科——魏氏伤科理法方药基础上，又兼收并蓄其他伤科学派精华，真正做到了传承而又创新，发展了魏氏伤科学术。他对魏氏伤科注重气血观点总结升华，强调气血并重，其中对损伤血瘀证，他结合《诸病源候论》"留血"、"瘀血"、"结血"的血瘀证认识，从新鲜血肿、陈旧血肿及瘀血的病理方面进行界定，并制订了具体用药及手法治疗方法及指征；对损伤辨证更是明确提出要辨虚实、寒热、气运、湿阻、脏腑；针对魏氏伤科治伤注重调摄脾胃，他明确将损伤的三期分治与调摄脾胃结合；具体应用为初期在活血化瘀基础上，配合健脾理气；损伤中期和营生新同时合以补脾益胃；损伤后期补益肝肾同时和胃调中。其对魏氏伤科治伤手法更是做出了突出贡献，表现在他对魏氏软伤手法进行了系统的地归纳整理，制订了软伤基本手法操作流程，提出手法治疗应辨证施法，具体手法操作应当点、面、线结合等，大大丰富和完善了魏氏伤科手法体系。李国衡教授在魏指薪先生祖传数十种伤科秘方基础上秉承魏氏伤科治疗原则，创立"益气通脉汤"、"活血壮筋汤"、"健脾资肾汤"、"扶正逐痹汤"、"蒸敷方"、外用浸酒方、洗方等内外用有效防己，丰富了魏氏伤科药物治疗体系。从李国衡教授对魏氏伤科传承创新及发展看，其特点是传薪续业重阐扬，师宗魏学又发展。因此，传承是基础，保存和保留本中医流派学术基因相当重要，而在传承基础上进一步通过医疗实践丰富和充实本中医流派学术内涵，传承创新，发展中医流派才是根本目的。通过探讨李国衡教授作为魏氏伤科主要传人的人才成长轨迹，我们深刻体会到，魏氏伤科正是在创始人魏指薪先生及李国衡教授为代表的主要传人等共同努力及奋斗过程中逐步发展，逐渐丰富、充实和完善的。传承就字面而言，承，承接也；传，传道矣。李国衡教授用自己的一生向我们诠释了传承的真谛，传而发扬光大是给我们后继者最大的启发，鼓励我们后学和继承者不断努力，在前辈指导下，做好中医学术传承和创新发展。

## 六、小结

中医人才的培养和传承离不开良好的自身素质及学医动机，离不开中国传统文化的根基，同时亦自身的学习领悟和临床实践。因此，我们认为在今后魏氏伤科流派传承人才培养过程中，既需要中医传统的熏陶，更需要每一位传承人的自身努力，这样才能全方位做好中医流派人才传承和研究工作。

中篇

魏氏伤科特色诊疗方案及临床研究

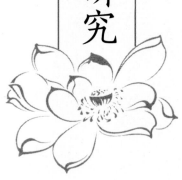

# 第七章　腰椎间盘突出诊疗方案及临床研究

## 第一节　腰椎间盘突出症诊疗方案

### 一、诊断依据

#### 1. 中医诊断标准

参照《中华人民共和国中医药行业标准——中医病证诊断疗效标准》（ZY／T001.1—94）。

（1）**有腰部外伤、慢性劳损或寒湿史**　大部分患者在发病前有慢性腰痛史。

（2）**好发人群**　常发于青壮年。

（3）**疼痛特点**　腰痛向臀部及下肢放射，腹压增加（如咳嗽、喷嚏）时疼痛加重。

（4）**脊柱症状**　脊柱侧弯，腰椎生理弧度消失，病变部位椎旁有压痛，并向下肢放射，腰活动受限。

（5）**神经支配去区**　下肢受累神经支配区有感觉过敏或迟钝，病程长者可出现肌肉萎缩。直腿抬高或加强试验阳性，膝、跟腱反射减弱或消失，指背伸力及跚屈肌力减弱。

（6）**X 线摄片检查**　脊柱侧弯、腰生理前凸消失，病变椎间隙可能变窄，相应边缘有骨赘增生。CT 或 MRI 检查可显示椎间盘突出的部位及程度。

#### 2. 中医证候分类

标准参照《中华人民共和国中医药行业标准–中医病证诊断疗效标准》（ZY／T001.1—12）及魏氏伤科传统分型分类。

（1）**气滞血瘀证**　腰痛剧烈，压痛明显，腰部活动受限明显，舌质暗，脉弦涩。

（2）**血瘀阻络证**　腰腿痛如刺，痛有定处，日轻夜重，腰部板硬，俯仰旋转受限，痛处拒按。舌质暗紫，或有瘀斑，舌苔薄，质偏暗，脉迟。

（3）**寒湿证**　腰腿冷痛重着，转侧不利，静卧痛不减，受寒及阴雨加重，肢体发凉。舌质淡，苔白或腻，脉沉紧或濡缓。

（4）**湿热证**　腰部疼痛，腿软无力，痛处伴有热感，遇热或雨天痛增，活动后痛减，恶热口渴，小便短赤。苔黄腻，脉濡数或弦数。

（5）**肝肾亏虚证**　腰酸痛，腿膝乏力，劳累更甚，卧则减轻。偏阳虚者面色㿠白，手足不温，少气懒言，腰腿发凉，或有阳痿、早泄，妇女带下清稀，舌质淡，脉沉细。偏阴虚者，咽干口渴，面色潮红，倦怠乏力，心烦失眠，多梦或有遗精，妇女带下色黄味臭，舌红少苔，脉弦细数。

（6）**气虚瘀滞证**　腰腿疼痛或麻木，同时有神疲乏力，少气懒言，面色苍白等表现。

（7）**筋络失畅证**　腰腿痛症状一般或已进入缓解期。主要以牵掣不适为主，舌脉可无明显异常。

### 3. 西医诊断标准

参照胡有谷主编《腰椎间盘突出症》，人民卫生出版社，2005 年 9 月第 3 版。

（1）**疼痛特点**　腰痛、下肢痛呈典型的腰骶神经根分布区域的疼痛，常表现下肢痛重于腰痛。

（2）**神经分布区**　按神经分布区域表现肌肉萎缩、肌力减弱、感觉异常和反射改变四种神经障碍体征中的两种征象。

（3）**神经根张力试验**　无论直腿抬高试验或股神经牵拉试验均为阳性。

（4）**影像学检查发现**　包括 X 线、CT、MRI 或特殊造影等异常征象与临床表现一致。

## 二、鉴别诊断

### 1. 急性腰扭伤

患者在弯腰或搬重物时突然出现腰痛，患者往往处于强迫体位，两手扶腰，疼痛一般局限于腰部，有时也牵涉到臀部、大腿后，平卧时症状可减轻。腰部压痛广泛，骶棘肌痉挛。无腰部神经根受压体征，如直抬腿试验阴性。

### 2. 臀上皮神经卡压综合征

臀上皮神经在经过深筋膜孔处收到刺激或卡压可产生一系列症状。表现为腰痛或臀部疼痛，可扩散到大腿及腘窝，但极少涉及小腿；在髂后上棘外上方髂嵴缘下有明显压痛点，有时可扪及条索节结或小脂肪瘤；可伴有臀肌痉挛。局部封闭可立即消除疼痛。

### 3. 第三腰椎横突综合征

第三腰椎位于腰椎中部，其横突最长，向后伸曲度大，多条腰背腹部的肌肉与筋膜附着其上，形成腰椎活动枢纽及应力中心。因此，容易收到肌肉筋膜的牵拉损伤。第三腰椎横突尖端后方紧贴着第二腰神经根的后支，当腰前屈及向对侧弯时，便易受到牵拉与磨损而致其支配区产生疼痛、麻木等症状，并可牵涉到前支引发放射痛，波及髋部及大腿前侧，少数放射至会阴部。起病可缓可急，可有外伤史。

### 4. 腰椎结核

可产生腰痛及下肢痛，X 线片在早期表现为椎间隙狭窄，有时会相混淆。一般腰椎结核在青少年多见，常有低热、血沉增快，有时可扪及冷脓肿，病程进展后可见骨质破坏。

### 5. 腰椎滑脱

可有长期慢性腰痛史，劳累后加重，休息可减轻，甚至出现一侧或双侧下肢疼痛。少数症状严重者可有马尾神经受压症状，下肢无力，感觉改变和大小便障碍。体检可发现腰椎生理弧度前突增，滑脱严重者腰骶交界处可出现典型小凹和台阶。影像学检查可见椎弓根崩裂。

### 6. 强直性脊柱炎

病变为进行性，早期可有腰痛或坐骨神经痛，但疼痛常在双侧骶髂关节出现。血沉快，HLA－B27 阳性，早期 X 线片可见骶髂关节模糊。后期可出现腰椎小关节突模糊或融合，甚至脊柱有竹节样变。

### 7. 脊柱肿瘤

### 8. 椎管内肿瘤

### 9. 糖尿病周围神经病变

有糖尿病史，出现下肢对称性的感觉异常，也可出现一侧的根性痛，以前者多见。感觉障碍由肢体远端开始，逐渐向近端发展，病程长者可出现袜套样感觉消失。感觉异常为弥漫性烧灼感和电刺激感，夜间加重。体检可见神经反射消失，但往往无明显腰部及神经根受压体征，需行肌电图检查明确。

## 三、治疗方案的选择和依据

### 1. 依据

符合上述腰腿痛的诊断标准和中医症候分型标准。

### 2. 范围

年龄、性别不限。

**3. 排除**

排除大块髓核突出引起严重神经功能障碍者、马尾神经受压者及有其他手术指征者。

## 四、疗程时长

诊疗一个疗程为 30 日。

## 五、魏氏伤科中医分期治疗

### 1. 急性期

临床以疼痛剧烈及活动受限构成的被动体位为主要表现。此期患者多表现为疼痛剧烈，刻无安宁，腰背肌肉痉挛，脊柱显著侧凸、后凸畸形；棘旁显著压痛并向下肢放射，局部叩击痛；被迫卧床，坐起或站立、行走则痛剧。临床检查体征明显。此期一般为 2 周左右。

（1）静养　卧床休息。

（2）住院　住院患者考虑脱水剂及地塞米松静脉滴注，3～6 天。

（3）中药治疗

1）内治：一般急性期患者以气滞血瘀、气滞血瘀、血瘀阻络、寒湿、湿热证为主。分别以理气活血、化瘀止痛；活血化瘀、软坚镇痛；散寒化湿、通络止痛；清化湿热、通络止痛法辨证施治。对于疼痛特别明显者，急性初期往往舍脉求证，治疗以理气活血，通络止痛为主，以魏氏伤科经验方二地汤（青陈皮各 4.5 g，枳壳 4.5 g，生地 12 g、川芎 6 g、当归 9 g、丹参 9 g、白芍 12 g、桃仁 9 g、地龙 9 g、地鳖虫 4.5 g、延胡索 9 g、川牛膝 9 g、甘草 3 g）或逐痹通络汤（伸筋草 15 g、落得打 15 g、生地 12 g、川芎 9 g、当归 9 g、地龙 9 g、地鳖虫 6 g、牛膝 9 g、木瓜 18 g、延胡索 9 g、络石藤 12 g、白芍 12 g、甘草 3 g）主之。

2）外治：外用魏氏伤科经验膏药——三七断骨膏；依患者个体情况，部分患者可配合应用中药蒸敷方，外用热敷。

（4）理疗　中药定向透药。

（5）针灸

1）体针：主要穴位采用腰椎夹脊穴、膀胱经穴和下肢坐骨神经沿线穴位，可辅助脉冲电治疗。急性期以每日针 1 次，以泻法为主。

2）耳针：急性腰痛取神门穴与膝穴；两穴之间的对耳轮上脚可行放血。

（6）其他　局封、介入等。

**2. 急性期过后及慢性缓解期**

急性症状体征缓解后，患者下肢放射痛有减轻，脊柱保护性畸形明显改善，直腿抬高幅度有提高，棘旁压痛存在；可短暂坐起和进行短距离行走。

（1）**恢复期教育**　帮助患者建立良好的生活规律，改变既往影响病情康复的生活和工作习惯。指导坐姿及卧床要求，避风寒、适劳逸、畅情志。指导合适锻炼项目，防止复发。

（2）**静养**　卧床休息为主。

（3）**中药治疗**

1）内服：本期患者除气滞血瘀、血瘀阻络、寒湿、湿热证外，可见肝肾亏虚证、气虚瘀滞证、筋络失畅证，随证治疗。一般除明显热象外，推荐应用魏氏伤科经验方伸筋活血汤加减（伸筋草9g、川牛膝9g、制狗脊9g、左秦艽4.5g、西当归9g、桑寄生9g、川木瓜9g、杭白勺9g、川断炭9g、乳没炭各9g、炒杜仲9g、生甘草3g）以起到祛风活血通络、舒筋解肌和强壮筋骨之功效。

2）外用：外敷魏氏伤科经验方，蒸敷方，每日2次，每次30分钟。配合使用三七断骨膏。

（4）**牵引疗法**　骨盆牵引（牵引重量每侧为患者体重的1/7～1/10，每日1～3次，每次0.5～1小时）；电脑牵引床机械牵引（牵引方法、重量及时间参照牵引床应用要求进行）

（5）**手法治疗**　正脊理筋、调复平衡。

1）以魏氏传统三步七法为主手法治疗（参见《魏氏伤科手法与导引》），并随症加减。

2）硬膜外麻醉下手法：抬腿受限明显，下肢牵拉不适者。

（6）**导引锻炼**　腰背肌及腹肌操练为主，配合魏氏传统导引疗法治疗。

（7）**理疗**　中药定向透药。

（8）**针灸**

1）体针：主要穴位采用腰椎夹脊穴、膀胱经穴和下肢坐骨神经沿线穴位，可辅助脉冲电治疗。缓解期可隔日1次，以补法泻法相互结合。

2）耳针：贴压在神门穴正、背面（对应贴），嘱患者自己每日按压3次，每次1分钟。每次只贴一耳，3日后改贴压另耳，对耳轮换治疗。

（9）**其他**　局封、介入等。

**3. 内服中药**

以证型分类。

（1）**气滞血瘀**　治则：理气活血、通络止痛。常用方药：行气二地汤及逐痹通络汤加减。青陈皮、枳实、生地、川芎、当归、丹参、白芍、川地龙、地鳖虫、桃仁、延胡索、川牛膝，或伸筋草、落得打、生地、川芎、当归、川地龙、地鳖虫、川牛膝、川木瓜、延胡索、络石藤、白芍。

（2）**血瘀阻络**　治则：活血化瘀、软坚阵痛。常用方药：气滞血瘀方加三棱、莪术、生蒲黄、大黄、三七、乳香、没药。

（3）**湿邪阻络**

1）寒湿。治则：散寒化湿、通络止痛。常用方药：麻桂温经汤、蠲痹汤等加减。

2）湿热。治则：清化湿热、通络止痛。常用方药：四妙丸、加味二妙丸等加减。

（4）**肝肾亏虚**

1）阳虚。治则：温补肾阳、通络止痛。常用方药：右归丸（饮）加肉桂、菟丝子、附子鹿角胶等。

2）阴虚。治则：滋肾益阴、通络止痛。常用方药：左归丸（饮）加枸杞、龟板胶等，或当归地黄丸。

3）阴阳俱损。治则：滋补肝肾、益气活血止痛。常用方药：杜仲丸《医学入门》方或杜仲丸《魏氏伤科秘方》加减。

（5）**气虚瘀滞**　治则：益气化瘀、通络止痛。常用方药：圣愈汤及补阳还五汤等加减，黄芪、党参、当归、川芎、云茯苓、丹参、桃仁、落得打、川牛膝、路路通、延胡索、络石藤。

（6）**筋络失畅**　治则：舒筋通络止痛。常用方药：伸筋活血汤《魏氏伤科秘方》、壮筋养血汤《伤科补要》加减，伸筋草、秦艽、川牛膝、川木瓜、当归、白芍、狗脊、杜仲、桑寄生、路路通、络石藤、断炭、地龙等。

# 第二节　魏氏伤科特色疗法治疗腰椎间盘突出症临床疗效观察

腰椎间盘突出症（lumbar disc herniation, LDH）是骨伤科临床中导致腰部疼痛伴下肢放射痛最常见的原因之一。它是因腰椎间盘变性、纤维环破裂、髓核组织突出刺激或压迫腰骶神经根、马尾神经所引起的腰腿疼痛，下肢麻木，甚或肌力减退等症状的一种综合征[1, 2]。很多学者认为，腰椎间盘突出症大多数经过非手术治疗均能减轻临床症状并实现功能的改善，仅 10％～20％的患者需手术治疗[3]。固然目前非手术治疗腰椎间盘突出症的文献报道很多[4, 5]，各种疗法综合治疗腰椎间盘已成为共识，但如何联合治疗以达到最佳治疗效果，缩短治疗时间，始终是临床骨伤科医生的研究课题。魏氏伤科为蜚声上海乃至享誉全国的著名中医骨伤科流派之一。在腰椎间盘突出症的治疗上，魏氏伤科主要采用经验中药内服外用同时与手法相结合的特色综合疗法治疗，临床疗效显著。为进一步疗效观察及推广，再次运用本方法治疗腰椎间盘突出症，进行临床疗效评价及生活质量进行评定。

## 一、资料与方法

### 1. 病例选择

（1）**诊断标准**　采用胡有谷《腰椎间盘突出症》[6] 及《中药新药治疗腰椎间盘突出症的临床研究指导原则》[7]中腰突症的有关诊断标准，及并有影像学 MR 或 CT 检查支持者为明确诊断。

（2）**病例纳入标准**

1）身体健康，年龄在 20～70 岁。

2）符合上述诊断标准。

（3）**病例排除标准**　不符合上述诊断标准及纳入标准；合并有严重腰椎管狭窄或腰椎滑脱患者；大块髓核突出引起严重神经功能障碍者、马尾神经受压者及有其他手术指征者；合并有严重心脑血管疾患或其他重大疾患者；近 3 个月内参加过或正在参加其他临床研究者。

### 2. 一般资料

共收集符合评价条件的病例 140 例，均为瑞金医院伤科住院及门诊患者。将 140 例患者，按电脑随机数字表随机分成 4 组，分别为中药伸筋活血合剂内服组、蒸敷方外敷组、手法组、综合治疗组。每组 35 例。各组患者性别、年龄、病程等基线资料见表 7－1。

表 7－1　各组入组者基线资料

| 组　别 | 男（例） | 女（例） | 平均年龄（岁） | 平均病程（月） |
| --- | --- | --- | --- | --- |
| 内服组 | 11 | 24 | 46.5±9.5 | 15.7±7.1 |
| 外敷组 | 10 | 25 | 47.5±9.7 | 18.6±6.2 |
| 手法组 | 11 | 24 | 42.7±8.1 | 16.7±8.4 |
| 综合组 | 9 | 26 | 45.3±8.8 | 15.3±5.2 |

根据统计各组患者的性别、年龄、病程等基线资料差异均无统计学意义（$P>0.05$），具有可比性。

### 3. 治疗方法

内服组：予以口服魏氏秘方，瑞金医院院内制剂伸筋活血合剂。每日 2 次，每次 15 毫升。伸筋活血合剂组成：伸筋草、当归、狗脊、乳香、没药、牛膝、白芍、木瓜、秦艽、甘草、杜仲、川断、桑寄生等。外敷组：予以魏氏验方蒸敷方外用热敷，蒸敷方主要由当归、羌活、独活、威灵仙、虎杖、红花、香加皮、络石藤、桂枝、扦扦活等组成。将方中药打碎，装纱布袋。热敷前先隔水加热 15 分钟，之后将药袋放在腰腿疼痛部位进行热敷。每日 2 次，每次 30 分钟。手法组：予以手法治疗，隔日 1 次。具体操作见《魏指薪治伤手法与导引》一书中腰部手法中的"腰椎间盘突出症"手法[8]，主要包括：① 俯卧位手法：点揉腰背；提拉腰部；点、按、揉居髎穴；点揉腰背部痛点；按抖腰部；叩推腰背；② 仰卧位手法：悬足压膝。综合组：以上三种方法同时进行。所有治疗 30 日为 1 个疗程，疗程结束后进行评价。

### 4. 观察指标

（1）目测类比疼痛评分法（visual analogue scale，VAS）　评定疼痛缓解情况。

（2）Oswestry 功能障碍指数问卷表（Oswestry disability index，ODI）　作为腰椎间盘突出症症状的疗效评定标准，ODI 是临床上最多用于腰痛患者自我量化功能障碍的问卷调查表[9]。

（3）SF‐36 量表　该量表是一个被普遍认可的生存质量测评工具[10]，综合评分越高，表明生存质量越好。

（4）表面肌电图评定　采用表面肌电图仪对其进行腰脊旁肌（骶棘肌及多裂肌等）EMG 检查。主要分析肌电图中的中位频率的斜率（MFs），及平均肌电图波幅（AEMG 波幅），从而以评定腰椎脊旁肌的功能状态。

## 二、结果

### 1. VAS 评分比较

各组患者不同阶段 VAS 评分比较见表 7‐2。

表 7‐2　各组患者治疗前后 VAS 评分比较

| 组　别 | 人　数 | 治疗前* | 治疗后 | $P$（治疗前后） |
|---|---|---|---|---|
| 内服组 | 35 | $7.53\pm1.31$ | $4.67\pm2.10$ | $P<0.05$ |
| 外敷组 | 35 | $7.44\pm1.36$ | $4.65\pm2.01$ | $P<0.05$ |
| 手法组 | 35 | $7.43\pm1.26$ | $4.49\pm1.97$ | $P<0.05$ |
| 综合组 | 35 | $7.38\pm1.06$ | $3.03\pm1.29$ | $P<0.01$ |

* 各组在治疗前 VAS 分值无显著性差异（$P>0.05$）。

表 7-2 说明经过 1 个月治疗后，各组与治疗前比较均有明显的腰痛改善。差异有统计学意义（综合组 $P<0.01$，其他组 $P<0.05$）。综合组在腰痛改善方面要优于其他各组。治疗前各组之间分值无显著性差异，治疗后综合组与其他各组统计学上也有显著性差异（$P<0.05$）。其他各组之间两两比较无显著性差异（$P>0.05$）。

**2. Oswestry 功能障碍指数评定**

比较结果见表 7-3。

表 7-3　各组患者治疗前后 ODI 指数比较

| 组　别 | 人　数 | 治疗前* | 治疗后 | P（治疗前后） | 前后差 |
|---|---|---|---|---|---|
| 内服组 | 35 | $56.25\pm11.04$ | $47.80\pm10.51$ | $P<0.05$ | $9.80\pm4.06$ |
| 外敷组 | 35 | $57.49\pm11.14$ | $45.73\pm9.56$ | $P<0.05$ | $13.56\pm5.26$ |
| 手法组 | 35 | $56.29\pm11.70$ | $41.33\pm11.03$ | $P<0.01$ | $21.30\pm10.40^\Delta$ |
| 综合组 | 35 | $57.38\pm11.73$ | $34.76\pm8.23$ | $P<0.01$ | $23.02\pm7.45^\Delta$ |

注：* 各组治疗前 ODI 指数比较均无显著性差异（$P>0.05$）。$\Delta$ 与内服组和外敷组相比有统计学差异（$P<0.05$）。

从表 7-3 可以看出，各组在治疗前后，ODI 指数均有显著性差异（内服组和外敷组 $P<0.05$，手法组和综合组 $P<0.01$）说明魏氏伤科各治疗方法对腰椎间盘突出症均有一定的疗效。相对而言，综合组疗效最优，手法组次之。比较各组治疗前后差值，手法组和综合组较其他两组之间有统计学差异（$P<0.05$），而手法组和综合组之间无统计学差异（$P>0.05$），其他两组之间也无显著性差异（$P>0.05$）。

**3. 生存质量比较情况**

生存质量比较情况见表 7-4。

表 7-4　各组患者治疗前后 SF-36 评分情况比较

| 组　别 | 人　数 | 治疗前* | 治疗后 | P（治疗前后） |
|---|---|---|---|---|
| 内服组 | 35 | $49.68\pm5.42$ | $53.22\pm4.63$ | $P<0.05$ |
| 外敷组 | 35 | $49.24\pm7.19$ | $54.36\pm4.12$ | $P<0.05$ |
| 手法组 | 35 | $49.72\pm5.39$ | $61.17\pm4.23^\Delta$ | $P<0.01$ |
| 综合组 | 35 | $49.12\pm5.97$ | $73.75\pm9.85^\#$ | $P<0.01$ |

注：* 各组治疗前 SF-36 评分比较均无显著性差异（$P>0.05$）。$\Delta$ 与内服组和外敷组相比有统计学差异（$P<0.05$）。# 与其他三组比较均有显著性差异（$P<0.01$）。

根据统计各组治疗前 SF-36 评分比较均无显著性差异（$P>0.05$），有可比性。各组在治疗前后，SF-36 评分情况均有显著性差异（内服组和外敷组 $P<0.05$，手法组和综合组 $P<0.01$）。说明魏氏伤科各治疗方法对腰椎间盘突出症均有一定的疗效。相

对而言，综合组疗效最优，手法组次之。比较各组治疗后评分值，内服组和外敷组之间无显著性差异（$P>0.05$），手法组较其他两组之间疗效较好，有统计学差异（$P<0.05$），而综合组分值又高于手法组，而且两者之间有显著性差异（$P<0.01$）。

**4. 表面肌电图评价**

对于表面肌电图的检测，主要观察平均肌电波幅 AEMG、中位频率斜率 MFs 两个指标，分别为时域指标和频域指标。分别以用来评价肌力的大小和腰部肌肉耐力的情况。各组治疗前后肌电图检测指标见表 7-5。

表 7-5　各组 AEMG 和 MFs 变化情况比较

| 组　别 | | AEMG | MFs |
|---|---|---|---|
| 内服组* | 治疗前 | 37.74±5.17 | −(26.12±9.75) |
| | 治疗后 | 43.02±6.67^Δ | −(23.72±7.13) |
| 外敷组# | 治疗前 | 38.47±7.12 | −(27.96±11.65) |
| | 治疗后 | 42.89±7.18^Δ | −(23.49±10.17) |
| 手法组# | 治疗前 | 38.89±7.26 | −(26.92±12.37) |
| | 治疗后 | 44.23±8.13^Δ | −(22.14±10.83) |
| 综合组# | 治疗前 | 39.37±7.29 | −(27.04±14.17) |
| | 治疗后 | 49.53±7.67^Δ | −(17.78±7.97)^Σ |

注：*2 个指标治疗前后有显著性差异（$P<0.01$），#2 个指标治疗前后有显著性差异（$P<0.05$）。Δ治疗后各组 AEMG 数值无显著性差异（$P>0.05$）。Σ治疗后 MFs 数值上，综合组较其他各组有显著性差异（$P<0.05$）。

从表 7-5 可以看出，各组治疗前后在 2 个观察指标上均有显著性差异（综合组 $P<0.01$，其他三组 $P<0.05$）。说明魏氏各疗法对恢复腰部肌力和肌肉耐力均有帮助。治疗后各组 AEMG 数值无显著性差异（$P>0.05$）。治疗后 MFs 数值上，综合组较其他各组有显著性差异（$P<0.05$），说明综合组对于腰部肌肉耐力的恢复效果更好。

**5. 安全性评价**

在本次研究中，未见有特殊不良反应出现。

## 三、讨论

腰椎间盘突出症是临床最常见疾病之一，是引起腰腿痛主要原因，随着人们生活方式的变化，其发病年龄有年轻化倾向。该病不但严重影响患者的生活质量，而且也严重影响患者的工作能力，给患者家庭及社会带来巨大的经济损失。而相关研究表明，在远期疗效上，手术与非手术治疗腰椎间盘突出症，疗效无显著性差异[11]。所以，到目前为止，应用药物、针灸、推拿、理疗等非手术治疗依然在腰突症的治疗中占据着重要地位。而魏氏伤科多年来在治疗腰突症上有自己独到的特色疗法，也已有相关报道[12, 13]。具体来说，魏氏伤科经验秘方伸筋活血汤（即院内制剂伸筋活血合剂）内服，蒸敷方外用湿热敷，结合魏氏伤科特色手法治疗是腰椎间盘突出症的基本特色疗法。

根据腰椎间盘突出症的临床症状及体征，可将其归属于中医学的"腰痛"、"痹证"等范畴。《证治准绳·腰痛》有云："有风、有湿、有寒、有热、有闪挫、有瘀血、有滞气、有痰积，皆标也；肾虚其本也。"魏氏伤科也认为腰突症是由于外伤、劳损、肾气不足和外感风寒湿热之邪，邪注经络，引发经络阻闭，瘀滞不通所致；或与年高、劳倦、肾气衰退直接相关。故治疗应祛风湿、活气血、通经络，止痹痛、兼补肝肾，强筋骨。因此在用药上，魏氏伤科治疗腰椎间盘突出症主要应用伸筋活血汤内服、蒸敷方外用湿热熏蒸治疗。

伸筋活血汤以前是普通汤剂，后为了便于服用以及推广，改为浓缩糖浆剂，制成瑞金医院院内制剂，称伸筋活血合剂，至今亦有40余年。方中君药为伸筋草，别名舒筋草、牛尾卷、龙须草等，味微苦、辛，性温。归肝、脾、肾经。有舒筋活血，祛风散寒止痛的作用，配桑寄生、狗脊、续断等既可强筋骨、补肝肾又能祛风湿、通行血脉。配白芍、甘草以酸甘化阴，舒筋解肌，活血通经；方中木瓜为舒筋活络常用药物，可益筋走血而奏活血通经之效；制乳没、当归活血化瘀止痛，川牛膝、秦艽合用祛风化湿通络。诸药合用，共奏祛风通络、活血止痛、舒筋解肌和补肝肾、强筋骨之功效。

中医熏洗法其由来也久。早在《五十二病方》就记载外伤疾病有用以外敷的药剂。现代医学研究也表明湿热敷对腰腿痛有一定疗效，其作用机制可能是热刺激导致组织释放三磷腺苷（ATP），ATP在细胞外迅速降解为腺苷，腺苷通过激活受体发挥镇痛作用[14]。魏氏伤科熏蒸方是将配方药物经加工粉碎成细末，装入布袋中，隔水蒸热，热敷患处。蒸敷方在瑞金医院使用也有40余年历史，方中当归、红花活血化瘀止痛；扦扦活、路路通是合用既能活血止痛，又可祛风通络，化湿消肿；络石藤善走经络，通达四肢，能舒节活络，宣通痹痛；虎杖根则长于破瘀通经，合以桂枝、羌活温通经络开痹；再配以五加皮则以散风、燥湿、驱寒。全方共达活血、祛风通络、宣痹止痛之功效。

注重手法调治为魏氏伤科重要的治伤思想和手段。魏指薪曾有云："手法能触摸其外，测知其内；能拨乱反正，正骨入穴；能使经筋归复常度；能开气窍引血归经。"魏氏伤科治疗腰椎间盘突出症中重视手法的运用，可使腰椎局部关节重新调整到平衡状态，从而达到顺气活血、骨正筋柔的作用。

此次研究中，用VAS疼痛量表来评价药物对腰椎间盘突出症最主要的症状即疼痛的作用，用Oswestry功能障碍指数评分来评价患者功能恢复情况，用SF-36量表来评价患者的生活质量，用表面肌电图测定来描述和评价腰部肌肉的功能和协调性。整个评价方法较为实际客观。结果显示魏氏伤科各治疗方法对腰椎间盘突出症的治疗均有明确的治疗效果。相比较而言，内服外用联合手法综合治疗，疗效最佳。手法治疗效果次之。说明应用魏氏伤科经验方法特色治疗腰椎间盘突出症，确能缓解腰腿疼痛，改善功能，从而提高生活质量，值得推广运用。当然，疗程的如何确定，哪几种方法在急性或慢性期配伍疗效更佳，这些都有待于我们进一步研究。

# 第三节　魏氏伤科督脉经手法及蒸敷方治疗腰椎间盘突出症的临床研究

## 一、研究对象与方法

### 1. 对象选取

研究对象选取 2009 年 10 月至 2010 年 7 月在上海市瑞金医院伤科就诊的腰椎间盘突出症（LDH）患者 105 例，其中男性 56 例，女性 49 例，年龄 20～55 岁，病程 1～12 个月。所选患者随机分为魏氏督脉经手法治疗组、蒸敷方湿热敷组及对照组，每组各 35 例，其中手法治疗组男性 15 例、女性 20 例，热敷组男性 17 例、女性 18 例，对照组男性 13 例、女性 22 例（表 7 - 6）。两组患者在性别、年龄、病情等方面均无明显差异。入选患者均通过 MRI 检查确诊，并符合国家中医药管理局 1994 年《中医病证诊断疗效标准》和胡有谷编著《腰椎间盘突出症》诊断标准。同时排除腰椎滑脱、腰椎管狭窄、股骨头坏死、腰椎结核、血管性疾病、肿瘤等疾病对于大块髓核突出引起严重神经功能障碍者、马尾神经受压者及有其他手术指征者也不纳入研究范畴。

表 7 - 6　各组患者一般情况

| 组　别 | 人数 | 男 | 女 | 年龄 | 病程 |
|---|---|---|---|---|---|
| 手法组 | 35 | 15 | 19 | 44.49±14.19 | 4.11±3.91 |
| 热敷组 | 35 | 13 | 22 | 48.83±11.01 | 4.4±3.86 |
| 对照组 | 35 | 14 | 21 | 46.11±14.44 | 3.88±3.85 |

### 2. 手法操作

本手法参照《魏指薪治伤手法与导引》一书中的督脉经手法操作步骤。

（1）俯卧位

① 点揉背部。② 提拉腰部。③ 点、按、揉居髎穴。④ 提腿点揉。⑤ 按抖腰部。⑥ 叩推腰背。

（2）仰卧位

悬足压膝。以上手法完毕后作为一节，连做三节，作为一次手法。疗程：隔日 1 次，持续 1 个月。

### 3. 热敷方法

将蒸敷方的各组成中药打碎，并用纱布袋装好，装成药袋。热敷前先隔水加热一刻钟，之后将药袋放在腰部进行热敷。热敷过程中为免烫伤皮肤，需定时更换热敷位置。20～30 分钟后，等到患者感觉不到热了，就结束一次热敷。一般每日 2 次。

### 4. 对照组

该组患者予以美洛昔康口服，每次 7.5 毫克，每日 1 次，30 日为 1 个疗程。同时采用 TL－30D 微型电脑牵引床对患者进行腰椎牵引治疗，患者取仰卧位，牵引重量约为体质重的 1／3，根据患者年龄、体重及承受度加减牵引力度，每次牵引 30 分钟。

### 5. 观察指标

（1）目测类比定级法（VAS 评分）　VAS 评估标准：0 为无痛；1～4 级轻微疼痛；5～6 级中度疼痛；7～9 级严重疼痛；10 级剧烈疼痛。

（2）日本骨科学会（JOA）腰痛评估表　该评分表包括主观症状（腰痛、腿痛或麻、步行能力）、体征（直腿抬高、感觉障碍、运动障碍）、日常生活活动受限、膀胱功能共 4 个方面 8 项评价内容，满分 29 分。评分 25～29 分为优；16～24 分为良；10～15 分为中；<10 分为差。

（3）Oswestry 功能障碍指数（Oswestry disability index，ODI）评定　Oswestry 功能障碍指数是用于腰痛患者自我量化功能障碍的问卷调查表，原始表共有 10 项，每项有 6 个备选答案（分值 0～5 分，0 分表示无任何功能障碍，5 分表示功能障碍最明显）。将 10 个项目的选择答案相应得分累加后，计算其占 10 项最高分合计（50 分）的百分比，即为 Oswestry 功能障碍指数。0％为正常，越接近 100％则功能障碍越严重。量表中主要包括疼痛（疼痛程度、痛对睡眠的影响）、单项功能（提／携物、坐、站立、行走）和个人综合功能（日常活动能力、性生活、社会活动和郊游）3 方面的评定。由于考虑到我国的具体情况，故在实际操作中删除性生活一项，从 9 个方面对患者进行综合评定，最高得分为 45 分。

计算 ODI 功能障碍指数则为受试者实际得分占 9 项最高分合计（45 分）的百分比，即实际累计分÷45×100％。

**6. sEMG 检查**

采用芬兰 ME 3000P 型表面肌电图仪。患者取俯卧位接受腰背肌等长收缩测试,下半身用皮带在臀、膝、踝处把下半身固定于检查床上,髂前上棘位于床缘,上半身用滑动椅支撑。测试时移去滑动椅,嘱受试者用力保持上、下身在同一水平上,持续至受试者不能耐受,同时记录肌电。随后分析平均肌电图波幅(AEMG)和中位频率的斜率(MFs)。

**7. 观察时间点**

治疗前及治疗后 1 个月、3 个月、6 个月及 12 个月,分别对患者进行一次疼痛的视觉模拟评分、腰椎功能评定、Oswestry 功能障碍指数评定。另外,在治疗前及治疗 1 个月、3 个月、6 个月及 12 个月时分别对患者进行一次腰脊旁肌表面肌电图测定。

**8. 统计学分析**

数据以 $\bar{x} \pm s$ 表示,采用 SPSS17.0 进行数据处理。治疗前、后组内疗效评价采用 $t$ 检验,组间疗效采用 $\chi^2$ 检验。$P < 0.05$ 表示差异有显著意义。

## 二、结果

**1. 治疗前后患者疼痛程度变化情况**

治疗后 1 个月,各组的疼痛程度均有明显减轻,较治疗前相比具有显著性差异($P < 0.05$)。且各治疗组患者的疼痛程度缓解明显加快,尤其是手法及热敷联合治疗组患者的疼痛程度与对照组相比具有显著性差异($P < 0.05$),而手法组与热敷组患者的疼痛缓解程度与对照组患者相比无显著性差异($P > 0.05$)。各治疗组患者之间的疼痛程度无显著性差异($P > 0.05$)。

治疗后 3 个月,三组患者的疼痛程度均继续减轻($P < 0.05$),且手法治疗组患者的疼痛程度较对照组相比差异明显($P < 0.05$);而单纯热敷组患者的疼痛程度虽较对照组患者为轻,但无统计学差异($P > 0.05$)。

治疗后 6 个月,三组患者的疼痛均已明显减轻,变为轻度疼痛,与治疗 3 个月时相比差异明显($P < 0.05$)。虽然如此,但各治疗组患者的疼痛程度与对照组患者相比依然差异明显($P < 0.05$)。而各治疗组患者之间的疼痛程度无显著差异($P > 0.05$)。

治疗 12 个月后,三组患者的疼痛程度大幅度好转,患者均为轻微疼痛($P < 0.05$),但从统计学来看,治疗组患者的疼痛程度仍然较对照组轻,且具有统计学意义($P < 0.05$),而各治疗组之间无明显差异($P > 0.05$)见表 7 - 7。

表7-7　各组在治疗过程中不同时间点的疼痛程度状况

| | 手法组 | 热敷组 | 对照组 |
|---|---|---|---|
| 治疗前 | 6.74±1.31 | 7.2±1.43 | 6.69±1.37 |
| 治疗后1个月 | 4.89±1.49 | 4.57±1.09 | 5.14±1.33 |
| 治疗后3个月 | 2.57±0.98 | 2.94±1.14 | 3.4±0.91 |
| 治疗后6个月 | 1.23±0.97 | 1.26±1.07 | 1.77±1.14 |
| 治疗后12个月 | 0.63±0.81 | 0.89±1.05 | 1.4±1.12 |

### 2. 治疗前后患者腰椎功能变化情况（JOA）

治疗后1个月，三组患者的腰椎功能状况均有不同程度的好转，与治疗前相比均有明显好转（$P<0.05$），但各治疗组患者腰椎功能恢复状况明显优于对照组，差异显著（$P<0.05$）。虽然从数值上来看，手法组患者的腰椎功能状况最好，但与热敷组患者相比无显著性差异（$P<0.05$）。各组的改善率为：手法组26.7%、热敷组18.78%、对照组9.44%。

治疗后3个月，三组患者的腰椎功能继续改善，且治疗1个月时相比具均有明显差异（$P<0.05$）。组间比较表明，两治疗组患者的腰椎功能状况明显优于对照组，差异明显（$P<0.05$）。手法组患者的腰椎功能状况明显好于热敷组患者（$P<0.05$）。各组的改善率为：手法组49.2%、热敷组33.37%、对照组24.61%。

治疗后6个月，四组患者的腰椎功能继续改善，且手法组、热敷组及对照组患者的腰椎功能改善程度与治疗3个月时相比具有明显差异（$P<0.05$）。组间比较表明，两治疗组患者的腰椎功能状况仍然优于对照组患者，差异明显（$P<0.05$）。治疗组患者之间的腰椎功能状况相比无明显差异（$P>0.05$）。各组的改善率为：手法组76.93%、热敷组74.24%、对照组45.16%。

治疗后12个月，患者腰椎功能状况与治疗6个月是相似。三组患者的腰椎功能继续改善，且各自与治疗6个月时相比均有显著差异（$P<0.05$）。两治疗组患者的腰椎功能状况仍然优于对照组患者，差异明显（$P<0.05$）。而两治疗组患者之间的腰椎功能状况相比无明显差异（$P>0.05$）。各组的改善率为：手法组92.39%、热敷组90.87%、对照组61.87%，见表7-8。

表7-8　各组患者在治疗过程的不同时间点的腰椎功能状况

| | 手法组 | 热敷组 | 手法+热敷组 | 对照组 |
|---|---|---|---|---|
| 治疗前 | 11.4±3.91 | 11.8±2.89 | 11.4±3.93 | 12.06±2.81 |
| 治疗后1个月 | 16.1±1.52 | 15.03±2.53 | 15.77±2.65 | 13.66±2.67 |
| 治疗后3个月 | 20.06±1.92 | 17.54±2.05 | 20.69±2.14 | 16.23±2.59 |

续 表

|  | 手法组 | 热敷组 | 手法＋热敷组 | 对照组 |
|---|---|---|---|---|
| 治疗后 6 个月 | 24.94±1.55 | 24.57±1.5 | 25.31±1.91 | 19.71±2.87 |
| 治疗后 12 个月 | 27.66±1.59 | 27.43±1.29 | 28.17±1.07 | 22.54±2.54 |

### 3. Oswestry 功能障碍指数（ODI）

治疗前，各组患者的 ODI 无明显差异（$P>0.05$）。

治疗后 1 个月，三组患者的 ODI 均有显著提升，与各自治疗前相比均具有显著差异（$P<0.05$）。两治疗组患者的 ODI 均明显优于对照组患者（$P<0.05$）。而两治疗组患者之间的 ODI 无明显差异（$P>0.05$）。

治疗后 3 个月，三组患者的 ODI 继续明显提升，各自与治疗 1 个月时相比提升显著（$P<0.05$）。手法组与热敷组患者的 ODI 均优于对照组患者（$P<0.05$），但手法组与热敷组患者的 ODI 无明显差异（$P>0.05$）。

治疗后 6 个月，三组患者的 ODI 与各自治疗 3 个月时相比有明显提高（$P<0.05$）。手法组、热敷组患者的 ODI 明显优于治疗组（$P<0.05$）。

治疗后 12 个月，患者的 ODI 与治疗后 6 个月相似。三组患者的 ODI 与各自治疗 6 个月时相比有明显提高（$P<0.05$）。手法组、热敷组患者的 ODI 明显优于治疗组（$P<0.05$），但其两组之间的患者的 ODI 无差异（$P>0.05$）。

### 4. AEMG 和 MFs 情况

治疗前，各组患者腰脊旁肌的 AEMG 基本无明显差异（$P>0.05$）。

治疗后 1 个月，各组患者的腰部脊旁肌的 AEMG 均有明显改善，且与各自治疗前性比，差异显著（$P<0.05$）。同时，组间比较表明，两治疗组患者的腰脊旁肌的 AEMG 与对照组相比具有显著差异（$P<0.05$），而两治疗组之间各患者腰脊旁肌的 AEMG 无明显差异（$P>0.05$）。

治疗后 3 个月，三组患者的腰脊旁肌的 AEMG 继续上升，与各自治疗时 1 个月相比具有显著差异（$P<0.05$）。组间比较表明，两组治疗组患者的腰脊旁肌的 AEMG 明显高于对照组，显著差异（$P<0.05$）。另外，两治疗组之间相比表明，手法组患者腰脊旁肌的 AEMG 明显高于热敷组（$P<0.05$）。

治疗后 6 个月，三组患者的腰脊旁肌的 AEMG 继续上升，与各自治疗时 3 个相比具有显著差异（$P<0.05$）。组间比较表明，两组治疗组患者的腰脊旁肌的 AEMG 与对照组相比具有显著差异（$P<0.05$），而两治疗组之间各患者腰脊旁肌的 AEMG 无明显差异（$P>0.05$）。

治疗后 12 个月，手法组及对照组患者的 AEMG 与治疗 6 个月时相比明显上升（$P<$ 0.05）；热敷组患者的 AEMG 与治疗 6 个月时相比虽然也有升高，但无统计学意义（$P>$ 0.05）。组间相比表明，两治疗组患者腰脊旁肌的 AEMG 无明显差异（$P>0.05$），且对照组患者腰脊旁肌的 AEMG 与两治疗组相比也无明显差异（$P>0.05$）（表 7‐9）。

**表 7‐9　各组患者在治疗过程的不同时间点的 AEMG**

| | 手法组 | 热敷组 | 手法＋热敷组 | 对照组 |
| --- | --- | --- | --- | --- |
| 治疗前 | 38.15±5.12 | 37.02±5.48 | 38.61±6.37 | 39.03±7.42 |
| 治疗后 1 个月 | 53.62±7.72 | 50.39±8.2 | 54.37±6.25 | 45.96±6.78 |
| 治疗后 3 个月 | 76.4±6.39 | 74.12±4.2 | 77.87±3.31 | 70.57±4.46 |
| 治疗后 6 个月 | 89.56±10.19 | 89.57±6.2 | 92.77±6.1 | 81.29±9.79 |
| 治疗后 12 个月 | 91.73±7.46 | 91.56±3.92 | 92.01±6.57 | 89.15±4.82 |

**5. 中位频率的斜率（MFs）**

表 7‐10 是各组患者在治疗过程的不同时间点的检测所获得的 MFs，治疗前，各组 MFs 相比无明显差异（$P>0.05$）。

治疗 1 个月后，各组患者的 MFs 均有改善，且较各自治疗前相比均有显著差异（$P<0.05$）。组间比较表明，三治疗组患者的 MFs 优于对照组（$P<0.05$）；而三组治疗组之间相比，患者的 MFs 无明显差异（$P>0.05$）。

治疗 3 个月后，四组患者的 MFs 都有改善，且较各自治疗 1 个月时相比均有显著差异（$P<0.05$）。组间比较表明，三治疗组患者的 MFs 优于对照组（$P<0.05$）；而三组治疗组之间相比，患者的 MFs 无明显差异（$P>0.05$）。

治疗后 6 个月，四组患者的 MFs 都有改善，且较各自治疗 3 个月时相比均有显著差异（$P<0.05$）。组间比较表明，手法组、手法及热敷联合治疗组患者的 MFs 与对照组相比差异显著（$P<0.05$），而热敷组患者的 MFs 与对照组相比无显著差异（$P>0.05$）。

治疗后 12 个月，四组患者的 MFs 与各自治疗 12 个月时相比显著改善（$P<0.05$）。组间相比表明，手法组、热敷组、手法及热敷联合治疗组、对照组各组患者的 MFs 无明显差异（$P>0.05$）（表 7‐10）。

**表 7‐10　各组患者在治疗过程的不同时间点的 MFs**

| | 手法组 | 热敷组 | 手法＋热敷组 | 对照组 |
| --- | --- | --- | --- | --- |
| 治疗前 | −（0.487 1± 0.255 3） | −（0.456 7± 0.307 4） | −（0.487 3± 0.272 9） | −（0.462 8± 0.322 5） |

续　表

| | 手法组 | 热敷组 | 手法＋热敷组 | 对照组 |
|---|---|---|---|---|
| 治疗后 1 个月 | −(0.236 5±0.143 4) | −(0.243 4±0.129 9) | −(0.232 5±0.127 4) | −(0.322 6±0.187 5) |
| 治疗后 3 个月 | −(0.148 7±0.090 2) | −(0.166 4±0.066 5) | −(0.149 3±0.079 5) | −(0.232±0.129 7) |
| 治疗后 6 个月 | −(0.101 1±0.049 3) | −(0.124 8±0.048 5) | −(0.105 1±0.050 3) | −(0.141 5±0.071) |
| 治疗后 12 个月 | −(0.061 5±0.031 2) | −(0.064 5±0.034 7) | −(0.076 2±0.055 9) | −(0.078 7±0.045 6) |
| 治疗后 18 个月 | −(0.052 7±0.031 2) | −(0.051 8±0.032 4) | −(0.064 3±0.044) | −(0.066 1±0.044 3) |

## 三、讨论

腰椎间盘突出症（LDH）是临床上腰腿痛疾患最为常见原因之一，严重影响人们日常生活和工作。研究表明，通过保守治疗后绝大多数患者可活动临床治愈，只有约15％的患者需要手术治疗。在众多保守治疗方法中，中医传统疗法是治疗 LDH 的主要手段之一，比如手法和热敷，这已被众多研究所证实。但是，目前众多的关于此两种方法治疗腰椎间盘突症的临床研究主要集中在较为单一的疗效观察上，疗效标准不统一，且这些标准都是非定量的，这在很大程度上影响了疗效的评定。所以，如何更为客观有效地评价中医疗法治疗 LDH 的疗效，值得深入研究，这样才能更加促进中医疗法的优化。疼痛被认为是第五生命体征，也是 LDH 患者就诊的最为常见的原因，而且，疼痛也明显影响患者的腰椎功能甚至生活状况。本研究中，采用了 VAS 评分表对患者的疼痛程度进行了评估，VAS 评分是目前量化疼痛程度的主要方法之一。功能评定是骨伤科疾病治疗疗效的重要环节，本研究中采用日本整形外科学会于 1984 年制订的"腰椎疾患治疗成绩评分表（JOA）"作为腰椎功能评定的标准，来评定对腰腿痛患者的治疗效果。另外，我们还采用 Oswestry 功能障碍指数（Oswestry disability index, ODI）对患者进行评定，ODI 是腰痛的特异性评分系统，主要对患者的自我功能状态的主观评价进行评定，在脊柱外科领域应用十分广泛，众多研究表明 ODI 在腰腿痛患者的评定中具有良好的可信性，并将其作为"金标准"。通过 VAS 量表、JOA 评分表及 ODI 量表来对 LDH 患者进行了全面评价和分析，并加以量化，从而使评估更为客观、更具可信度。同时我们还采用表面肌电图（sEMG）对 LDH 患者脊旁肌功能进行检测及评定，使其更具可信度。

通过本研究，我们可获得如下结论：① 本研究中所采用的治疗方法，手法、热敷、口服非甾体消炎止痛药及腰椎牵引等，均能有效减轻腰椎间盘突出症患者疼痛程度、改善患者腰椎功能状况及恢复患者腰椎脊旁肌肉功能。② 虽然通过服用非甾体消炎止痛药及腰椎牵引也能起到良好地治疗，但相比而言，中医手法、热敷能更好地促进患者恢复，使患者疼痛程度下降得更快，腰椎功能恢复的更快，腰脊旁肌的功能也更好地修复。从而使患者少受病痛折磨，且缩短疗程，以更快地恢复生活及工作能力。③ 对于手法与热敷两种治疗方法比较而言，其均能有效减轻腰椎间盘突出症患者的疼痛程度，但手法治疗更能较快地促进患者腰椎功能恢复。④ 从本研究结果来看，对于腰椎间盘突出症患者，在治疗 3 个月后患者的症状及腰部功能会得到较大的改善，而且基本上在 6 个月左右是个分水岭，绝大部分患者在治疗 6 个月后均得到了较好的恢复。而长期以来，临床上对于腰椎间盘突出症患者是否需要手术的指征之一是患者是否经过正规的保守治疗 6 个月以上。本研究也为该手术指征提供了良好地佐证。

# 第四节 魏氏伤科经验方"伸筋活血合剂" 治疗腰椎间盘突出症临床研究

腰椎间盘突出症是引起下腰痛最常见的疾病之一[21]。是指由于腰椎间盘退行性变、纤维环破裂、髓核突出刺激或压迫神经根、马尾神经，表现为腰腿痛及麻木、无力等症状的一种综合征。对于腰突症，有手术治疗和保守治疗两种方法。目前国内外均有关学者报道大部分患者可通过保守治疗而得到治愈和缓解。而加强治疗效果，缩短治疗周期，降低治疗费用是骨伤科医生需进一步解决的问题。

魏氏伤科是沪上乃至国内外知名的骨伤科学术流派。其传统经验方剂"伸筋活血合剂"在治疗腰椎间盘突出症中具有很好的疗效，且无明显不良反应。为进一步观察其疗效及临床推广，自 2008 年 1 月至 2013 年 12 月采用该方药结合其他一般保守疗法治疗腰椎间盘突出症 110 例，取得良好效果。极大改善了患者的腰腿运动能力和日常生活能力。

## 一、资料与方法

### 1. 一般资料

共收集病例 110 例，均为瑞金医院伤科门诊或住院患者。所有病例诊断明确。

其中男性 58 例，女 52 例。年龄 24～63 岁，平均年龄 44 岁。病程 3 周至 4 年不等。两组患者性别、年龄、病程等基线资料差异均无统计学意义（$P > 0.05$），具有可比性。

**2. 诊断标准**

采用《中药新药治疗腰椎间盘突出症的临床研究指导原则》[22]及《腰椎间盘突出症》[23]中的有关标准的诊断标准：① 腰痛合并坐骨神经痛，直腿抬高试验阳性；② 腰椎棘突旁有明显压痛点，可伴有放射痛；③ 可伴有下肢肌力、感觉的异常；④ X 线片排除其他腰椎病变，显示腰椎生理曲度变直或椎间隙变窄、不等宽或椎体边缘有骨质增生；⑤ CT 或 MRI 示椎间盘突出或膨出。

**3. 病例纳入标准**

① 身体健康，年龄在 20～70 岁。② 符合上述诊断标准。

**4. 病例排除标准**

不符合上述诊断标准及纳入标准者；合并有严重腰椎管狭窄或腰椎滑脱患者；大块髓核突出引起严重神经功能障碍者、马尾神经受压者及有其他手术指征者；合并有心脑血管疾患、肝肾功能异常和造血系统、消化系统疾患、肿瘤以及其他各严重危及生命的原发性疾病者；各种原因不能坚持治疗完成临床研究者。

**5. 方法**

（1）分组方法　110 例患者，随机分成两组。采取推拿、牵引基础保守治疗的对照组 55 例，在一般治疗的基础上同时口服"伸筋活血合剂"的治疗组 55 例。所有患者均采用 VAS 视觉模拟疼痛评分[24]和用 Oswestry 功能障碍指数问卷表（Oswestry disability index, ODI）来观察疗效。两组患者治疗前，在 VAS 评分及 ODI 指数上无显著性差异。

（2）治疗方法　基础治疗对照组：给予常规手法治疗及牵引治疗，手法每周 2 次；牵引用机械牵引，隔日 1 次。药物治疗组：在基础治疗外给予"伸筋活血合剂"口服，"伸筋活血合剂"组成：伸筋草 9 g，当归 9 g，狗脊 9 g，乳香 9 g，没药 9 g，牛膝 9 g，白芍 9 g，木瓜 9 g，秦艽 4.5 g，甘草 3 g，杜仲 9 g，川断 9 g，桑寄生 9 g。每日 2 次，每次 15 mL。10 日为 1 个疗程。疗程间隙停药 3 日，再进入下 1 个疗程。共进行 3 个疗程后疗效评定。

**6. 观察指标及疗效标准**

治疗开始前结束后，疼痛采用 VAS 疼痛评分来评定疼痛缓解情况。采用 Oswestry 功能障碍指数问卷表（Oswestry disability index, ODI）作为腰椎间盘突出症症状的疗效评定标准。采用 ODI 评定时，将 ODI 进行分级，优：ODI 为 0～25%；良：ODI 为

26%～50%；中：ODI 为 51%～75%；差：ODI 为 76%～100%。患者同时行腰背部表面肌电图检测，主要观察指标为 MFs 及 AEMG 值。

**7. 统计方法**

数据采用 SPSS 17.0 统计软件包进行资料分析，计量资料以 $\bar{x}\pm s$ 描述，组间比较采用独立样本 $t$ 检验，组内治疗前后比较采用配对样本 $t$ 检验，$P<0.05$ 为有统计学意义。两组患者 ODI 指数比较采用 Ridit 分析，检验水准＝0.05。

## 二、结果

**1. VAS 评分比较**

两组患者不同阶段 VAS 评分比较见表 7-13。

表 7-13　两组患者不同阶段 VAS 评分比较（$\bar{x}\pm s$，分）

| | 治疗组 | 对照组 | $P$（组间） |
|---|---|---|---|
| 治疗前 | 7.49±1.17 | 7.53±1.31 | ＞0.05 |
| 治疗后 14 日 | 2.93±1.29 | 4.65±2.01 | ＜0.05 |
| $P$（治疗前后） | ＜0.01 | ＜0.05 | / |

由表 7-13 可见，两组患者经过 1 个疗程治疗后，两组患者治疗前后比较均有明显的腰痛改善。差异有统计学意义（治疗组 $P<0.01$，对照组 $P<0.05$）。而两组之间，治疗组腰痛改善方面要优于对照组，统计学上也有显著性差异。

**2. 两组患者治疗后 ODI 分级比较**

两组 ODI 指数分级比较见表 7-14。

表 7-14　两组患者治疗后 ODI 分级比较

| 组　别 | 优 | 良 | 中 | 差 | 合　计 |
|---|---|---|---|---|---|
| 治疗组 | 17 | 27 | 8 | 3 | 55 |
| 对照组 | 9 | 14 | 26 | 6 | 55 |
| 合　计 | 26 | 41 | 34 | 9 | 110 |

注：治疗组 95% CI＝（0.512 4，0.667 9），$R_{治}$＝0.589 7；对照组 95% CI＝（0.323 9，0.484 6），$R_{对}$＝0.405 2，置信区间不重叠，差异有统计学意义，治疗组优于对照组。

**3. AEMG 和 MFs 情况比较**

治疗组治疗后，腰部竖脊肌 AEMG 和 MFs 均有显著改善（$P<0.01$），对照组 AEMG 有明显改善（$P<0.01$）；两组治疗后 AEMG 和 MFs 相比，治疗组患者明显优于对照组（$P<0.01$），见表 7-15。

表 7-15 两组 AEMG 和 MFs 变化情况比较

| 组 别 | | AEMG | MFs |
|---|---|---|---|
| 治疗组 | 治疗前 | 37.75±5.07 | −(28.12±9.97) |
| (n=55) | 治疗后 | 52.61±7.54[*#] | −(15.08±7.09)[*#] |
| 对照组 | 治疗前 | 39.11±7.39 | −(27.74±19.81) |
| (n=55) | 治疗后 | 46.02±6.67[*] | −(23.92±7.41) |

注：与本组治疗前比较，* $P<0.01$；与对照组治疗后比较，# $P<0.01$。

## 三、讨论

腰椎间盘突出症是临床骨伤科常见病和多发病，并且其发病率逐年上升，严重影响着患者的生活质量和工作能力。自 1934 年美国哈佛医学院首次进行腰椎间盘摘除术以来，手术在治疗腰椎间盘突出症中已越来越常用。但很多时候手术并不能完全解决患者的症状[25]。据统计，手术治疗对患者疼痛的缓解率为 70%～80%，而患者满意率仅为 70% 左右[26]。所以，到目前为止，非手术治疗依然在腰椎间盘突出症的治疗中占据着主导地位。在众多保守治疗方法中，中医传统药物是治疗的主要手段之一，在腰椎间盘突出症的治疗中发挥了很大的作用。但是目前中医药治疗腰椎间盘突出症的研究中，临床观察指标往往不够统一，甚或多为非定量指标，很大程度上影响了疗效的评定，如何较为有效和客观的评价中药在治疗腰椎间盘突出症中的作用，值得深入研究。

本临床研究，用 VAS 疼痛量表来评价药物对腰椎间盘突出症最主要的症状即疼痛的作用。用 Oswestry 功能障碍指数评分来评价患者的生活情况。用表面肌电图测定来描述和评价腰部肌肉的功能和协调。整个评价体系较为客观实际。

腰椎间盘突出症属于中医学"腰腿痛"及"痹证"等范畴，故该病的发生发展与外力损伤、素体虚弱、先天肾气不足、外感风寒湿邪的侵袭及年高劳倦肾气衰退有直接关联。故治疗应祛风除湿、活血通络为主；同时兼补益肝肾，强壮筋骨[27]。伸筋活血合剂是国内外较有影响的老名医中医魏指薪教授的验方。是魏氏伤科最常用特色验方和秘方。首次曾记载于魏氏伤科专著《伤科常见疾病治疗法》。方中君药伸筋草乃魏氏伤科治伤要药，苦、辛、温，入肝脾经，有散寒除湿，舒筋通络之功效，合以秦艽、川牛膝逐痹舒筋，效宏力专。当归补血和血，同时又擅止痛。方中选用狗脊，苦甘、温、入肝肾经，取其补而能走之功，可补肝肾、除风湿、健腰脚、利关节。杜仲、桑寄生并用，前者善于补肝肾，强筋骨，后者性专祛风除湿，通调血脉，两者共用，功效倍之。除此之外，方中更添续断一味，加强补肾益肝、强壮筋骨、宣通百脉、通利关节以通痹起萎。本方中木瓜为舒筋活络常用药物，可益筋走血而奏活血通经之效。白芍养血和营，缓急止痛。乳香没药并用总在宣通脏腑，流通经络，散血定痛。诸药合用，以舒筋通络、活血止痛为其长，又兼补益肝肾，可谓通补兼施。

该方系魏氏伤科家传秘方之一，经过几代人长期临床应用，并早在 1958 年起就在瑞金医院伤科应用于临床。最早是汤剂，以后为了便于服用及携带又改为浓缩糖浆剂。该药组成药物其各味药材均为《中国药典》一部收载品种，均无毒性。无配伍禁忌。无饮食禁忌。且伸筋活血合剂疗效确切，价格低廉，故而深受医生及患者的欢迎。本临床观察亦表明，伸筋活血合剂配合一般手法、牵引等治疗对于腰椎间盘突出症效果确切。能明显缓解患者腰腿痛症状，提高患者生活质量，值得推广运用。

**参考文献**

[1] 燕铁斌，黄晓琳. 康复医学 [M]. 第5版. 北京：人民卫生出版社，2013：218-223.

[2] Schwarzer AC, Aprill CN, Derby R, et al. The prevalence and clinical features of internal disc disruption in patients with chronic low back pain [J]. Spine, 1995, 20 (17)：1878-1888.

[3] 周谋望，岳寿伟，何成奇等. "腰椎间盘突出症的康复治疗"中国专家共识 [J]. 中国康复医学杂志，2017, 32 (2)：129.

[4] 张燕，杨会生，姜国华. 腰椎间盘突出症非手术治疗方法研究进展 [J]. 中医药信息，2012, 29 (3)：132.

[5] 张启富. 腰椎间盘突出症非手术治疗综述 [J]. 颈腰痛杂志，2008, 29 (5)：477-480.

[6] 胡有谷. 腰椎间盘突出症 [M]. 北京：人民卫生出版社，2003：252.

[7] 中华人民共和国卫生部. 中药新药临床研究指导原则：第3辑 [S]. 1997：145.

[8] 李国衡整理. 魏指薪治伤手法与导引 [M]. 上海：上海科学技术出版社，1982：109-112.

[9] Sheahan PJ, Nelson-Wong EJ, Fischer SL. A review of culturally adapted versions of the Oswestry disability index：the adaptation process, construct validity, test-retest reliability and internal consistency [J]. Disabil Rehabil, 2015, 37 (25)：2367-2374.

[10] 李鲁，王红妹，沈毅. SF-36健康调查量表中文版的研制及其性能测试 [J]. 中华预防医学杂志，2002, 36 (2)：109-113.

[11] 陈新用，梁裕，曹鹏，等. 手术与非手术治疗腰椎间盘突出症远期疗效的比较评价 [J]. 中国矫形外科杂志，2012, 20 (7)：606-609.

[12] 刘涛，张昊. 伸筋活血汤治疗腰椎间盘突出症疗效观察 [J]. 陕西中医，2014, 35 (11)：1533-1534.

[13] 刘涛，李飞跃，张昊. 魏氏伤科经验方伸筋活血合剂治疗腰椎间盘突出症临床研究 [J]. 四川中医，2014, (32), 11：59-61.

[14] Goldman N, Chen M, Fujita T, et al. Adenosine A1 receptors mediate local anti-nociceptive effects

of acupuncture.［J］. Nat Neurosci，2010，13（7）：883 - 888.

［15］Schwarzer AC，Aprill CN，Derby R，et al. The prevalence and clinical features of internal disc disruption in patients with chronic low back pain［J］. Spine，1995，20（17）：1878 - 1883.

［16］南登昆节译. 腰痛病情计分表［J］. 国外医学-物理医学与运动医学分册，1981，1（2）：95.

［17］李世春，郭昭庆. 评分系统在腰椎疾患中的应用［J］. 中国脊柱脊髓杂志，2005，15（12）：758 - 761.

［18］张耘. 腰椎间盘突出症术后并发症临床分析［J］. 中医正骨，2005，17（5）：34.

［19］Rubin G，Raichel M，Tanzman M，et al. Posterior lumbar interbody fusion（PLIF stand-alone）for chronic low back pain［J］. Harefuah，2009，148（6）：367 - 369.

［20］包春宇，马长江. 独活寄生汤加减治疗腰椎间盘突出症疗效观察［J］. 中医正骨，2010，10（22）：11 - 12.

［21］Schwarzer AC，Aprill CN，Derby R，et al. The prevalence and clinical features of internal disc disruption in patients with chronic low back pain［J］. Spine，1995，20（17）：1878 - 1883.

［22］中华人民共和国卫生部. 中药新药临床研究指导原则：第三辑［S］. 1997：145.

［23］胡有谷. 腰椎间盘突出症［M］. 北京：人民卫生出版社，2003：252.

［24］李世春，郭昭庆. 评分系统在腰椎疾患中的应用［J］. 中国脊柱脊髓杂志，2005，15（12）：758 - 761.

［25］张耘. 腰椎间盘突出症术后并发症临床分析［J］. 中医正骨，2005，17（5）：34.

［26］Rubin G，Raichel M，Tanzman M，et al. Posterior lumbar interbody fusion（PLIF stand-alone）for chronic low back pain［J］. Harefuah，2009，148（6）：367 - 369.

［27］包春宇，马长江. 独活寄生汤加减治疗腰椎间盘突出症疗效观察［J］. 中医正骨，2010，10（22）：11 - 12.

# 第八章　膝骨关节炎诊疗方案及临床研究

## 第一节　魏氏伤科治疗膝骨关节炎诊疗方案

### 一、诊断标准

**1. 西医诊断标准**

（1）适用对象　膝骨关节炎 ICD‐10：M17。

（2）诊断标准　参照 2007 年中华医学会骨科学分会修订的《骨关节炎诊治指南》关于膝骨关节炎的诊断标准。

1）近 1 个月内反复膝关节疼痛。

2）X 线片（站立或负重位）示关节间隙变窄、软骨下骨硬化和（或）囊性变、关节缘骨赘形成。

3）关节液（至少 2 次）清亮、黏稠，WBC＜2 000 个／毫升。

4）中老年患者（≥40 岁）。

5）晨僵≤3 分钟。

6）活动时有骨摩擦音（感）。

注：综合临床、实验室及 X 线检查，符合第 1、第 2 条，或第 1、第 3、第 5、第 6 条，或第 1、第 4、第 5、第 6 条，可诊断为膝骨关节炎。

**2. 放射学病情分级标准**

依据 Kellgren‐Lawrence 法分为 5 级。

（1）0 级　正常。

（2）1 级　关节间隙可疑变窄，可能有骨赘。

（3）2 级　有明显骨赘，关节间隙可疑变窄。

（4）3 级　中等量骨赘，关节间隙变窄明确，有硬化性改变。

（5）4 级 大量骨赘，关节间隙明显变窄，严重硬化性病变及明显畸形。

**3. 中医证候诊断标准**

（1）**魏氏伤科对膝骨关节病机分析** 本病多属于"痹症"范畴，部分膝部肌筋无力疼痛也类似"痿症"。本病好发于年老体衰，肝肾亏损，精血不足者，或兼受风寒湿邪内侵，痰瘀凝滞，局部筋骨失养，经脉不畅所致，属本虚标实。魏氏伤科认为本病肝肾渐衰，气血不足，易致风寒湿侵淫留滞，瘀血阻滞临床最常见，多虚实夹杂。

（2）**中医证候诊断** 临床分实证，虚证及虚实夹杂证。

1）实证：① 风寒侵淫（风寒湿痹），即骨关节痹证实证未见热象者。症见骨关节疼痛、重着或肿胀，屈伸不利，局部不红不热，或有凉感，舌淡苔白，脉紧或迟。② 湿热留滞（风湿热痹），即骨关节痹证实证见热象者。症见骨节疼痛、着重或肿胀，屈伸不利，局部皮色红、有灼热感，身热口渴。舌红苔黄或腻，脉数。③ 瘀血阻滞（痛痹），症见骨关节痹证日久不愈，或局部有外伤史，骨节刺痛或肿胀固定不移，屈伸不利，局部或有硬结、瘀斑，皮色暗、干燥、无光泽，口干不欲饮，舌紫黯或有瘀斑，苔白或黄，脉涩。

2）虚证：① 气血亏虚，症见骨关节痹证日久，反复发作，或产后或年老患者，骨节酸痛，时轻时重，屈伸不便，稍劳、遇寒则重，或见骨节畸形，伴面黄少华，心悸乏力，自汗畏风，肌肉瘦削或肢麻，舌淡嫩，苔白或无苔，脉弱。② 脾肾阳虚，症见骨关节痹证日久不愈，骨节疼痛，关节僵硬或畸形，冷感明显，骨重不举，筋肉萎缩，伴面白无华，肢寒体冷，腰膝酸软，纳少便溏，夜尿多或五更泻，舌淡白，脉沉弱。③ 肝肾阴虚，症见骨关节痹证日久不愈，骨节疼痛，筋脉拘急，屈伸不利，不耐疲劳，甚则骨节畸形，伴烦躁，盗汗，头晕耳鸣，面部时有烘热，或持续低热，五心烦热，关节热痛，腰膝酸软，骨重不举，舌红少苔，脉弦细数。

（3）**虚实夹杂证**

1）气虚瘀血阻滞：膝关节退变病程较长，骨关节痹证严重，劳累后或有轻重不等外伤后致肿胀疼痛加重，行走不利。脉细涩或弦，舌质暗红。

2）瘀痰凝结：症见骨关节痹证日久，骨节刺痛，痛处不移，强直畸形，肌萎筋缩，骨节肿大，肤色紫暗，有痰核或瘀斑，伴面色暗黧，眼睑浮肿，或胸闷痰多，舌暗有瘀斑，苔白腻，脉弦涩。

## 二、膝骨关节炎魏氏伤科中医诊治方案

**1. 内治法**

（1）**中药汤剂**

1）风寒侵淫：治拟祛风散寒，温经通络；基本处方：大独活、炒防风、川桂枝、秦

艽、山萸肉、淮牛膝、鹿含草、制首乌、寻骨风、全当归、络石藤、路路通、川木瓜。

2）湿热滞留：治拟化湿利水，清热解毒；基本处方：炒黄柏、生米仁、川牛膝、茯苓、生地、赤芍、丹皮、苍术、银花、连翘壳、蚕砂、汉防己、生甘草。

3）瘀血阻滞：治拟活血化瘀，通络止痛；基本处方：落得打、生地、当归、赤白芍、乳香、没药、牛膝、丹参、紫草茸、苏木、泽兰、川芎、路路通。

4）气虚肾阳不足：治拟益气，温肾，坚强筋骨；基本处方：炙黄芪、潞党参、炒白术、淡苁蓉、鹿角片、仙灵脾、上肉桂、川续断、巴戟天、合欢皮、川牛膝、白芍、大枣。

5）血虚，肝肾阴虚：治拟养血育阴，滋补肝肾，强壮筋骨；基本处方：生熟地、枸杞、山药、白芍、萸肉、茯苓、阿胶、珠制首乌、丹皮、川牛膝、女贞子、陈皮。

6）气虚瘀血阻滞：治拟益气活血化瘀止痛；基本处方：生黄芪、生白术、杭白芍、川芎、当归、川牛膝、留行子、炙地鳖、徐长卿、延胡索、云茯苓、生甘草。

7）瘀血凝滞，湿浊蕴阻：治拟活血化瘀，通络化湿消肿；基本处方：落得打、大生地、地鳖虫、伸筋草、虎杖根、川木瓜、京赤芍、川牛膝、汉防己、紫丹参、蚕砂、赤小豆、左秦艽、平地木、苏方木、延胡索、生甘草等。

（2）**中药中成药**

1）活血化瘀止痛：乐松，化瘀汤，血栓通片。

2）舒筋活络、壮筋骨止痛：壮筋片。

**2. 外治法**

（1）**"消肿散"外敷治疗**　用于关节肿痛明显，多用于风湿热痹、风寒湿痹、痰瘀凝结。消肿散处方由芙蓉叶、落得打、赤小豆等组成。外用，每次 1 帖，1～2 日换药 1 次，2 周为一个疗程。

（2）**"下肢洗方"外洗治疗**　用于关节疼痛，屈伸不利。一般主要用于慢性期，多用于风寒湿痹、瘀血阻滞。组方组成：伸筋草、川牛膝、川木瓜、老鹳草、桑寄生、海桐皮、羌活、当归等。功效：疏通经络、祛风散寒、活血通络、止痛滑润筋膜。用法：煎水外洗患膝，每日 2 次，每次 20 分钟，6 周为 1 个疗程。

（3）**"三七巴布膏"外贴治疗**　用于关节疼痛肿胀，活动受限，可用于实证、虚证。虚实夹杂证均可。处方组成：续断、三七、白芨、自然铜、羌活、没药炭、荆芥、肉桂、蒲公英、落得打、皂角子、香橼皮、大黄、防风、五加皮、乳香炭、地鳖虫、茜草等组成。功效：活血退肿止痛。用法：外贴，每次 1～2 片，2 日换药 1 次，2 周为 1 个疗程。

### 3. 手法治疗

魏氏手法治疗：手法重点拿捏髌周、点揉痛点，搓揉髌上髌下，松动膝骱，推揉膝侧，按揉膝后。仰卧位髌周拿、点、揉：以拿、点、揉等手法放松髌骨周围组织。搓揉髌骨上下：用双手小鱼际置于髌骨上下边缘，来回搓揉 20～30 次。点揉痛点：用点揉手法对膝关节两侧痛点进行松解，点揉痛点后依关节活动情况，患膝屈曲 45°环动膝关节或伸屈活动。推揉膝关节两侧：沿大腿中部推揉至小腿中部，边推边揉，由上而下，或由下而上，每次 5～10 遍。最后患者俯卧位，弹拨膝后半腱肌、半膜肌及股二头肌，从大腿中上段后侧至小腿下段，从上至下及从下至上平推 10 余次，之后将患膝作屈曲活动，由轻而重约 10 次。每次约 20 分钟，每周治疗 2 次，6 周为 1 个疗程。患者如膝部肿胀明显，或伴局部灼热明显者，考虑为伴滑膜出积液明显者，不行手法治疗。

## 三、导引疗法——魏氏膝部导引治疗

### 1. 弹膝导引

（1）动作准备　两足并拢站立，两膝关节屈曲，患者弯腰以两手心按扶于两膝的髌骨上。

（2）动作步骤　两膝同时用力使膝关节猛然向后挺直，从屈曲位而变为过伸挺直位。在猛然向后挺直时的动作中两足所战的位置，也跟着向后移动。在突然停止时膝关节可能有活动声响，或稍有疼痛感，这都是正常现象。一屈一挺作为 1 节。一般做 5～10 节。

适应证：本法主要用于膝关节轻症，伸膝部分受限。

### 2. 和膝导引

（1）动作准备　患者站立，两足两膝并拢，而后使下肢呈半屈膝位，腰臀部微向前屈，两手心扶在两膝的髌骨上。

（2）动作步骤　第一步手扶两膝从左至右顺时针方向环转。第二步再由右向左逆时针方向环转。环转时动作要慢而柔和，顺势进行，不能过猛，使膝关节周围能产生摩擦，同时两手扶按髌骨时要扶紧着实，并起到推动环转的作用。左右各环转 5 次后作为一节，一般 3～5 节，每日 2～3 次。

适应症：本法用于膝关节扭伤后期或膝关节骨关节早中期关节活动不利者。

### 3. 叩膝导引

（1）动作准备　分为坐位式与卧位式两种。坐位式：坐于长凳上，膝关节以下置于凳外。卧位式：仰卧于床上，膝关节以下置于床沿外。

（2）动作步骤　依靠下肢力量，使膝关节不断作伸屈动作但以屈曲动作为主。一伸一屈作为一节。一般 30～50 节，一侧有病练一侧，两侧同病练两侧。

适应证：本法用于膝关节骨关节后期膝部肌肉萎缩者。

**4. 蹲膝导引**

（1）**动作准备**　两足分开（与肩同宽）站立于墙前，足跟距离墙根约一足的长度，身体的头部与背部可贴靠墙壁。

（2）**动作步骤**　背部贴墙壁徐徐蹲下，两手附于两膝上，自然呼吸 10 次左右，再慢慢站起。在锻炼时可能有气逆或两膝酸软沉重现象，这是正常反应，可继续锻炼。一般可蹲 5 次左右，每日 2～3 次锻炼。

适应证：本法用于膝关节外行后下蹲困难或膝骨关节炎膝部萎软无力、肌肉萎缩者。

注：上述导引方法可单独或合并应用，需结合病情具体情况予以增减。

# 第二节　魏氏手法联合外用蒸敷方治疗膝骨关节炎临床观察

膝骨关节炎（knee osteoarthritis，KOA）是一种以膝关节软骨变性、破坏及骨质增生为主要病理学特点的慢性关节病，主要表现为膝关节肿痛、骨质增生及活动受限等。重度骨性关节炎患者会出现严重的膝关节疼痛及畸形，导致患者膝关节活动严重受限，从而影响患者的行走及生存质量[1]。目前，对于此类疾病尚无特效的治疗措施，现代医学治疗该病多采用消炎镇痛药物和软骨保护剂等，对病情的控制尚不理想[2]。魏氏伤科为上海伤科八大家之一，其传统手法联合外用中药验方蒸敷方治疗 KOA 具有良好的效果，为此本课题对该方法治疗 KOA 进行临床疗效评价，同时对治疗后 KOA 患者的生存质量进行评定。

## 一、资料与方法

### 1. 病例选择

（1）**纳入标准**　符合中华医学会风湿病学分会制订的 KOA 诊断标准（2010 年）[3]且 Kellgren Lawrence 影像学分级为 1～3 级；年龄在 40～70 周岁；患者自愿作为受试对象，并签署知情同意书。

（2）排除标准

1）有活动性胃肠道、肾脏、肝脏疾病或凝血功能障碍的患者。

2）恶性肿瘤患者。

3）诊断为化脓性关节炎、痛风或急性膝关节创伤者。

4）原有膝部骨折史的患者。

5）治疗依从性差的患者。

**2. 一般资料**

共选取符合评价条件的 KOA 患者 71 例，均为 2015 年 1 月至 2016 年 8 月在上海交通大学医学院附属瑞金医院伤科门诊就诊的患者。按电脑随机数字表法将其分为治疗组、对照组，分别为 35 例、36 例。治疗组中男性 13 例，女性 22 例，平均年龄（58.7±12.6）岁；对照组男性 11 例，女性 25 例，平均年龄（56.4±11.4）岁。两组间在性别、年龄、病程严重程度等方面均无明显统计学差异（$P>0.05$）。

**3. 治疗方法**

治疗组患者按照《魏指薪治伤手法与导引》[4]中的操作步骤，对患者进行以下手法治疗：① 患者仰卧位，拿、点、揉髌骨周围；② 搓揉髌骨上下，用双手小鱼际置于髌骨的上下边缘，来回搓揉 20～30 次；③ 环动膝关节，医者一手固定患者的膝关节，一手握住患者踝部，并使患者膝关节屈曲，而后由内向外，由外向内，摇动小腿，范围由小到大使膝关节得到伸屈和旋转活动；同时点、揉膝关节两侧疼痛点；④ 推揉膝关节两侧，推揉时要沿大腿中部推揉至小腿中部，边推边揉，由上而下，或由下而上，每侧 5～10 次。上述四步手法作为一节，连作三节，作为一次手法。每周 2 次。另外，每位患者予以魏氏验方蒸敷方（主要由当归、羌活、独活、威灵仙、虎杖、红花、香加皮、络石藤、桂枝、扦扦活等组成）外敷。将蒸敷方中药打碎，装纱布袋。热敷前先隔水加热 15 分钟，之后将药袋放在膝关节周围进行热敷。每日 2 次，每次 30 分钟，30 日为 1 个疗程。对照组患者予以非甾体类消炎止痛药美洛昔康［商品名"莫比可"，勃林格殷格翰产品，批号（A20958）］口服治疗，每粒 7.5 毫克，每日 1 粒，30 日为 1 个疗程；同时嘱患者每日进行股四头肌功能锻炼。患者取仰卧位，膝关节主动单腿伸直抬高，高过对侧脚尖即可，但要求膝关节尽量伸直，踝关节背伸，抬高时间以患者可以忍受最大限度为宜[5]。抬高 1 次为 1 组，组间休息 1 分钟，每次进行 10 组，每日 2 次。

**4. 观察指标及方法**

分别于治疗前及治疗 1 个疗程后对各项观察指标进行评估。

（1）**疼痛改善程度评价**　采用目测类比疼痛评分法（visual analogue scale，VAS）。0 级为无痛，1～4 级为轻微疼痛，5～6 级为中度疼痛，7～9 级为严重疼痛，10 级为剧烈疼痛。

（2）**膝关节功能评分**　采用 Lysholm 膝关节功能评分量表[6]。包括跛行、需要支持、交锁、不稳定、疼痛、肿胀、上下楼梯、下蹲 8 个方面，每一项的最低得分为 0 分，最高得分 5 分、10 分、15 分或 25 分不等，总共为 100 分。

（3）**生存质量评定**　采用 SF-36 量表[7]，该量表是一个被普遍认可的生存质量测评工具，其包括躯体健康（PF）、躯体角色功能（RP）、躯体疼痛（BP）、总体健康（GH）、活力（VT）、社会功能（SF）、情绪角色功能（RE）、心理健康（MH）8 个维度。计分方法为根据各条目不同的权重，计算每个维度中各条目积分之和，得到每个维度的积分，再将积分转换为 0～100 的标准分。计算公式为：换算得分＝（实际得分－该方面的可能最低得分）/（该方面的可能最高得分－该方面的可能最低得分）× 100。8 个维度评分之和为综合评分，评分越高，表明生存质量越好。

（4）**综合疗效观察**　参照《中药新药治疗骨关节炎的临床研究指导原则》制订计分标准，将临床疗效分为临床控制、显效、有效、无效四级。临床控制：疼痛症状消失，关节活动正常；显效：疼痛症状基本消失，关节功能基本正常，能参加日常活动和工作；有效：疼痛基本消失，关节活动轻度受限，参加活动或工作的能力有改善；无效：未达到有效标准者。

**5. 统计学方法**

所有数据均采用 SPSS 19.0 软件进行统计分析。计量资料以 $\bar{x} \pm s$ 描述，组间比较采用独立样本 $t$ 检验，组内治疗前后比较采用配对样本 $t$ 检验，分类变量资料采用 $x^2$ 检验。以 $P < 0.05$ 为差异有统计学意义。

## 二、结果

### 1. VAS 评分情况

治疗前，两组患者疼痛程度 VAS 评分无明显差异（$P > 0.05$）；治疗 1 个月后，治疗组及对照组患者疼痛程度均较治疗前有显著改善（$P < 0.01$），且治疗组患者疼痛改善程度明显优于对照组（$P < 0.05$），见表 8-1。

**表 8-1　两组患者治疗前及治疗后 1、2 个月 VAS 评分比较**

| 组　别 | 例　数 | VAS 评分 | | |
| --- | --- | --- | --- | --- |
| | | 治疗前 | 治疗 1 个月后 | 治疗 2 个月后 |
| 治疗组 | 36 | 8.16±0.67 | 4.08±1.36 | 1.16±0.92 |
| 对照组 | 36 | 7.92±0.84 | 5.92±1.42 | 3.67±1.45 |

### 2. Lysholm 膝关节功能评分

治疗前，两组患者膝关节功能 Lysholm 评分无明显差异（$P>0.05$）；治疗后，两组患者膝关节功能均较治疗前有明显改善（$P<0.01$），且治疗组患者的膝关节功能改善明显优于对照组（$P<0.01$），见表 8 - 2。

表 8 - 2 两组患者治疗前后 Lysholm 评分比较

| 组 别 | 例 数 | Lysholm 评分 | | |
| --- | --- | --- | --- | --- |
| | | 治疗前 | 治疗 1 个月后 | 治疗 2 个月后 |
| 治疗组 | 36 | $47.6\pm7.26$ | $74.3\pm13.1$ | $82.6\pm9.1$ |
| 对照组 | 36 | $46.3\pm9.13$ | $57.5\pm12.2$ | $68.4\pm10.2$ |

### 3. 生存质量变化情况

SF - 36 量表评价显示，治疗前两组患者在 PF、RP、BP、GH、VT、SF、RE、MH 8 个维度上均无显著差异（$P>0.05$）；经治疗 1 个月后，两组患者在 8 个维度上均有明显改善（$P<0.01$）；治疗组与对照组相比，除了在 MH 这个维度上无明显差异之外，其余 7 个维度上两者之间均有显著性差异（$P<0.05$），治疗组明显优于对照组，见表 8 - 3。

表 8 - 3 两组患者治疗前后 SF - 36 评分情况比较

| 组别 | 时间 | PF | RP | BP | GH | VT | SF | RE | MH |
| --- | --- | --- | --- | --- | --- | --- | --- | --- | --- |
| 治疗组（例数=35） | 治疗前 | $35.1\pm7.3$ | $34.2\pm6.5$ | $40.5\pm10.4$ | $33.9\pm6.3$ | $45.6\pm5.5$ | $33.9\pm5.8$ | $46.1\pm8.9$ | $46.2\pm6.2$ |
| | 治疗1个月后 | $70.4\pm7.7^{**\triangle}$ | $73.6\pm9.4^{**\triangle}$ | $80.3\pm5.6^{**\triangle}$ | $78.5\pm6.6^{**\triangle}$ | $80.9\pm7.5^{**\triangle}$ | $64.8\pm7.2^{**\triangle}$ | $72.9\pm11.4^{**\triangle}$ | $69.5\pm10.2^{**}$ |
| | 治疗2个月后 | $81.5\pm5.6^{**\triangle}$ | $79.5\pm6.4^{**\triangle}$ | $86.3\pm9.7^{**\triangle}$ | $90.1\pm8.2^{**\triangle}$ | $92.7\pm6.2^{**\triangle}$ | $78.8\pm6.9^{**\triangle}$ | $86.3\pm8.4^{**\triangle}$ | $86.5\pm7.2^{**\triangle}$ |
| 对照组（例数=36） | 治疗前 | $33.6\pm8.1$ | $33.2\pm8.1$ | $41.2\pm10.4$ | $34.4\pm7.0$ | $43.9\pm5.6$ | $35.6\pm8.2$ | $45.2\pm8.6$ | $45.4\pm7.4$ |
| | 治疗1个月后 | $54.1\pm8.3^{**}$ | $58.9\pm9.3^{**}$ | $55.9\pm10.3^{**}$ | $53.7\pm7.0^{**}$ | $61.6\pm7.5^{**}$ | $53.2\pm9.5^{**}$ | $66.7\pm11.2^{**}$ | $66.2\pm8.1^{**}$ |
| | 治疗2个月后 | $67.4\pm7.5^{*}$ | $71.2\pm9.4^{*}$ | $68.8\pm6.5^{**}$ | $75.7\pm9.8^{**}$ | $80.3\pm8.5^{**}$ | $68.2\pm5.6^{**}$ | $75.2\pm9.4^{**}$ | $71.2\pm5.3^{**}$ |

注：与本组治疗前比较，$**P<0.01$；与对照组同期比较，$\triangle P<0.05$。

### 4. 综合疗效评定

治疗 1 个月后，治疗组总有效率为 91.4%，对照组为 69.4%，治疗组在临床疗效方面明显优于对照组（$P<0.005$），见表 8 - 4。

表 8 - 4　两组患者临床疗效比较

| 组　别 | 例数 | 临床控制 | 显　效 | 有　效 | 无　效 | 有效率（%） |
|---|---|---|---|---|---|---|
| 治疗组 | 36 | 26（72.2%） | 8（22.2%） | 2（5.6%） | 0（0%） | 100 |
| 对照组 | 36 | 11（30.6%） | 9（25%） | 8（22.2%） | 8（22.2%） | 77.8 |

## 三、讨论

　　KOA 是一种常见慢性病，多发于中老年人，有报道称我国 60 岁以上老人发病率为 60.1%[8]。该病对肢体功能和生存质量影响显著[9]，对社会经济和卫生健康资源带来了沉重负担。目前，西医对 KOA 的治疗主要有保守和手术两方面，保守方法包括物理治疗和药物治疗等，但均不能彻底阻断 KOA 的发展进程，所以迄今 KOA 的治疗仍主要以止痛、改善关节功能、延缓疾病进展、提高生存质量为目的[10]。临床及众多相关研究表明，中医药治疗骨关节炎疗效显著，而推拿手法治疗是其中应用最多的方法之一。手法具有调节膝关节周围肌肉、韧带、筋膜的平衡，增强股内侧肌的肌力，缓解股外侧肌紧张，减轻髌骨与周围组织的粘连，维持髌骨周围结构的力学平衡的作用[11]。

　　上海魏氏伤科为沪上八大伤科之一，以擅于手法闻名，其 KOA 治疗手法疗效肯定[12]。动物实验研究证明[13]，通过对大白兔膝骨性关节炎的膝部实施魏氏手法治疗，能加速血液流速、改善关节局部的血液循环，从而促进关节周围炎症物质的吸收，降低骨内压；同时可促进滑液向关节软骨浸透和扩散，改善关节软骨营养代谢，促进软骨再生修复。另外，我们采用扫描电镜观察经魏氏手法治疗后大白兔胫骨内髁关节软骨超微结构的变化，结果表明手法能减轻软骨退变，有效地防治膝骨关节炎[14]。此次研究中，将入选的 KOA 患者分为治疗组和对照组，分别予以魏氏手法结合中药蒸敷方外敷治疗，以及口服非甾体消炎止痛药结合膝关节功能锻炼治疗，从疼痛程度、膝关节功能、生存质量等方面对患者进行了观察。结果表明，治疗后 1 个月，两组患者的疼痛均明显减轻、膝关节功能均明显改善（$P<0.01$），但手法治疗组的患者膝关节功能改善更为明显、疼痛程度 VAS 评分降低的更多，两者间具有明显差异（$P<0.05$ 或 $P<0.01$）；同时，治疗后两组患者在躯体健康、躯体角色功能、躯体疼痛、总体健康、活力、社会功能、情绪角色功能、心理健康 8 个维度的 SF-36 评分均明显提高（$P<0.01$），表明患者的生存质量均有明显改善，且与对照组相比，除心理健康改善方面无明显差异（$P>0.05$）外，治疗组在其余 7 个维度方面均明显优于对照组（$P<0.05$）；另外，治疗组患者的综合疗效也明显高于对照

组。研究结果显示，魏氏手法结合蒸敷方外敷可以有效改善 KOA 患者的疼痛程度、临床症状、关节僵硬程度及生存质量，减轻骨关节炎的严重程度，临床综合疗效好，值得推广应用。

# 第三节 三七断骨膏治疗膝骨
# 关节炎的临床观察

膝骨关节炎（KOA）是目前世界上最常见的膝骨关节炎退行性疾病，好发于40 岁以后的中老年[15]，也是骨伤科最常见的疾病之一。三七巴布膏是魏氏伤科名方的变方，在治疗膝骨关节炎上已经有多年临床应用历史，而且取得了良好的疗效。本研究收集 2013 年 1 月至 2014 年 6 月 108 例膝骨关节炎患者作为研究对象，分别予以外用三七巴布膏、天和骨通贴膏、复方水杨酸甲酯苯海拉明喷雾剂作临床观察。

## 一、资料与方法

### 1. 入选标准

（1）临床诊断标准　参照美国风湿协会 1995 年修订的膝骨关节炎诊断分类标准[16]。

1）近 1 个月来大多数时间有膝痛。

2）关节活动时有骨摩擦音。

3）晨僵≤30 分钟。

4）年龄＞38 岁。

5）膝关节有骨性膨大。

符合第 1～4 条，或第 1、第 2、第 5 条或第 1、第 4、第 5 条者，可诊断 KOA。

（2）中医辨证标准　参照国家中医药管理局颁布的《中医病证诊断疗效标准·骨痹》[17]和《中药新药临床研究指导原则》[18]筋脉瘀滞证辨证标准。

1）主症：膝关节疼痛，胫软膝酸。

2）次症：局部压痛，关节肿胀，行走困难，肤体肌肉萎缩，关节活动障碍，舌质淡或偏红，苔薄或薄白，脉滑或弦。

（3）**病例纳入标准**

1）具有典型 KOA 临床表现，符合 KOA 西医诊断标准及中医筋脉瘀滞证辨证标准。

2）年龄在 40 岁以上。

3）自愿作为受试对象，签署知情同意书，并能接受试验药物剂型，保证完成疗程。

（4）**病例排除标准**

1）妇女妊娠期、哺乳期。

2）并发病影响到关节者，如银屑病、梅毒性神经病、代谢性骨病、急性创伤等。

3）近两周使用了其他治疗本病的药物者。

4）晚期畸形、残废、丧失劳动能力者。

5）合并有心血管、肝、肾、造血系统等原发性疾病及精神病患者。

6）病情危重，难以对药物的疗效或安全性做出确切判断者。

（5）**病例剔除标准**

1）不能坚持治疗者。

2）出现严重不良反应及其他严重并发疾病者。

3）症状加重，需采取其他紧急措施治疗者。

4）患者提出退出临床试验者。

5）药物依从性差者。

6）合并使用了本方案以外的药物者。

**2. 病例来源及干预方法**

病例主要采集于上海交通大学医学院附属瑞金医院伤科门急诊以及病房。将符合观察标准的患者采用随机数字表法分组分为 3 组：治疗组、对照Ⅰ组和对照Ⅱ组。治疗组在患者关节疼痛肿胀处贴敷三七巴布膏，每日 1 贴，每次 10 小时，连续治疗 4 周；对照Ⅰ组在患者关节疼痛肿胀处贴敷天和骨痛贴膏，每日 1 贴，每次 10 小时，连续贴敷 4 周；对照Ⅱ组在患者关节疼痛肿胀处喷复方水杨酸甲酯苯海拉明喷雾剂，每日数次，连续喷 4 周。以上各组 KOA 患者在治疗研究期间停用其他膝骨关节炎的治疗药物（如非甾体消炎止痛药等），避免过度负重，适当休息，避免受风寒。

**3. 观察指标与方法**

（1）**临床综合评分**　分别对各组患者进行治疗前以及治疗后 1、2、4 周的疼痛（VAS）[19]、膝关节功能（WOMAC）[20]的评价和临床症状综合评分[21]，同时记录随访不良事件。最后以临床症状综合评分作为最终评价标准。临床综合评分标准见表 8-5。

表 8-5 临床综合评分标准

| 观察指标 | | 计 分 | | | |
|---|---|---|---|---|---|
| | | 0 分 | 1 分 | 2 分 | 3 分 |
| 疼痛 | 行走疼痛 | 无疼痛 | 行走超过 1 千米 | 行走在 1 千米以内 | 无法行走 |
| | 晨僵疼痛 | 无晨僵或疼痛 | 有不适,活动后减轻 | 有晨僵,活动后减轻 | 疼痛明显,活动后不缓解 |
| | 夜间疼痛 | 无疼痛 | 轻度疼痛 | 中度或间歇性疼痛,影响睡眠 | 重度疼痛或日夜持续性疼痛,且难以忍受,影响睡眠 |
| | 站立疼痛 | 无疼痛 | 有轻度疼痛或不适 | 疼痛明显,可以自理 | 疼痛明显,需要帮助 |
| 压 痛 | | 无压痛 | 轻度压痛 | 中度压痛,可忍受 | 重度疼痛,不能忍受 |
| 肿 胀 | | 无肿胀 | 轻度肿胀,骨性标志清 | 中度肿胀,骨性标志不清 | 重度肿胀,骨性标志消失 |
| 行走困难 | | 无限制 | >1 千米 | 300~1 000 米 | <300 米 |

（2）**临床疗效评定**　参照《中药新药临床研究指导原则》[18]制订疗效评定标准。临床控制：积分减少≥95%，疼痛症状消失，关节活动正常；显效：积分减少≥70%，关节功能基本正常，可以参加正常活动和工作；有效：积分减少≥30%，疼痛基本消失，关节活动轻度受限，不影响日常生活和工作；无效：积分减少不足30%，未达到有效标准者。计算公式：（治疗前积分－治疗后积分）／治疗前积分×100%。

（3）**安全性评价**　采用伯杰和鲍曼（BERGER BOWMAN）评分系统[22]对皮肤刺激的评估，观察用药后患者皮肤有无红斑、丘疹、水肿等不良反应。

（4）**统计学方法**　所有数据采用 SPSS 18.0 进行统计，计数资料以 $\bar{x} \pm s$ 表示。计量资料采用 $t$ 检验，组间比较采用 $x^2$ 检验，以 $P < 0.05$ 为差异有统计学意义。

## 二、结果

### 1. 基线资料比较

于 2013 年 1 月至 2014 年 6 月共采集 108 例，每组 36 例。在治疗及观察随访期间共脱落 8 例，其中 3 例患者因出现皮肤瘙痒等不良反应而中途退出，4 例患者同时服用了其他止痛药，1 例患者因家中有事不能继续试验。最终纳入临床分析为 100 例，其中治疗组 34 例、对照Ⅰ组 33 例、对照Ⅱ组 33 例，各组性别、年龄、VAS 指数、WOMAC 指数及临床综合评分等基线水平基本一致（$P > 0.05$），具有可比性，见表 8-6。

**表 8-6　各组治疗前基线资料比较**

| 组　别 | 例数 | 男/女（例） | 年龄（岁） | VAS 指数 | WOMAC 指数 | 临床综合评分 |
|---|---|---|---|---|---|---|
| 治疗组 | 34 | 10/24 | 63.21±11.33 | 5.38±0.70 | 39.32±8.29 | 19.94±3.76 |
| 对照Ⅰ组 | 33 | 5/28 | 65.82±8.77 | 5.37±0.58 | 38.03±7.53 | 18.85±3.76 |
| 对照Ⅱ组 | 33 | 11/22 | 65.58±10.38 | 5.35±0.71 | 34.85±8.39 | 19.30±4.09 |

### 2. 临床疗效评价

治疗组临床控制 2 例（5.88%），显效 12 例（35.29%），有效 14 例（41.18%），无效 6 例（17.65%），总有效率 82.35%；对照Ⅰ组临床控制 3 例（9.09%），显效 10 例（30.30%），有效 15（45.45%），无效 5 例（15.15%），总有效率 84.84%；对照Ⅱ组临床控制 0 例（0%），显效 5 例（15.15%），有效 21 例（63.63%），无效 7 例（21.21%），总有效率 78.79%。各组总有效率相互比较差异无统计学意义（$P>0.05$）。

### 3. 疼痛与膝关节功能及临床症状改善期情况

与治疗前比较，治疗后第 1、第 2、第 4 周 VAS 评分、WOMAC 评分及临床综合评分均明显降低，差异有统计学意义（$P<0.05$）；而治疗组与对照Ⅰ组、对照Ⅱ组各组间比较第 1、第 2、第 4 周的 VAS 评分、WOMAC 评分及临床综合评分差异均无统计学意义（$P>0.05$），见表 8-7。

**表 8-7　各组治疗前后 VAS 评分**

| 组　别 | 例　数 | 分　期 | VAS 指数 | WOMAC 指数 | 临床综合评分 |
|---|---|---|---|---|---|
| 治疗组 | 34 | 治疗前 | 5.38±0.70 | 39.32±8.29 | 19.94±3.76 |
| | | 治疗 1 周 | 4.29±0.70△ | 31.34±6.79△ | 17.79±4.22△ |
| | | 治疗 2 周 | 3.12±0.63△ | 19.97±7.91△ | 8.38±3.811△ |
| | | 治疗 4 周 | 1.81±0.42△ | 11.82±4.86△ | 7.42±2.74△ |
| 对照Ⅰ组 | 33 | 治疗前 | 5.37±0.58 | 38.03±7.53 | 18.85±3.76 |
| | | 治疗 1 周 | 4.32±0.75△ | 31.77±6.18△ | 16.79±4.26△ |
| | | 治疗 2 周 | 3.10±0.71△ | 19.88±8.43△ | 11.18±3.18△ |
| | | 治疗 4 周 | 1.80±0.64△ | 11.30±5.91△ | 8.39±3.81△ |
| 对照Ⅱ组 | 33 | 治疗前 | 5.35±0.71 | 34.85±8.39 | 19.30±4.09 |
| | | 治疗 1 周 | 4.19±0.72△ | 34.78±8.83△ | 16.39±4.27△ |
| | | 治疗 2 周 | 2.93±0.78△ | 18.64±76.93△ | 11.18±3.55△ |
| | | 治疗 4 周 | 1.84±0.60△ | 11.06±5.31△ | 7.63±3.04△ |

注：与治疗前比较，△$P<0.05$。

### 4. 不良反应

两对照组分别有 5 例和 7 例出现皮肤不良反应，均为局部用药区域皮肤潮红、瘙痒，停药 1～3 日后上述病例均痊愈；治疗组未出现不良反应。

## 三、讨论

膝骨关节炎是一种以软骨退行性病变和骨质增生为主的慢性关节疾病，好发于 40 岁以上的中老年人（患病率为 10%～17%），其中 60 岁以上的患者占 50% 左右，且女性发病率远远高于男性[23]。此病不仅严重影响了患者的生存质量，同时也给社会和家庭带来沉重的经济负担[24]。目前膝骨关节炎的治疗主要集中在改善症状上，临床上常用的治疗方法有口服非甾体抗炎药、外科手术以及中医的理疗、针灸、推拿等[25]，因膝骨关节炎患者多伴随全身疾病，寻求一种"绿色"、便利的治疗方法来改善膝骨关节炎关节局部肿胀、疼痛成为急需解决的问题。

膝骨关节炎在中医上又称"膝痹"，属于"骨痹"范畴。《素问·长刺节论篇》曰："病在骨，骨重不可举，骨髓酸痛，寒气至，名曰骨痹。"[26]此观点指出骨痹发病部位在骨，临床表现以关节重着、疼痛为主要特点。"骨痹"的发生多与年老体衰、外伤劳损以及感受风寒湿邪等因素有关，临床上多以补益肝肾、舒筋活络、祛寒止痛为主要治疗原则。

三七断骨膏是由全国名老中医、著名魏氏伤科家传秘方发展而来，全方由三七、乳香、没药、大黄、茜草、积雪草等 18 味中药组成，具有散瘀活血、通络止痛的作用，用于关节及软组织肿痛，血阻不散。目前在我院伤科治疗膝骨关节炎中广泛应用，取得良好临床疗效。

本研究对三七断骨膏治疗组和两阳性药物对照组分别进行治疗前以及治疗后第 1、第 2、第 4 周组内及组间比较，发现治疗组治疗后 VAS 评分、WOMAC 评分以及临床综合评分均较治疗前明显降低（$P<0.05$），总有效率为 82.35%，与阳性对照组无显著差异（$P>0.05$），提示三七断骨膏在治疗膝骨关节炎疼痛、肿胀等综合方面有显著疗效。此外，与阳性对照组比较，治疗组无皮肤瘙痒、红肿等不良反应，安全评价较好，这可能与三七断骨膏充分结合了巴布膏剂与魏氏伤科名方的优势，相比传统的膏药（如天和骨痛膏）巴布膏具有无毒、无刺激、不过敏，黏度可控且适中、可反复揭贴，强渗透、控释效果好，药物包容大等诸多优点，在研究中患者普遍表示耐受效果好。

综上，三七巴布膏治疗膝骨关节炎有良好的效果，且使用方便，皮肤反应小，值得推广。今后还有待于进行多中心、大样本及双盲对照研究，并细化患者膝骨关节功能评价指数，进一步验证和发掘三七巴布膏的优势。

**参考文献**

［1］任伟亮，朱艳凤，韩昆等. 骨氏葆方治疗肾虚血瘀型膝重度骨关节炎的临床研究［J］. 南京中医药大学学报，2016，32（2）：118-121.

［2］桑久华，史晓. 五行健骨操对老年女性膝骨关节炎患者膝关节功能的影响［J］. 上海中医药大学学报，2015，29（1）：41-43.

［3］中华医学会风湿病学分会. 骨关节炎诊断及治疗指南［J］. 中华风湿病学杂志，2010，14（6）：416-419.

［4］李国衡. 魏指薪治伤手法与导引［M］. 上海：上海科学技术出版社，1982：168-170.

［5］王家林，柴春红，许裔敏. 推刮手法配合股四头肌功能锻炼治疗退行性膝关节炎的临床疗效观察［J］. 中国骨伤，2008，21（12）：887-889.

［6］缪鸿石. 康复医学理论与实践［M］. 上海：上海科学技术出版社，2000：294-296.

［7］姜林娣. 关节炎的生存质量评价［J］. 中国临床康复，2002，6（1）：13-15.

［8］黄洪容. 我国社区中老年人膝骨关节炎的发病趋势分析［J］. 当代医学，2012，18（12）：59-60.

［9］闫子贵，马纯青，韩勇，等. 人工膝关节表面置换治疗重度骨性关节炎疗效分析［J］. 中国伤残医学，2013，21（9）：3-5.

［10］林勋，陈博，王建平，等. 红桂酊涂擦结合推拿手法改善膝骨关节炎疼痛的随机对照临床研究［J］. 上海中医药大学学报，2016，30（11）：38-41.

［11］李建华，龚利，房敏，等. 推拿对膝骨关节炎患者膝屈伸肌肌张力的影响［J］. 中国骨伤，2011，24（7）：575-577.

［12］王济炜，史炜镔，杜宁，等. 手法治疗实验性膝骨关节炎的血液动力学研究［J］. 中国骨伤，1997，10（6）：13-15.

［13］杜宁，陆勇，顾翔，等. 手法促进膝关节炎软骨修复的磁共振成像病例对照研究［J］. 中国骨伤，2008，21（11）：824-827.

［14］张昊，杜宁，任峰，等. 手法治疗实验性膝骨关节炎扫描电镜研究［J］. 中国中医骨伤科杂志，2000，8（2）：1-3.

［15］Szulc P，Bouxsein ML. Overview of osteoporosis：Epidemiology and clinical management［J］. Vertebral Fracture Initiative Resource Document PART I，2011.

［16］Altman R，Asch D，Block D，et al. Development of criteria for the classification and reporting of osteoarthritis：Classification of osteoarthritis of the knee. Arthritis Rheum J. 1986，29（8）：1039-1049.

［17］国家. 中医药管理局［J］. 中医病证诊断疗效标准. 南京：南京大学出版社，1994.

［18］郑筱萸. 中药新药临床研究指导原则［M］. 北京：中国医药科技出版社，2002，68.

［19］Kirkley A，Griffin S，McLintock H，et al. The development and evaluation of a disease-specific quality of life measurement tool for shoulder instability. The Western Ontario Shoulder Instability Index (WOSI) [J]. Am J Sports Med，1998，26 (6)：764 - 772.

[20] 王停，荆鲁，周刚. 关于中药新药治疗骨关节炎临床试验关键技术问题的考虑 [J]. 中国新药杂志，2013，22 (14)：1625 - 1626.

[21] Klaus B，Frankenburg S. Discussion by [J]. Int Contact Lens Clin，1998，25 (6)：154 - 154.

[22] Bolland MJ，Grey AB，Gamble GD，et al. Effect of osteoporosis treatment on mortality：a meta-analysis [J]. J Clin Endocrinol Metab，2010，95 (3)：1174 - 1181.

[23] Nguyen TV，Center JR，Sambrook PN，et al. Risk factors for proximal humerus，forearm，and wrist fractures in elderly men and women the dubbo osteoporosis epidemiology study [J]. Am J Epidemiol，2001，153 (6)：587 - 595.

[24] Iqbal MM. Osteoporosis：epidemiology，diagnosis，and treatment [J]. South Med J，2000，93 (1)：2 - 19.

[25] 王定，史晓林，李文庆，等. 膝骨性关节炎中医药治疗的研究进展 [J]. 中国中医骨伤科杂志，2008，16 (4)：65 - 67.

[26] 庞坚，石印玉，曹月龙，等. 膝骨关节炎中医观的再认识 [J]. 上海中医药大学学报，2011，25 (1)：26 - 28.

# 第九章 踝关节损伤诊疗方案及临床研究

## 第一节 魏氏伤科治疗陈旧性踝关节扭伤后功能障碍诊疗方案

踝关节扭伤临床主要指踝关节侧副韧带损伤，是临床最主要的关节韧带损伤。踝关节侧副韧带是维持踝关节稳定的主要结构，治疗不当可造成踝关节不稳定，容易反复损伤，导致继发性关节粘连，踝关节功能障碍，严重者导致创伤性关节炎。本诊疗常规所涉及的踝关节陈旧性损伤后功能障碍指上述后期继发关节粘连及轻度创伤性关节炎。

### 一、西医诊断

**1. 西医诊断标准**

参考《外科学（第八版）》中关于踝关节扭伤诊断标准。

（1）有明显外伤史　疼痛，常不能负重行走。

（2）踝关节肿胀、酸痛乏力　关节活动时可有摩擦感，久行、阴雨天时加重。

（3）外踝前下方及内踝前外侧有肿胀、压痛　内翻、屈伸时活动可受限。

（4）未愈者　病程超过 20 日未愈。

**2. 疾病损伤分类**

（1）内翻损伤　此型临床最多见，这是与踝关节的解剖特点有关。维持踝关节内侧稳定的三角韧带远比维持踝关节外侧稳定的跟腓韧带、距腓前韧带、距腓后韧带结实的多，而且外踝要比内踝长 1～2 cm。受伤时踝关节极度内翻，踝关节外侧疼痛、肿胀、皮下青紫，外踝前缘、下缘压痛明显，踝关节活动受限，X 线片有时可见到外踝尖处有小骨片撕脱。

（2）**外翻损伤**　踝关节极度外翻位损伤，踝关节内侧处疼痛、肿胀、皮下青紫，内踝周围压痛明显，踝关节活动受限，X线片踝关节多无异常，有时需要加照外翻应力位片。

### 3. 踝关节韧带损伤分度

（1）**Ⅰ度损伤**　韧带拉伤，没有撕裂，踝关节相对稳定。

（2）**Ⅱ度损伤**　韧带部分撕裂，踝关节轻度不稳。

（3）**Ⅲ度损伤**　韧带完全断裂，踝关节明显不稳，可能造成周围骨性结构的损伤。本诊疗方案治疗对象为Ⅰ、Ⅱ度损伤后期患者。

## 二、中医诊断

### 1. 中医诊断标准

参照中华人民共和国中医药行业标准《中医病证诊断疗效标准》制订。

（1）**病史**　有明确的踝部扭伤史。

（2）**时长**　扭伤时间在1个月以上。

（3）**踝关节疼痛、无力**　不能久行，影响生活、工作和运动。

（4）**内踝或外踝前下方处可有不同程度的肿胀和压痛**　或可触及痛性"筋节"。

（5）**排除骨折和脱位**　X线片未见骨折和脱位。

### 2. 中医辨证分型

（1）**瘀滞阻络证**　踝关节疼痛或轻度肿胀，疼痛固定，关节活动受限，舌暗，脉涩。

（2）**筋脉失养证**　关节持续隐痛，轻度肿胀，或可触及硬结，步行欠力。舌淡，苔白，脉弦细。

## 三、适应证和禁忌证

### 1. 适应证

符合上述中西医诊断，中医诊断中的筋脉失养型，踝关节韧带Ⅰ、Ⅱ度损伤患者，有踝关节疼痛和活动受限的症状。

### 2. 禁忌证

（1）严重心肝肾重要脏器疾患，药物过敏者，孕妇及哺乳期妇女。

（2）皮肤病，感染者，发热患者，血小板功能不全者。

（3）局部皮肤软组织破损或有伤口感染者。

（4）内翻应力位摄片距骨倾斜度大于15°～30°以上者。

（5）前后应力试验（前后抽屉试验）明显阳性者。

## 四、操作步骤和技术要领

应用魏氏伤科手法配合中药外洗治疗陈旧性踝关节扭伤，药物应用每日 1～2 次，2～3 周为 1 个疗程，治疗周期为 2 个疗程。2 个疗程治疗后，仍继续观察，定期追踪随访 3 个月。

**1. 中药熏药**

（1）**中药熏药处方** 来源于魏氏伤科"下肢洗方"、"化瘀方"、"踝洗方"，全方主要由刘寄奴、红花、萆薢、泽兰、伸筋草、川牛膝、老鹳草、海桐皮、木瓜等组成，主要起到活血通络、松解粘连的功效。

（2）**熏蒸方法** 将上述配方组合药物混合，加水适量煎煮，待水开后再煮 30 分钟，然后用煎煮的药液熏患踝，待水温合适后再洗患踝，每日 2 次，每次 30 分钟左右，一般一剂药连用 2 日。

**2. 魏氏伤科踝关节手法**

手法作用主要松解粘连，消除肿胀，促进功能恢复，恢复筋力。本诊疗方案所采用的魏氏特色手法主要依据由李国衡整理、上海科学技术出版社 1982 年出版的《魏指薪治伤手法与导引》所记载的踝部手法。

（1）**手法步骤**

1）医者一手握住患者足踝部，一手握住患者足背，将足踝放在极度内翻位置上，足背固定不动，而后用拇指徐徐推按患处来回数次，使周围软组织及肌腱放松。

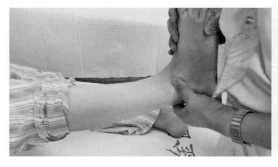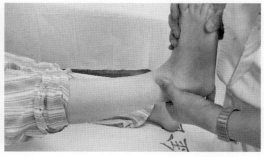

2）而后一手固定踝，一手握住足背，左右摇动，一般左右各环动 10 次左右。

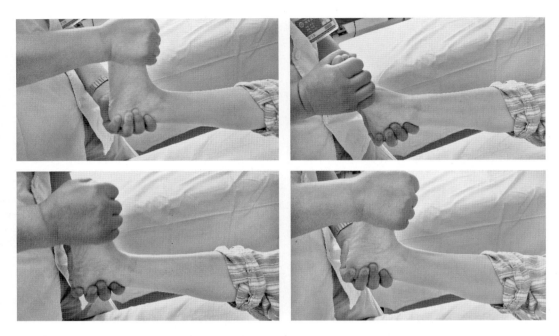

3) 再将足部放在正中位，勿使内翻或外翻，然后使踝关节背屈至极度位。当背屈至极度位后，一手仍托定伤处，一手握住趾跖部，突然用力作踝关节跖屈位，下拉手法，此步下拉手法操作要求稳妥用力迅速。最后放松足部及小腿周围肌肉。手法治疗整个过程用时 10 分钟左右。

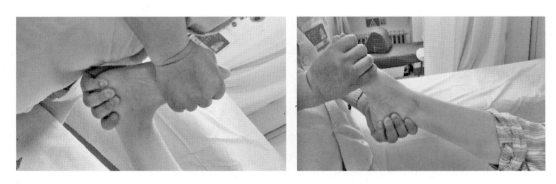

（2）治疗频次

以上三步手法，作为 1 节，连做 3 节，作为 1 次手法，每周 3 次。6 周为 1 个疗程。

**3. 注意事项**

（1）禁忌　避免过饥、过饱、疲劳、精神紧张时立即进行治疗。

（2）心理　患者有思想过虑时，或畏惧情绪时，应事先做好解释工作。

（3）体位　选择适当的体位，多采用患者仰卧平卧位。

（4）温度与时间　中药熏药的温度控制一般在 38～42℃，熏药时间 20～30 分钟。

## 五、中医治疗注意事项

（1）控温　中药熏药过程中，需注意防止热力灼伤。

（2）控力　手法力度应以病情程度而定。手法治疗切忌暴力，同时治疗循序渐进。

## 六、康复护理和健康宣教

治疗期间，嘱受试者配合，避免患侧大强度的运动，如避免剧烈的跑跳、爬山等活动，同时行走选择穿合适鞋子。

# 第二节　魏氏伤科治疗踝关节功能障碍的临床疗效研究及步态分析评价

踝关节扭伤和踝关节骨折多遗留不同程度的踝关节功能障碍。踝关节扭伤使踝外侧或内侧韧带受损，导致患处疼痛、肿胀，且部分患者还可迁延不愈，影响踝关节的运动功能[1]。踝关节骨折是经保守或手术治疗后，常会导致踝关节的疼痛、活动障碍乃至关节僵硬。魏氏伤科以传统魏氏手法及特色中药外洗治疗踝关节功能障碍伤取得较好的效果，为进一步探讨其治疗效果，我们采用 AOFAS 踝与后足功能评定标准[2]及 Vicon 三维步态分析系统对其进行了研究分析，现将临床研究结果报告如下。

## 一、资料与方法

### 1. 一般资料

2012 年 4 月至 2013 年 11 月在上海交通大学医学院附属瑞金医院伤科就诊，且符合诊断标准及纳入标准的陈旧性损伤患者 72 例，按数字随机法分为魏氏伤科手法配合中药组（治疗组）、西医康复疗法组（对照组），每组 36 例。其中治疗组有 2 例用药后出现局部皮肤潮红、瘙痒，对照组有 1 例用药后出现局部皮肤潮红、瘙痒，以上 3 例患者治疗期间退出该实验，均予以排除。因此，本研究共有 69 例（治疗组 34 例，对照组 35 例）患者纳入最终分析，两组患者在年龄、性别、病程经统计学处理，差异无统计学意义（$P > 0.05$），具有可比性（表 9-1）。

表 9-1 两组性别、年龄、病程统计分析

| 组 别 | 例 数 | 年龄（岁） | 性 别 | | 病程（月） |
| --- | --- | --- | --- | --- | --- |
| | | | 男 | 女 | |
| 治疗组 | 34 | 45.3±10.1 | 20 | 14 | 4.7±1.9 |
| 对照组 | 35 | 46.1±10.3 | 21 | 14 | 4.4±1.8 |

**2. 诊断标准**

参照中华人民共和国中医药行业标准《中医病证诊断疗效标准》[3]关于踝关节扭伤及骨折的诊断标准制订如下标准。

（1）**病史** 有明确的踝关节扭伤或骨折史。

（2）**疼痛** 踝关节有疼痛，局部肿胀，踝关节伸屈活动受限，或伴跛行。

（3）**压痛** 局部压痛明显，足踝活动时，踝部疼痛加剧。

**3. 纳入标准**

（1）**病理标准** 符合诊断标准，踝关节扭伤为韧带损伤后 6 周以上，踝关节骨折为达到骨折临床愈合或术后恢复下地活动者。

（2）**年龄标准** 20～60 岁。

（3）**心理标准** 同意参加本研究，并签署知情同意书。

**4. 排除标准**

（1）**过敏体质** 既往对中药外敷或外洗过敏。

（2）**患有关节炎表现的疾病** 如类风湿关节炎、强直性脊柱炎、痛风（发作期）。

（3）**未能按照试验设计完成治疗全过程者** 或患者主动要求退出该研究者。

**5. 方法**

（1）治疗组

1）魏氏手法[4]：① 医者一手握住患者足踝部，一手握住患者足背，将足踝内翻，足背固定不动，而后用拇指徐徐推按外踝等周围痛处，来回数次。② 一手固定踝部，一手握住足背，握住足背左右摇动，左右各环动 10 次左右。③ 将足部放在正中位，勿使内翻或外翻，然后使踝关节背屈至极度位。④ 当足背至极度位后，一手仍托定伤处，一手握住趾跖部，突然用力作踝关节跖屈下拉。以上四步手法，连做 3 节，作为一次手法操作。一般隔日 1 次，6 周为 1 个疗程。

2）外用中药：伸筋草 12 g、川牛膝 12 g、老鹳草 12 g、海桐皮 12 g、桑寄生 12 g、川木瓜 9 g、川羌活 12 g、川当归 12 g、泽兰叶 12 g、山慈菇 15 g、乳香 12 g、没药 12 g。上药装入布袋，置于大锅内，置水加热，水开后小火煎煮约

20～30 分钟。先熏蒸患足踝，然后药水外洗患足踝，每日 2 次。根据病情，随症加减用药。

（2）对照组　采用踝关节主动功能锻炼、扶他林乳胶剂外搽患处，按痛处面积大小确定使用剂量，通常每次使用本品 1 g 或更多，搓揉使本品渗透皮肤，每日 2 次。6 周为 1 个疗程。

**6. 临床症状观察指标**

分别在治疗前及治疗 6 周及半年后进行临床症状体征的评分，临床症状评分标准采用美国骨科足踝联合会 AOFAS 之踝与后足功能评价评分系统。AOFAS 评分总分为 100 分，项目包括疼痛（40 分）、功能和自主活动及支撑活动（10 分）、最大步行距离（5 分）、地面步行（5 分）、反常步态（8 分）、前后活动（屈曲及伸展）（8 分）、后足活动（内翻及外翻）（6 分）、踝-后足稳定性（前后、内翻-外翻）（8 分）以及足部对线（10 分）。

**7. 疗效评定标准**

（1）优　AOFAS 总分 90～100 分。

（2）良　AOFAS 总分 75～89 分。

（3）可　AOFAS 总分 50～74 分。

（4）差　AOFAS 总分＜50 分。

**8. 统计学方法**

所收集的病例资料建立数据库，采用 SAS 9.0 进行统计学分析，计量资料均采用均数±标准差表示。基线分析采用 $t$ 检验及卡方检验，治疗前后观察指标的比较采用配对设计定量资料的 $t$ 检验，组间数值比较采用成组设计定量资料的 $t$ 检验，分级疗效评定采用秩和检验处理。

## 二、结果

**1. 各组患者治疗前后 AOFAS 评分比较（表 9-2）**

治疗组治疗前 AOFAS 评分为 49.1±4.7，治疗 6 周后为 79.9±2.4，治疗半年后为 88.1±5.1；对照组分别为 50.8±3.1、79.9±2.2、80.3±11.0。治疗组与对照组较治疗前均有显著改善（$p < 0.05$），治疗组治疗 6 周与治疗半年后 AOFAS 评分具有明显差异（$P < 0.05$），对照组治疗 6 周与治疗半年后 AOFAS 评分无明显差异（$P > 0.05$），说明治疗组较对照组具有较好的远期临床治疗效果。

**表 9-2　各组患者治疗前后 AOFAS 评分比较**

| 组　别 | 例　数 | 治疗前 | 治疗 6 周后 | 治疗半年后 |
|---|---|---|---|---|
| 治疗组 | 34 | 49.1±4.7 | 79.9±2.4 | 88.1±5.1◇ |
| $t$ 值 | | | $t$=40.28 | $t$=42.14 |
| $p$ 值 | | | $p$<0.000 1 | $p$<0.000 1 |
| 对照组 | 35 | 50.8±3.1 | 79.9±2.2 | 80.3±11.0◆ |
| $t$ 值 | | | $t$=43.73 | $t$=15.39 |
| $p$ 值 | | | $p$<0.000 1 | $p$<0.000 1 |

注：治疗半年后与治疗 6 周后比较，◇$t$=10.47，$p$<0.000 1；◆$t$=0.20，$p$=0845 5。

### 2. 治疗后两组间 AOFAS 评分比较（表 9-3）

治疗前两组 AOFAS 积分无差异，说明治疗组与对照组之间具有可比性；治疗 6 周后，治疗组与对照组均显著提高患者 AOFAS 积分，但两组之间无明显统计学意义（$p$=0.95）；治疗半年后，治疗组与对照组之间的差异具有显著统计学意义（$p$<0.05），说明治疗组远期治疗效果优于对照组。

**表 9-3　治疗组与对照组 AOFAS 评分比较**

| 组　别 | 例　数 | 治疗前 | 治疗 6 周后 | 治疗半年后 |
|---|---|---|---|---|
| 治疗组 | 34 | 49.1±4.7 | 79.9±2.4 | 88.1±5.1 |
| 对照组 | 35 | 50.8±3.1 | 79.9±2.2 | 80.3±11.0 |
| $t$ 值 | | −1.84 | −0.06 | 3.77 |
| $p$ 值 | | 0.07 | 0.95 | 0.000 3 |

### 3. 两组临床疗效评价（表 9-4）

魏氏伤科手法配合中药组（治疗组）优良率为 91.2%，西医康复疗法组（对照组）为 77.1%；经秩和检验，$Z$=2.953 4，$p$<0.05，说明治疗组踝关节功能障碍患者的治疗效果优于对照组。

**表 9-4　治疗组与对照组临床疗效比较**

| 组　别 | 例数 | 优 | 良 | 可 | 差 | 优良率 | $Z$ 值 | $P$ 值 |
|---|---|---|---|---|---|---|---|---|
| 治疗组 | 34 | 16 | 15 | 3 | 0 | 91.20% | 2.953 4 | 0.003 1 |
| 对照组 | 35 | 9 | 18 | 6 | 2 | 77.10% | | |

### 4. 三维步态分析观察

治疗 6 周后治疗组与对照组在步幅、步宽、步频、步速与治疗前对比均有明显改善（$P$<0.05），两组间比较无明显差异（$p$>0.05）；治疗半年后，治疗组与对照组在后单支撑相与双支撑相等方面与治疗前相比明显延长（$p<0.05$），治疗组与对照组在步速、步态周期时间、单支撑相时间方面亦有显著差异（$p<0.05$），见表 9 - 5。

表 9 - 5　治疗组与对照组三维步态分析指标比较

| 观察项目 | 治疗前 | | 治疗后 6 周 | | 治疗后半年 | |
|---|---|---|---|---|---|---|
| | 治疗组 | 对照组 | 治疗组 | 对照组 | 治疗组 | 对照组 |
| 步幅（m） | 1.05±0.08 | 1.09±0.10 | 1.18±0.09* | 1.21±0.10* | 1.21±0.19* | 1.18±0.12* |
| 步宽（m） | 0.12±0.04 | 0.14±0.04 | 0.14±0.04* | 0.16±0.03* | 0.14±0.05* | 0.13±0.03* |
| 步速（m/s） | 1.00±0.16 | 1.01±0.19 | 1.05±0.16* | 1.18±0.11* | 1.17±0.11*# | 1.10±0.13*# |
| 步频（step/min） | 116±22 | 112±23 | 107±19* | 117±13* | 115±9* | 109±12* |
| 步态周期时间（s） | 1.08±0.21 | 1.13±0.27 | 1.16±0.22 | 1.03±0.11 | 1.18±0.29*# | 1.01±0.21*# |
| 双支撑相时间（s） | 0.22±0.03 | 0.22±0.04 | 0.23±0.04 | 0.21±0.02 | 0.22±0.14* | 0.22±0.15* |
| 单支撑相时间（s） | 0.95±0.18 | 0.81±0.09 | 0.93±0.18 | 0.83±0.09 | 0.81±0.09*# | 0.87±0.15*# |

注：* 表示与各组内于治疗前比较差异有统计学意义（$p<0.05$），# 表示治疗组与对照组之间差异有统计学意义（$p<0.05$）。

### 5. 不良反应

在整个治疗过程中，治疗组有 2 例用药后出现用药局部皮肤潮红、瘙痒症状；对照组有 1 例用药后出现局部皮肤潮红、瘙痒症状，停止外用药物 1～3 日后，治疗组与对照组的上述症状均完全消失。

## 三、讨论

踝关节扭伤或骨折后功能障碍属于"筋伤"的范畴，多因急性跌打、扭、挫等外来暴力作用所致，主要病机是气滞血瘀，脉络不通[5]。文献报道手法可以拨乱反正，整复错缝，舒筋理筋，缓解肌肉紧张，松解关节囊粘连及挛缩，促进关节周围肌肉效能，从而恢复关节内压力的平衡，减轻软骨细胞的损伤，扩大关节间隙，降低关节内压力，改善骨内静脉回流，降低骨内压，促进炎性介质的吸收，达到通则不痛、恢复踝关节功能活动的治疗目的[6-8]。

魏氏伤科是由魏指薪创立的上海著名的中医骨伤科流派之一，其治伤手段尤其注重手法，认为手法治疗踝关节功能障碍可有效松解踝关节周围软组织粘连和纠正踝关节的微细错位（骨错缝），所谓骨错缝就是指骨关节之间的微细错位，这在目前常规 X 线检查中是很难发现的，如不及时进行整复，就会导致关节失去内平衡，引起踝关节疼痛，行走困难。同时，本研究所用外洗中药验方，为魏氏伤科下肢洗方演变而成，并由魏氏伤科传人、著名中医骨伤科专家李国衡教授拟方。方中伸筋草、桑寄生、川木瓜，舒筋壮骨；老鹳草、海桐皮、羌活祛风湿、通经络、止痹痛；当归活血止痛；川牛膝活血化瘀、补肝肾、强筋骨。取《本草经疏》所云其"走而能补，性苦下行"之功，方中所如清香辛散之泽兰叶，其性微温，功效活血祛瘀通经，行而不峻，通散力强，为魏氏伤科善用通行血脉淤滞常用药物，方中并入乳香没药意在加强活血止痛，山慈菇一味，甘，微辛，寒，清热解毒，消痛散结，用以消散关节淤滞肿痛多有良效。全方活血祛风通络，舒筋散瘀止痛，滑润筋膜。

目前步态分析系统包括运动学、动力学以及动态肌电图三个部分。运动学是以观测人体运动时的空间位置变化为主，动力学是通过受力板或者压力传感器测量行走时地板应力的变化，而动态肌电图可测试分析肌电信号。通过对这三部分数据的收集及处理，结合运算公式可以观测到人体在行走中的步态、关节角度、肌肉收缩等，提供一系列时间、几何、力学等参数值和曲线，在此基础上也可以分析病理状态下的各种异常参数值和曲线，从而为各种治疗的疗效和功能评定提供客观直接的依据[9]。一个步态周期中包括站立相和迈步相，前者又分为单支撑相和双支撑相，步幅、步频和步速是步态的三大要素，踝关节损伤时患侧步态周期中常出现疼痛步态，在三维步态分析图像中表现为患侧的站立相时间缩短，以减轻患侧的负重，步幅及步速减少等[10]。

在本次研究中，我们发现治疗 6 周后，治疗组与对照组之间相比无显著性差异；治疗半年后，治疗组与对照组之间方才有显著的统计学差异，同时治疗组治疗 6 周与治疗半年后 AOFAS 评分具有明显差异（$P<0.05$），对照组治疗 6 周与治疗半年后 AOFAS 评分无明显差异（$P>0.05$），说明治疗组较对照组具有较好的远期临床治疗效果；同时，我们也发现治疗 6 后周治疗组与对照组在步幅、步宽、步频、步速与治疗前均有明显改善（$P<0.05$），但治疗组与对照组之间无明显差异，说明短期内治疗组与对照组疗效相当；治疗半年后单支撑相与双支撑相与治疗前相比半年前相比明显延长（$P<0.05$），治疗组与对照组在步速、步态周期时间等方面亦有显著差异（$P<0.05$），这也从一方面说明魏氏手法配合特色中药外洗治疗踝关节功能障碍与西医康复疗法相比，患者远期疗效更加显著。

综上所述，两组治疗方法均能改善踝关节功能障碍患者的 AOFAS 评分，且魏氏手法配合特色中药外洗具有较好的远期治疗效果，值得临床进一步研究推广。

# 第三节　复方芙蓉叶巴布膏治疗急性踝关节软组织损伤临床研究

急性踝关节软组织损伤是骨伤科常见疾病之一，可发生于任何年龄，尤以青壮年多发。据统计，青壮年多发的原因是由于行走或快步跑时踏在不平的路面上或上下楼梯、下坡时不慎跌倒，使踝关节突然内翻跖屈或外翻背伸引起[11]。笔者运用根据魏氏伤科家传秘方"消肿散"制作的复方芙蓉叶巴布膏治疗急性踝关节扭伤，获得较好效果，现将结果报告如下。

## 一、资料与方法

### 1. 病例选择

（1）**诊断标准**　西医诊断参考《中药新药临床研究指导原则》（第3辑）有关急性软组织挫伤和关节扭伤诊断标准：有明显的外伤史或关节扭伤史，局部疼痛、肿胀、瘀斑或皮下血肿，压痛，肢体功能或关节功能障碍；X线检查无骨折、脱位及骨骼系统疾病等。中医辨证标准：损伤早期即见疼痛肿胀，痛有定处或有青紫瘀斑及血肿，关节活动受限，舌质紫暗或有瘀斑，脉弦涩，主要为气滞血瘀证者[12]。

（2）**纳入标准**　符合上述急性踝关节软组织损伤的中西医诊断标准，损伤时间小于3日者。

（3）**排除标准**　年龄在18岁以下或65岁以上；妊娠或哺乳期妇女，过敏体质者；骨折或肌肉、肌腱、韧带等软组织完全断裂者；合并心脑血管、肝肾及造血系统、神经系统等严重原发性疾病及精神病患者。

（4）**剔除标准**　未按规定用药，无法判断疗效者；或资料不全等影响疗效或安全性判断者。

### 2. 一般资料

选取2010年8月至2011年12月在上海交通大学医学院附属瑞金医院、上海市香山中医院、上海市上钢社区卫生服务中心伤科门急诊患者，共计128例，其中脱落7例，剔除1例，最终有效病例为120例。将患者随机法分为两组。治疗组60例，其中男性24例，女性36例；年龄18～62岁，平均（45.3±10.6）岁；平均病程（2.5±

0.4）日。对照组 60 例，其中男性 35 例，女性 25 例；年龄 18～65 岁，平均（47.8±9.9）岁；平均病程（2.3±0.6）日。两组患者的基线资料比较，差异无统计学意义（$P>0.05$），具有可比性。

### 3. 治疗方法

（1）治疗组　在踝关节损伤部位敷贴复方芙蓉叶巴布膏 1～2 张，大小 8 cm×12 cm。

（2）对照组　在踝关节损伤部位敷贴复方紫荆消伤巴布膏 1～2 张，大小 8 cm×12 cm。

（3）观察　再根据患者损伤的具体情况，外用绷带包扎固定或加用支具关节外固定。每日换药 1 次，治疗周期为 7 日，观察周期为 10 日。

### 4. 症状体征评分方法

分别于治疗后的第 1、第 3、第 7、第 10 日进行门诊随访，并在第 10 日由医生进行症状体征的评分，评分标准见表 9-6。

表 9-6　临床症状体征评分标准

| 观察项目评分症状 | 评 分 标 准 |
|---|---|
| 肿　胀 | 0 分　无肿胀<br>1 分　肿胀不超过该部位或邻近骨突起<br>2 分　肿胀与该部位或邻近骨突起相平<br>3 分　肿胀超过该部位或邻近骨突起 |
| 疼　痛 | 0 分　无疼痛<br>2 分　轻微疼痛，不影响生活和工作<br>4 分　疼痛程度一般，对日常生活和工作稍有影响<br>6 分　剧烈疼痛，严重影响日常生活和工作 |
| 压　痛 | 0 分　无压痛<br>2 分　有压痛，但可忍受<br>4 分　压痛明显，重压不可忍受<br>6 分　稍压即痛，拒绝触摸 |
| 功能活动障碍 | 0 分　无功能活动障碍<br>1 分　轻度即与健侧比幅度减少小于 30%<br>2 分　中度即可与健侧比幅度减少 31%～50%<br>3 分　重度即与健侧比幅度减少大于 50% |

### 5. 疗效评定标准

（1）临床痊愈　肿胀、疼痛、瘀斑等症状及体征积分减少≥95%，关节不受任何限制。

（2）显效　上述症状及体征积分减少≥70%，但<95%，关节活动不受限。

（3）**有效** 上述症状及体征积分减少≥30%，但<70%，关节活动改善。

（4）**无效** 上述症状及体征积分减少不足30%。

### 6. 不良反应评价

观察患者局部用药区域是否皮肤潮红、瘙痒以及是否有液体渗出等不良反应症状。

### 7. 统计学方法

运用 SAS 9.0 软件包对各项数据进行统计学分析。计量资料以 $\bar{x} \pm s$ 表示，比较采用 $t$ 检验；等级资料采用秩和检验。$P < 0.05$ 为差异具有统计学意义。

## 二、结果

### 1. 临床疗效

治疗组总有效率为 98.3%，对照组为 95.0%；两组临床疗效比较差异无统计学差异（$P > 0.05$），见表 9-7。

**表 9-7 两组临床疗效比较**

| 组 别 | 例 数 | 临床痊愈 | 显 效 | 有 效 | 无 效 |
|---|---|---|---|---|---|
| 治疗组 | 60 | 12 | 40 | 7 | 1 |
| 对照组 | 60 | 7 | 42 | 8 | 3 |

### 2. 症状积分变化

治疗后，部肿胀、压痛、疼痛、功能活动障碍等症状体征评分明显减少（$P < 0.05$），提示两组均可在治疗急性踝关节软组织损伤方面均具有较好的疗效见表 9-8；两组治疗前后症状体征评分差值比较，提示治疗组在缓解肿胀方面优于对照组（$P < 0.05$），在缓解压痛、疼痛、功能障碍方面两者疗效类似见表 9-9。

**表 9-8 两组治疗前后各症状体征评分比较**

| 症状体征 | 治疗组（例数=60） | 对照组（例数=60） |
|---|---|---|
| 肿 胀 | 治疗前 4.22±1.24 | 4.28±1.09 |
| | 治疗后 2.33±1.12* | 3.06±1.62* |
| 压 痛 | 治疗前 4.78±0.99 | 4.56±0.91 |
| | 治疗后 2.33±1.01* | 2.17±1.30* |
| 疼 痛 | 治疗前 2.11±1.01 | 1.72±1.00 |
| | 治疗后 1.03±0.51* | 1.17±0.70* |
| 功能障碍 | 治疗前 1.50±1.03 | 1.47±1.00 |
| | 治疗后 0.97±0.61* | 0.92±0.65* |

注：* 表示治疗前后各组在肿胀、压痛、疼痛、功能障碍等方面具有明显的差异 $P < 0.05$。

表 9-9　两组治疗前后各症状体征评分差值比较

| 组　别 | 例　数 | 肿　胀 | 压　痛 | 疼　痛 | 功能障碍 |
|---|---|---|---|---|---|
| 治疗组 | 60 | 1.89±0.74 | 2.34±0.97 | 1.08±0.53 | 0.53±0.89 |
| 对照组 | 60 | 1.22±0.64 | 2.39±0.83 | 0.55±0.35 | 0.61±0.32 |
| t 值 | | 1.675 | 0.865 | 0.975 | 0.427 |
| P 值 | | 0.013 | 0.072 | 0.056 | 0.605 |

### 3. 不良反应

在整个治疗过程中，治疗组有 2 例用药后出现用药局部皮肤潮红、瘙痒症状；对照组有 5 例用药后出现局部皮肤潮红、瘙痒症状，其中 2 例患者局部用药区域出现少量液体渗出。停止外敷药物 1～3 日后，治疗组与对照组的上述症状均完全消失。

## 三、讨论

急性踝关节软组织损伤是骨伤科常见疾病之一，属于中医学"伤筋"等范畴。其可发生于任何年龄，尤以青壮年多发，多因在日常生活中不慎跌倒、扭伤，损伤局部经脉，血离经脉，气滞血瘀，进而导致损伤部位的经脉受阻，筋骨失去濡养，引发疼痛、肿胀等症状。

复方芙蓉叶巴布膏由全国名老中医、著名魏氏伤科学术流派传人李国衡教授根据魏氏伤科祖传秘方"消肿散"，并结合自身数十年丰富的临床经验不断筛选改进而成[13]。消肿散具有清热解毒、行血止痛的功效，适用于跌仆损伤、软组织损伤肿胀疼痛或红肿灼痛等症状。全方由芙蓉叶、落得打、赤小豆等组成。君药芙蓉叶为木芙蓉的叶，性味甘、微辛、凉，归肺肝经，具有清肺凉血、散热解毒、消肿排脓功效，临床用于肺热咳嗽、凛疡、肠痛，外治痈疔脓肿、脓耳、无名肿毒、烧烫伤[14]。《医宗金鉴·正骨心法要旨》记载运用以芙蓉叶为主药的有芙蓉膏、定痛膏，主要用于治疗外伤肿痛[15]。实验研究表明，木芙蓉叶具有良好的消炎消肿作用，其含有的木芙蓉叶总黄酮对鹿角菜、蛋清等引起的非特异性炎症具有良好的抑制作用[16]；木芙蓉叶有效部位（MFR-C）可以明显抑制二甲苯造成的小鼠耳非特异性肿胀作用，与盐酸青藤碱作用类似[17]。落得打又名积雪草，为骨伤科要药，性寒，味苦辛，具有清热利湿、解毒消肿之功效，主要用于湿热黄疸、痈肿疮毒、跌打损伤等症[18]。赤小豆味甘，性平，《本草纲目》记载赤小豆可"生津液，利小便，消胀，除肿，止吐"；现代研究证明，赤小豆的提取液对金黄色葡萄球菌、福氏痢疾杆菌及伤寒杆菌等都有名明显的抑制作用[19]。在剂型选择方面，我们选用在继承传统经皮剂型的基础上研制的中药经皮给药新剂型——巴布剂[20-21]，具有对皮肤的生物相溶性、亲和性、透气性、耐汗性、反复贴附性且不易过敏等优点[22]。

本次研究结果显示：两组在治疗急性踝关节软组织损伤方面均具有明显的疗效，治疗组总的治疗效果优于对照组，但两组临床疗效比较无统计学差异（$P > 0.05$）；治疗组踝关节肿胀积分降低幅度大于对照组（$P < 0.05$），两组踝关节疼痛、压痛、功能活动障碍症状积分降低幅度无显著性差异（$P > 0.05$），提示在缓解急性踝关节损伤的肿胀方面，治疗组要优于对照组；在不良反应方面，治疗组较对照组少。

由此，我们可以得出复方芙蓉叶巴布膏具有良好的消肿的作用且不良反应少，值得进一步深入研究。鉴于本次研究的研究例数相对较少，没有得出有统计学意义的结果，如能扩大样本量进行进一步的临床研究，或许能得出有统计学意义的结果。

**参考文献**

[1] 陈雄，穆敬平，彭力，等. 针刺配合关节松动术治疗踝关节功障碍的临床研究 [J]. 针灸临床杂志，2013，29（10）：26-28.

[2] Kitaoka HB, Alexander IJ, Adelaar RS, et al. Clinical rating systems for the ankle-hindfoot, midfoot, hallux, and lesser toes [J]. Foot Ankle Int. 1994，15（7）：349-353.

[3] 国家中医药管理局. 中医病证诊断疗效标准 [M]. 南京：南京大学出版社，1994：201-202.

[4] 李国衡. 魏指薪治伤手法与导引 [M]. 上海：上海科技出版社，1982：174.

[5] 陈博，高宁阳，王翔，等. 武术运动员踝关节扭挫伤手法镇痛疗效观察 [J]. 中国中医骨伤科杂志，2012，20（10）. 18-20.

[6] 朱渊，徐向阳，钱龙杰. 步态分析在急性踝关节扭伤临床治疗中的应用 [J]. 中华创伤骨科杂志 2010，12（1）：93-94.

[7] Kyriazis V, Rigas C. Temporal gait analysis of hip osteoarthritic patients operated with cementless hip replacement [J]. Clin Biomech (Bristol，Avon) 2002，17（4）：318-321.

[8] 高景华，高春雨，孙树椿，等. 摇拔戳手法治疗踝关节功能障碍 34 例 [J]. 世界中医药，2011，6（3）：214-215.

[9] Kyriazis V, Rigas C. Temporal gait analysis of hip osteoarthritic patients operated with cementless hip replacement [J]. Clin Biomech (Bristol，Avon) 2002，17（4）：318-321.

[10] Benedetti MG, Leardini A, Romagnoli M, et al. Functional outcome ofmeniscal-bearing total ankle replacement：a gait analysis study. J Am Podiatr Med Assoc 2008，98（1）：19-26.

[11] 陈浩，王善付，王建伟. 消肿膏外敷治疗急性踝关节扭伤的临床观察 [J]. 浙江中医药大学学报，2013，37（2）：172-174.

[12] 奚小冰，胡劲松，李飞跃，等. 魏氏伤科验方消肿散改良方（巴布膏剂型）治疗 97 例急性软组织损伤多中心临床研究 [J]. 中华中医药杂志，2011，26（10）：2463-2466.

[13] 李飞跃，奚小冰，傅文彧，等. 改良消肿散（巴布剂）治疗急性软组织损伤的临床研究 [J]. 中

成药，2005，27（3）：312－314.

[14] 国家药典委员会. 中国药典 [S]. 北京：中国医药科技出版社，2010：333.

[15] 胡金曼. 木芙蓉的药用价值 [J]. 陕西中医杂志，1990，11（6）：276.

[16] 傅文彧，罗仕华，符诗聪，等. 木芙蓉叶有效组分优非特异性炎症的实验研究 [J]. 中国骨伤，2003，16（8）：474－476.

[17] 符诗聪，荣征星，张凤华，等. 木蓉叶有效部位的抗炎与镇痛实验研究 [J]. 中国中西医结合杂志，2002，6（22）：222－224.

[18] 国家药典委员会. 中华人民共和国药典 [S]. 北京：化学工业出版社，2005：200.

[19] 金喻，刁娟娟，王媛媛，等. 赤小豆方外敷治疗急性淋巴结炎 [J]. 现代中医药，2013，33（1）：39－40.

[20] 梁秉文. 中药经皮给药制剂技术 [M]. 北京：化学工业出版社，2006：5－9.

[21] 董方言. 现代实用中药新剂型新技术 [M]. 北京：人民卫生出版社，2007：118－124.

[22] 楼步青，何伟棠. 中药巴布剂研究思路探讨 [J]. 时珍国医国药，2001，12（7）：617－619.

# 第十章　桡骨远端骨折诊疗方案及临床研究

## 第一节　伸直型桡骨远端骨折诊疗方案

### 一、伸直型桡骨远端骨折诊断标准

本研究诊断标准采用国家中医药管理局颁布的《中医病症诊断疗效标准》中桡骨远端骨折的诊断依据。

（1）**病史依据**　有跌倒用手掌撑地的病史。

（2）**病理依据**　伤后有腕部肿胀，并出现"餐叉样"畸形。

（3）**检查依据**　X线片上具有三大特征。

1）骨折远端向背侧及桡侧移位。

2）桡骨远端关节面改向背侧倾斜，向尺侧倾斜的角度亦消失。

3）桡骨长度缩短，桡骨茎突与尺骨茎突处于同一平面。

（4）**鉴别**　必须与屈曲型骨折相鉴别，后者桡骨骨折远端向掌侧移位。

### 二、伸直型桡骨远端骨折复位技术方案

#### 1. 手法复位

根据患者具体情况，均选择在局部麻醉下进行手法复位。复位方法以左侧为例，具体步骤如下。

（1）患者取坐位，助手立于患者背后，固定患者躯体及患肘部，患肢前臂置中立位并向前伸展。

（2）术者左手握住患肢拇指及大鱼际，右手握住患侧小鱼际，持续牵引。

（3）术者双拇指置于桡骨远折端，双示指顶于骨折近折端术者拇指向掌侧屈曲复位，并轻度尺偏，纠正骨折远折端向背桡侧移位。

（4）可将患肢腕关节置慢慢置于中立位，或掌屈尺偏位，随后进行外固定。

**2. 可塑性夹板外固定或小夹板固定**

手法复位后，采用夹板外固定治疗，其固定具体步骤如下。

（1）骨折复位后，在患肢前臂置放弹性内衬物。

（2）根据患者肢体的大小选取夹板型号，依次在患肢掌侧、背侧、桡侧、尺侧放置夹板，夹板长度近端在肘横纹以下两横指，远端不超过掌指关节。

（3）根据夹板与患腕的贴合度予以电吹风机加热夹板予以局部塑形，然后予尼龙弹力带将夹板固定，最后嘱患者拍摄腕关节正侧位 X 片，将患肢屈肘 90°位，用三角巾悬吊，并根据复位固定后 X 线片判定手法复位及外固定效果。

严重粉碎性骨折建议行包括同侧肘关节固定。

具体复位外固定成功评定标准为：桡骨高、尺偏角及掌倾角均恢复到正常值的80%以上（桡骨高正常值为 10～13 mm，尺偏角正常角度为 20°～25°，掌倾角正常角度为 10°～15°）。

（4）外固定后，嘱患者密切注意患肢末端血运、肿胀消退情况，并分别于治疗后 2日、7 日、14 日来门诊复诊，根据患者情况调节可塑性夹板扎带松紧度。

**3. 固定期间药物治疗**

骨折初期，血瘀积聚，肿胀疼痛，气血不和，心神不安，内治药物以止血、化瘀、消肿、止痛、安神为主，如魏氏四物止痛汤、化瘀汤或续骨活血汤，必要时断端可外贴三七巴布断骨膏，每 2 日一贴，连用 4 周左右。

骨折后期，局部酸楚，活动受限，体软无力，肌肉萎缩，内治用药则以扶气、养血、壮筋、补骨为主，如当归续骨汤、八珍汤、十全大补汤。

如患肢骨质疏松症状明显者，则同时积极采用抗骨质疏松治疗。

**4. 外固定时间及相关注意事项**

（1）外固定时间　外固定时间 4～6 周。

（2）相关注意事项　固定期间即指导患者进行指间关节、掌指关节屈伸锻炼，并注意患侧肩关节活动，每日 3 次，每次 10～20 下；同时，嘱患者密切注意患肢皮肤血运及肿胀消退情况，如手指肿胀明显伴麻木疼痛加重者，务必及时来院调整或拆除夹板。

**5. 外固定拆除后的治疗措施**

根据关节功能恢复情况，可应用四肢洗方及手法治疗。

## 三、夹板外固定疗效评定标准（供参考）

参照"改良 Green 和 O'Brien 腕关节评分标准"进行腕关节功能评分，该评分标准主要包括 4 个方面，分值越高表明腕关节功能恢复越好（表 10 - 1）。

**表 10 - 1　改良 Green 和 O'Brien 腕关节评分标准**

| 评　价　内　容 | 分　值 |
| --- | --- |
| 1. 疼痛 | |
| 无疼痛 | 25 |
| 轻度，偶尔 | 20 |
| 中度，能忍受 | 15 |
| 严重，不能忍受 | 5 |
| 2. 功能状况（主观功能恢复状况） | |
| 恢复到平时工作状况 | 25 |
| 工作上受限制 | 20 |
| 能够坚持工作，但未被聘用 | 15 |
| 由于疼痛而无法工作 | 0 |
| 3. 腕关节活动范围 | |
| 屈伸≥120° | 25 |
| 91°～119° | 20 |
| 61°～90° | 15 |
| 31°～60° | 5 |
| 小于 30° | 0 |
| 4. 握力（与正常一侧比较） | |
| 100% | 25 |
| 75%～99% | 20 |
| 50%～74% | 15 |
| 25%～49% | 5 |
| 0～24% | 0 |

注：效果评价：优，90～100 分；良，80～89 分；及格，65～79 分；差，65 分以下。

# 第二节　外固定夹板治疗桡骨<br>远端骨折的研究进展

桡骨远端骨折是人体上肢最常见的骨折，其发病率较高，据统计占急诊骨折患者的 12.5%～16.7%[1-2]。其多见于中老年人，如治疗不当常导致腕关节疼痛、僵硬，严重影响患者的工作和生活[3]。目前，桡骨远端骨折的治疗方法很多，但临床上还是以中医传统的闭合手法整复，石膏或夹板外固定为主，治疗效果满意。[4]在外固定材料方面，保守治疗常用的外固定材料有石膏、夹板、成品支具等，其中小夹板是我国临床常用的外固定方式之一。本文对其治疗桡骨远端骨折的研究现状作一综述。

## 一、小夹板治疗桡骨远端骨折的历史渊源

我国在运用小夹板治疗桡骨远端骨折方面具有悠久的历史，古代经典文献中很早就有通过小夹板治疗桡骨远端骨折的记载。唐代蔺道人撰写的《仙授理伤续断秘方》[5]是我国现存最早的骨伤科专著，书中记载"凡手骨出者，看如何出，若骨出向左，则向右边拨入；骨向右出，则向左拨入"，该记载表明唐代我们就开始根据桡骨远端骨折移位情况制订适合复位的操作手法。元代危亦林《世医得效方》[6]中记载："手掌根出臼，其骨交互相锁，需先搦骨下归窠。或出外，则需搦入内；或出内，则需搦入外，方入窠臼。"其骨交互相锁，或出外，或出内指出了按照桡骨远端骨折的移位特点，提出3个不同骨折移位及相应的正骨手法治疗。明清时期，关于桡骨远端骨折的治疗记载亦颇为详细，例如明朝皇帝朱棣收集编写《普济方》[7]就有"手盘出向下"的记载，即桡骨远端骨折向掌侧移位的特点；清代吴谦的《正骨心法要旨·器具总论》不仅总结了前人的各类固定方法，还绘制了各类外固定器具的图谱，同时还记载了"通木"作为夹板材料，这表明在明清时期关于桡骨远端骨折的外固定方法和器械都有了较大的发展。

到了近代，随着科学技术的发展与进步，国内外医家在小夹板的基础上不断推陈出新，改进型小夹板不断出现，例如陈琦等利用改良拱桥式小夹板治疗治疗开放性桡骨远端骨折取得满意疗效[8]；邓艳采用硬胶纸制作小夹板治疗桡骨远端骨折用硬胶纸板自制小夹板，临床试验发现其硬度适中，弹性好，裁剪塑形容易，价格低廉，方法简单，舒适度高，透气性好，治疗效果良好[9]；马月芬等根据几十年的临床经验，采用徒手整复胶合板边料自制小夹板固定及早期合理的功能锻炼治疗桡骨远端骨折，取得较好效果[10]。何艳红等运用塑性弹力夹板治疗伸直型桡骨远端骨折取得较好的临床疗效，并认为其有效性主要依赖于夹板合理的生物力学设计[11]。另外，张元民的高分子塑料夹板[12]，冯世义等研制的防滑小夹板[13]，姚共和等在原有扎带的基础上改良设计的档位式扎带、尼龙搭扣扎带以及黄庆森研制的"北京-伦敦夹板"[14-15]等，都极大地丰富夹板的形式及治疗骨折的临床应用范围，有力地推动了中医小夹板现代化、科学化发展。

## 二、小夹板治疗桡骨远端骨折的机制研究

小夹板外固定治疗骨折在我国具有悠久的历史，古代医家多认为小夹板外固定治

疗骨折符合动静结合的治疗原则，但是一直未进行科学的机制研究。屠开元对小夹板治疗骨折动静结合原则进行了深入的探讨，认为"静"即在复位后利用支板固定；"动"即在固定后的不同时期进行适当的锻炼，以促进骨折愈合和骨痂形成[16]。1983年尚天裕教授开拓了小夹板生物力学的研究先河，首次阐明了小夹板外固定的生物力学原理，并认为其符合"动静结合"的骨折治疗原则。另外，美国学者 Collnolly 指出：早期功能锻炼有利在短期暴发形成一期外骨痂，1986 年 William 进一步提出了骨折愈合三角的理论：活动、血运与骨痂形成，可控制的微动与坚强固定相比，更有利骨折愈合，其原因可能是与应力刺激引导骨小梁生长有关，其研究结果与 Godship 等的动物实验和 Wolf 临床研究也基本相符，这也从一定程度上说明小夹板外固定治疗骨折是一种切实有效的治疗方式[17]。国内很多学者也认为"微动"对骨痂的愈合非常重要，李瑛的研究表明小夹板固定的"微动"能加速骨折局部矿物化，增加骨膜骨痂的成骨，认为是加速骨折愈合的最重要的机制[18]。何艳红等对可塑性弹力夹板外固定治疗伸直型桡骨远端骨折进行了相关生物力学分析，认为该夹板可以使骨折断端的力系平衡，并且通过适当的调整夹板的预紧力保证骨折断端的稳定[11]。

　　关于小夹板的固定方式，现代也有不少学者认为，小夹板局部固定是一种能动的固定方式，通过夹板、棉垫对伤肢产生的杠杆力以及对骨折端的效应力来维持骨折复位效果，同时肌肉运动时借助骨折周围的韧带、筋膜和肌腱的"铰链式"牵拉，使骨折保持对位或纠正残余移位，并且夹板外固定能允许腕、手活动，利于患肢经脉回流及肿胀的消退，加快骨折愈合，同时小夹板固定能够及时地调节绷带的松紧度，避免了因为固定过紧导致的筋膜间室综合征，或固定松弛导致的骨折块再移位[19]。侯宝兴等认为小夹板外固定是一种弹性固定方式，夹板可以通过布带、压垫与骨折远近端组成一个局部外固定力学系统，通过布带对夹板的约束力、夹板对伤肢的杠杆力、压垫对骨折断端的效应力等起作用[20]。

## 三、小夹板治疗桡骨远端骨折的临床治疗效果

　　闭合复位一直是治疗桡骨远端骨折的主要治疗方法。对于低能量损伤、关节外骨折或累及关节面无移位的患者，闭合复位可取得良好的疗效[21]。董林等通过手法复位夹板外固定治疗桡骨远端骨折 300 例，并对 300 例患者进行 PRWE 功能评分，其中优162 例，良 110 例，可 24 例，差 4 例，优良率 90.7%；15 例患者出现夹板周围张力型水疱，夹板拆除后愈合，无感染，未对功能恢复造成影响[22]。李亮等通过对比手法复位配合竹塑夹板固定与手法复位配合石膏外固定治疗桡骨远端骨折的临床疗效发现，竹塑夹板是治疗桡骨远端骨折的理想外固定系统，按照 Cartland Werlley 的腕关节评分

标准，竹塑夹板组优良率为93.3％，石膏固定组为86.5％，竹塑夹板组疗效等同于或略优于石膏固定组，但无统计学差异（$P>0.05$）[23]。刘德明等运用塑形小夹板弹力带中立位固定治疗桡骨远端骨折126例，根据中医病证疗效标准，研究发现126例患者腕关节功能情况：优98例，良23例，差5例。优良率达96％。发生关节僵硬4例，腕管综合征1例，握力下降2例，并发症发生率5.6％[24]。

目前，小夹板外固定用于开放性桡骨远端骨折的临床报道较少，陈琦等运用拱桥式小夹板外固定治疗桡骨远端开放性骨折11例，其中伸直型9例，屈曲型2例，6例为粉碎性骨折，所有患者均经手法复位后手术缝合伤口，然后用拱桥式小夹板外固定，经治疗在治疗的11例患者中，术后X线显示：骨折解剖对位6例，近解剖对位5例，伤口均一期愈合，无一发生感染，经44～58日固定，骨折全部愈合；尺偏角全部正常，因为前侧有伤口，压垫偏离断端而且变薄，桡偏角有不同程度的影响，无不愈合和畸形愈合[8]。

## 四、分析小结与展望

综上所述，手法复位小夹板外固定术治疗桡骨远端骨折具有传统的中医正骨特色，在我国已有数千年的应用历史，操作性和疗效早已被历代医家所验证，时至今日仍是我国桡骨远端骨折保守治疗的主要治疗方式。随着科学技术的进步，许多学者对小夹板治疗骨折进行了深入研究，并且趋向专业化、系统化，如从宏观向微观、从粗材料向高科技含量材料等方向的发展，为小夹板的临床应用提供了理论根据，说明了它的有效性及安全性[25]，另一方面也使得中医小夹板的临床治疗效果也得以客观、准确的评估。

桡骨远端骨折是指距桡骨远端关节面3 cm以内的骨折，是全身最常见的骨折，若治疗不当易导致腕关节畸形、功能障碍[26]。我们认为，小夹板具有操作性强、风险小同时具有价格低廉等优点，对于稳定的非粉碎桡骨远端骨折，通过传统的手法复位后，予以小夹板固定，可以取得比较满意的治疗效果。但是，随着科学技术的进步以及患者为了达到骨折解剖结构和功能恢复，越来越多地采用手术治疗。手术对于骨折解剖结构和功能的恢复的确有着较好作用，但同时也有创伤以及有引发相应并发症的风险，且增加了经济负担。但是，随着目前内固定器械的发展，以及手术入路的改进，使对于保守治疗无法实现的粉碎或不稳定的、存在严重短缩畸形的、损伤关节面的骨折，达到解剖复位、坚强固定以及良好的手术效果能够得以实现。因此，我们在选择治疗方法时，要对患者进行综合、客观地评估，选择正确的治疗方式同时要求能尽可能减少腕关节功能障碍。

# 第三节　中医可塑性夹板疗法治疗桡骨<br>远端骨折多中心临床研究

伸直型桡骨远端骨折即 Colle's 骨折，系指发生在桡骨远端 2～3 cm 范围内的骨折，为腕部骨折中最为常见的类型[27]。目前对伸直型桡骨远端骨折以保守治疗为主，石膏或夹板外固定是临床应用较多的两种保守外固定方式。为进一步探讨其临床疗效，我们进行了可塑性夹板与管型石膏两种方式中立位固定治疗伸直型桡骨远端骨折的临床研究，现将研究结果报告如下。

## 一、临床资料

### 1. 研究设计

本研究采用多中心、平行对照、根据 AO 分型按照时间顺序分组的研究方法，其中治疗组予以可塑性夹板外固定，对照组予以管型石膏外固定。

### 2. 研究单位

上海交通大学医学院附属瑞金医院、上海市上钢社区服务卫生中心、上海中冶职工医院、上海交通大学医学院附属新华医院崇明分院。

### 3. 一般资料

所有入组病例均为 2013 年 11 月至 2014 年 10 月在本研究参与单位伤骨科门急诊患者，研究设计入组病例数 120 例，其中脱落病例数 15 例、剔除病例数 8 例。因此，本研究共有 97 例（治疗组 47 例，对照组 50 例）患者纳入最终分析，两组患者的一般资料基线一致，差异无统计学意义，具有可比性（表 10 - 2）。

表 10 - 2　治疗组与对照组患者基线资料的比较

| 组　别 | 例数 | 性　别 | | 年龄<br>（岁） | 病程<br>（小时） | 骨折类型（AO 分型） | | |
| --- | --- | --- | --- | --- | --- | --- | --- | --- |
| | | 男 | 女 | | | A2 | B2 | B31 |
| 治疗组 | 47 | 13 | 34 | 61.23±9.15 | 2.56±1.68 | 18 | 27 | 2 |
| 对照组 | 50 | 14 | 36 | 57.36±10.84 | 2.47±1.26 | 17 | 30 | 3 |
| $t$ 或 $Z$ 值 | | 0.032 5 | | 1.90 | 0.31 | −0.504 3 | | |
| $P$ 值 | | 0.974 0 | | 1.611 | 0.755 6 | 0.615 2 | | |

**4. 诊断标准**

采用国家中医药管理局颁布的《中医病症诊断疗效标准》[28]中桡骨远端骨折的诊断依据。

**5. 纳入标准**

（1）符合上述桡骨远端骨折诊断标准者。

（2）根据 X 线诊断为伸直型的桡骨远端骨折，AO 分型为 A 型和 B 型骨折者。

（3）年龄在 18～60 岁的患者，男女不限。

（4）为新鲜闭合性骨折，未经其他方法治疗者。

（5）能积极配合医生并自愿接受随访及做相关评分者。

**6. 排除标准**

（1）开放性骨折者。

（2）桡骨远端骨折手法复位不能达到功能复位者。

（3）腕部皮肤发生感染、溃疡，不能耐受外固定者。

（4）有严重心脑血管疾病，不能耐受手法复位和外固定者。

# 二、方法

## 1. 治疗方法

（1）**手法复位** 两组均采用相同的复位手法，在局部麻醉下进行手法复位。复位方法以左侧为例：患者取坐位，助手立于患者背后，固定患者躯体及患肘部，患肢前臂置中立位并向前伸展。术者左手握住患肢拇指及大鱼际，右手握住患侧小鱼际，持续牵引，然后术者双拇指置于桡骨远折端，双示指顶于骨折近折端向掌侧屈曲复位，并轻度尺偏，纠正骨折远折端向背桡侧移位，之后将患肢腕关节置于中立位，进行外固定。

（2）**治疗组外固定** 采用可塑性夹板外固定治疗，其固定方法如下：骨折复位后，前臂置放弹性内衬物，根据患者肢体的大小选取夹板型号，依次在患肢掌侧、背侧、桡侧放置可塑性夹板，夹板长度近端在肘横纹以下两横指，远端不超过掌指关节，根据夹板与患腕的贴合度予以电吹风机加热夹板予以局部塑形，患腕关节中立位，然后予尼龙弹力带将夹板固定，患肢屈肘 90°，用三角巾悬吊。患者分别于治疗后 2、7、14 日来门诊复诊，根据患者情况调节可塑性夹板松紧度，6 周后拆除夹板并继续进行功能锻炼。

（3）**对照组外固定** 采用中立位管型石膏外固定治疗，其外固定方法如下：骨折复位后，前臂衬托薄层纸棉，将石膏沿前臂作不过掌指关节的管型石膏固定，在石膏定型前加压塑型将腕关节固定在中立位，患肢屈肘 90°位，用三角巾悬吊。患者 10～14

日后来门诊复诊并予以更换石膏，6 周后拆除石膏并进行功能锻炼。

治疗组与对照组所有病例均在固定后，即指导患者进行指间关节、掌指关节屈伸锻炼，每日 3 次，每次 10～20 下。

**2. 疗效评定**

（1）**影像学评定** 两组患者分别在手法复位外固定后（即刻）及固定 6 周后行 X 线片检查，所有患者均在标准体位下拍摄腕关节正侧位片，利用瑞金医院放射科 PACS 系统测量各组患者桡骨高、尺偏角、掌倾角，分析比较患者手法复位外固定后及固定 6 周后各指标变化情况。

影像学具体测量方法如下。

1）桡骨高：经桡骨远端关节面尺侧缘最低点（排除尺骨茎突）作桡骨干纵轴线的垂线，此线与桡骨远端关节面最高点的垂直距离即为桡骨相对高度，如图 10 - 1 中 C 至 E 的距离。

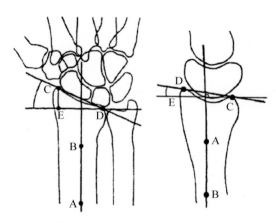

2）尺偏角：首先在腕关节前后位 X 线片上作桡骨干的纵轴线，再沿桡骨远端关节面的尺侧最低点作纵轴线的垂线，此垂线与桡骨远端关节面挠、尺侧最远点连线的夹角即为尺偏角，如图 10 - 1 中的角 CDE。

**图 10 - 1 影像学测量角度示意图**

3）掌倾角：首先在腕关节侧位片上作桡骨干的纵轴线，再取桡骨远端关节面掌、背侧最远点连线，此线与桡骨干纵轴线垂线之夹角即为掌倾角，如图 10 - 1 中的角 DCE。

（2）**腕关节功能评定** 两组患者分别在固定 6 周拆除外固定及治疗 3 个月后参照"改良 Green 和 O'Brien 腕关节评分标准"[29]进行腕关节功能评分，该评分标准主要包括 4 个方面，分值越高表明腕关节功能恢复越好（表 10 - 3）。

**表 10 - 3 改良 Green 和 O'Brien 腕关节评分标准**

| 评 价 内 容 | |
| --- | --- |
| 1. 疼痛 | |
| 无疼痛 | 25 |
| 轻度，偶尔 | 20 |

续　表

| 评　价　内　容 | |
|---|---|
| 中度，能忍受 | 15 |
| 严重，不能忍受 | 5 |
| 2. 功能状况（主观功能恢复状况） | |
| 恢复到平时工作状况 | 25 |
| 工作上受限制 | 20 |
| 能够坚持工作，但未被聘用 | 15 |
| 由于疼痛而无法工作 | 0 |
| 3. 腕关节活动范围 | |
| 屈伸≥120° | 25 |
| 91°～119° | 20 |
| 61°～90° | 15 |
| 31°～60° | 5 |
| ＜30° | 0 |
| 4. 握力（与正常一侧比较） | |
| 100％ | 25 |
| 75％～99％ | 20 |
| 50％～74％ | 15 |
| 25％～49％ | 5 |
| 0～24％ | 0 |

注：效果评价：优，90～100 分；良，80～89 分；及格，65～79 分；差，65 分以下。

### 3. 统计学方法

运用 SAS 9.0 软件包对各项数据进行统计学分析。计量资料以 $\bar{x} \pm s$ 表示，比较采用 $t$ 检验；等级资料采用秩和检验。$P < 0.05$ 为差异具有统计学意义。

## 三、结果

### 1. 影像学结果比较

治疗组患者骨折复位后尺偏角、掌倾角及桡骨长度与骨折愈合后变化值略小于对照组，但两组之间比较无统计学意义（$P > 0.05$），说明两种外固定方式均能较好地维持骨折断端的复位后位置（表 10 - 4）。

表 10-4　治疗组与对照组患者影像学结果比较

| 组　别 | 尺偏角平均变化（°） | 掌倾角平均变化（°） | 桡骨长度变化（mm） |
|---|---|---|---|
| 治疗组 | 1.52±0.39 | 1.35±0.53 | 1.77±0.59 |
| 对照组 | 1.64±0.47 | 1.28±0.53 | 1.77±0.52 |
| $t$ 值 | −1.30 | 0.71 | 0.07 |
| $P$ 值 | 0.197 6 | 0.477 9 | 0.94 |

注：变化指骨折整复后与外固定 6 周拆除后两个时刻的差值。

### 2. 临床疗效

可塑性夹板外固定组（治疗组）优良率为 85.1%，传统管型石膏组（对照组）优良率为 70.0%，经秩和检验，$Z=-2.395\,9$，差异具有统计学意义（$P<0.05$）；说明可塑性夹板外固定治疗伸直型桡骨远端骨折临床疗效优于传统管型石膏（表 10-5）。

表 10-5　治疗组与对照组患者临床疗效比较

| 组　别 | 例数 | 优 | 良 | 及格 | 差 | 优良率 | Z | P |
|---|---|---|---|---|---|---|---|---|
| 治疗组 | 47 | 17 | 23 | 7 | 0 | 85.1% | −2.395 9 | 0.016 6 |
| 对照组 | 50 | 9 | 26 | 12 | 3 | 70.0% | | |

### 3. 两组患者并发症比较

外固定治疗期间，治疗组无 1 例患者出现皮肤压迫性溃疡、拇伸屈肌腱断裂或骨筋膜室综合征等不良并发症，而对照组有 1 例出现拇伸屈肌腱断裂，5 例出现皮肤压迫性溃疡，提示可塑性夹板不良并发症少于石膏外固定。

## 四、讨论

中医小夹板外固定是中医骨伤科治疗骨折的主要技术特色，有数千年的悠久历史。晋代葛洪《肘后救卒方》记载"以竹片夹裹之，令遍上下，急缚勿令转动"，这也是我国古代文献中用竹板固定治疗骨折、脱位的最早记载[30]。唐代蔺道人撰写的《仙授理伤续断秘方》[31]是我国现存最早的骨伤科专著，书中记载"凡手骨出者，看如何出，若骨出向左，则向右边拔入；骨向右出，则向左拔入"，该记载表明唐代我们就开始根据桡骨远端骨折移位情况制订适合复位的操作手法。宋代开始，医家逐渐开始采用柳枝做外固定，《太平圣惠方》记载有："用米沙木篦子，绵绳夹缚，夏月柳枝五条夹缚。"元代医家危亦林所撰《世医得效方》记载有用"杉木皮"、"竹片"制作夹板治疗骨折，南宋洪遵所著《洪氏集验方》创造了类似现在石膏绷带的外固定法，提倡使用牡蛎粉加糯米粥或用大鳔股粉末糊于患肤，再加夹板固定的方法。清代吴谦等撰写的《正骨心法要旨·器具总论》不仅总结了前人的各类固定方法，而且还绘制了各类外固定器具的图谱。

到了近代，随着科学技术的发展与进步，国内外医家在小夹板的基础上不断推陈出新，改进型小夹板不断出现，例如陈琦等利用改良拱桥式小夹板治疗治疗开放性桡骨远端骨折取得满意疗效[32]；邓艳采用硬胶纸制作小夹板治疗桡骨远端骨折用硬胶纸板自制小夹板，临床试验发现其硬度适中，弹性好，裁剪塑形容易，价格低廉，方法简单，舒适度高，透气性好，治疗效果良好[33]；马月芬等根据几十年的临床经验，采用徒手整复胶合板边料自制小夹板固定及早期合理的功能锻炼治疗桡骨远端骨折，取得较好效果[34]。何艳红等运用塑性弹力夹板治疗伸直型桡骨远端骨折取得较好的临床疗效，并认为其有效性主要依赖于夹板合理的生物力学设计[35]。

另外，张元民的高分子塑料夹板，冯世义等研制的防滑小夹板，姚共和等在原有扎带的基础上改良设计的档位式扎带、尼龙搭扣扎带以及黄庆森研制的"北京-伦敦夹板"[36-39]等，都极大地丰富夹板的形式及治疗骨折的临床应用范围，有力地推动了中医小夹板现代化、科学化发展。

本研究使用夹板为导师组导师以传统外固定夹板为蓝本，遵循"动静结合、筋骨并重"原则，并结合既往可塑性夹板研制经验所设计出的另一型可塑性外固定夹板。其主体是由热塑性高分子材料构成，两端结合部依靠固定连接部件连接，内部衬以软质纤维织物。其明显优点是使用方便，具有较好的可塑性及弹性，针对不同的患者及病情，医者可适当调整夹板的形状以利于对骨折断端的固定，其具有良好的弹性及 X 线穿透性，夹板内部衬托填物在一定程度上减少外固定时对患者皮肤压迫，可防止皮肤压迫性溃疡发生。

伸直型桡骨远端骨折外固定常用的固定体位有腕掌屈尺偏位或腕中立位，不同的固定体位直接影响患腕关节的功能恢复。临床掌屈尺偏位固定对腕关节功能恢复有一定影响，一般掌屈尺偏位固定往往只是将腕关节置于掌屈位，而维持伸直型桡骨远端骨折复位关键是应保持骨折远折端向掌尺侧复位。有研究提示主要附着于三角骨背侧的腕背侧韧带限制近排腕骨屈曲，而腕中关节背侧又无韧带附着，所以大部分腕关节掌屈动作是发生在腕中关节，这样由于腕中关节部位缺乏韧带的控制，尤其掌屈活动时力量强大的腕桡侧伸肌易将近排腕骨连同桡骨远折端转向背侧，而导致整复的失败；腕关节中立位固定近似于功能位固定，此时第 3 掌骨与前臂纵轴成一直线，使骨间膜与斜索张力均匀一致，能够使功能恢复、骨折稳定及骨折愈合过程达到同步的目标[40, 41]。现代临床研究表明：中立位外固定能有效控制腕关节的旋转运动，纠正断端残余移位，防止再移位，为骨折提供可靠的固定，减少或避免后期的腕关节不稳[42, 43]。

因此，我们在运用石膏或夹板外固定治疗伸直型桡骨远端骨折时，首先要将骨折断端进行良好的功能复位，然后再通过石膏或夹板外固定，使骨折断端受到向掌、尺侧的压力，而固定体位宜取中立位。我们通过本次临床研究发现，可塑性夹板及石膏中立位外固定均具有较好的临床疗效，且总体临床不良并发症较少。此外，我们认为中立位外固定骨折愈合后即使出现腕关节部分僵硬等不适，但患者在后期应用理疗、中药外洗、手法等康复治疗亦可较快恢复腕关节功能。

综合上述，我们认为选用外固定治疗伸直型桡骨远端骨折时，只需要在良好复位下，骨折断端能保持有骨折复位后稳定的持续压力是达到良好治疗效果的关键，而固定体位可采取腕关节中立位外固定。

目前，已有大量文献报道了桡骨远端骨折后桡骨高、尺偏角、掌倾角的改变对腕关节功能活动的影响。桡骨远端骨折后，骨折断端的生物学特征遭到破坏，骨折断端的各项生理参数均会发生改变，其中桡骨高、尺偏角、掌倾角改变会严重影响腕关节的正常功能。因此，临床保守治疗桡骨远端骨折的关键是通过手法复位将桡骨高、尺偏角、掌倾角恢复正常。

桡骨高是垂直于桡骨长轴通过桡骨茎突尖部的连线与通过尺骨头远端关节面的连线之间的距离，正常值为 10～13 mm。国外学者认为桡骨断端短缩畸形是影响腕关节功能的主要原因，并认为缩短超过 3 mm 就会影响腕关节的旋转功能[44, 45]。于金河等通过实验认为桡骨的短缩对于腕关节的影响较大，发现随着短缩的增加，腕关节的接触面积及传导应力会发生改变，最后认为桡骨短缩不能大于 4 mm，大于 4 mm 会使得腕关节的活动受到很大的影响，如果短缩过大也可能出现尺骨撞击三角骨，也容易造成关节炎的产生[46]。尺偏角是桡骨远端尺桡侧最远点的连线与桡骨纵轴线的垂线之间的夹角，正常范围为 20°～25°。尺偏角与桡骨高呈正相关，尺偏角一般会随着桡骨高的变化而变化。国外 Rubinovich 等研究认为尺偏角变小会导致患肢握力降低。另外，国内于金河等[46]通过实验发现，当尺偏角改变后，腕关节的轴向应力将会改变，特别是尺偏角变小后，应力会集中在尺侧，这种改变将会造成腕关节的活动受到影响。掌倾角则是指在桡骨长轴垂直线与桡骨远端关节面掌、背侧最远点连线的夹角，正常角度为 10°～15°。朱敦延通过收集 96 例伸直型桡骨远端骨折病例发现，腕关节的屈伸活动与掌倾角相关[47]。汤锦波等对桡骨背屈进行了生物力学研究，结果亦表明掌倾角对腕关节的功能影响十分明显[48]。因此，掌倾角与腕关节活动范围亦密切相关。

鉴于桡骨高、尺偏角、掌倾角改变时腕关节功能的影响作用，本研究影像指标也将此三项作为影像学主要观察指标之一。

在本次临床研究中，我们首先从影像学角度，通过对比可塑性夹板外固定与石膏中立外固定治疗桡骨远端骨折发现，可塑性夹板及石膏外固定均能较好的维持桡骨远端骨折复位后桡骨高、尺偏角及掌倾角，且两者在上述三个指标方面比较方面统计学均无明显差异（$P > 0.05$），综合前期关于两者对骨折断端压力测试，我们认为可塑性夹板与石膏外固定在桡骨远端骨折断端背侧、桡侧及掌侧施加一定的压力可以有效维持骨折复位后的桡骨高、尺偏角及掌倾角。

同时，我们根据改良 Green 和 O'Brien 腕关节评分标准对两组患者进行功能比较，研究结果提示：两组在疼痛改善及握力改变方面无明显差别，而可塑性夹板组在患者主观腕关节功能恢复状况及腕关节活动范围方面疗效优于石膏组。分析其原因或与可塑性小夹板相对属于弹性固定有关。前期我们根据基础部分研究得出可塑性夹板在桡骨远端骨折断端周围桡侧、背侧、掌侧四个测力点侧的压力较石膏固定小，这正可反映可塑性夹板没有石膏固定"牢固"，而这些相对减少的压力值正体现可塑性夹板可能对骨折断端产生不至于导致骨折明显移位的"微动"存在。这种"微动"能加速骨折局部矿物化，增加骨膜骨痂的成骨，是加速骨折愈合的最重要的机制[49]。在本夹板固定期间，同时让患者进行每日伸屈手指活动，除了有利于患肢静脉回流，也在一定程度上在骨折断端产生微动刺激效应。故从我们临床疗效结果看，夹板固定时骨折断端的一定程度"微动"刺激是有利的，对促进骨折愈合及后期功能恢复有一定的帮助。

**参考文献**

[ 1 ] Chung KC，Spilson SV. The frequency and epidemiology of hand and forearm fractures in the United States. J Hand Surg（Am）. 2001，26：908 - 915.

[ 2 ] Hollingsworth R，Morris J. The importance of the ulnar side of the wrist in the fractures in the wrist in the distal end of the radius. Injury. 1976，7：263 - 266.

[ 3 ] 孙连录. 桡骨远端骨折的治疗现状［J］. 医学理论与实践，2013，26（3）：311 - 312.

[ 4 ] 赵亮，汤译博，苏佳灿. 桡骨远端骨折研究进展［J］. 中国骨伤，2010，23（8）：638 - 640.

[ 5 ] 蔺道人著，胡晓峰整理. 仙授理伤续断秘方［M］. 北京：人民卫生出版社，2006：18.

[ 6 ] 危亦林著，田代华整理. 世医得效方［M］. 北京：人民卫生出版社，2006：581.

[ 7 ] 丁继华. 伤科集成续集［M］. 北京：中医古籍出版社，2007：31.

[ 8 ] 陈琦，江冰，江志东. 拱桥式小夹板外固定治疗桡骨远端开放性骨折［J］. 中医正骨，2008，29（7）：520 - 521.

[ 9 ] 邓艳. 自制小夹板治疗肘关节脱位20例［J］. 实用中医药杂志，2008，24（4）：249.

[10] 马月芬，陈教忠. 胶合板边料自制小夹板治疗桡骨远端骨折的护理［J］. 护士进修志，2007，22（11）：3301 - 3302.

[11] 何艳红，乔梁，孙永强，等. 塑性弹力夹板治疗伸直型桡骨远端骨折疗效及生物力学定性分析

[J]. 中国矫形外科杂志，2010，18 (12)：1011-1013.

[12] 张元民，王志彬，李文成. 新型塑质夹板的力学性能测试和分析 [J]. 中国骨伤，2002，15：473-474.

[13] 冯世义，王奇才，徐建高，等. 自制防滑小夹板治疗 Colles 骨折 [J]. 中国骨伤，2009，22 (7)：551-553.

[14] 姚共和，卢敏，彭力平，等. 小夹板监护仪的研制及临床应用 [J]. 中国中医骨伤科杂志，1995，3 (6)：14-16.

[15] 黄庆森. 中国接骨学 (CO) ——最符合生物学生物力学的骨折治疗方法 [J]. 中国矫形外科杂志，2009，17 (20)：1578-1579.

[16] 屠开元，赵定麟. 动与静对骨折愈合过程的影响 [J]. 上海医学，1979，(2)：9.

[17] Goedship AE, Kenwright J. The influence of induced micro movement on the healing of experimental tibial fractures [J]. J Bone Joint Surg Br. 1985，67 (4)：600-655.

[18] 李瑛，费攀，付先芸，等. 小夹板固定对实验性家兔管状骨骨折愈合骨密度的影响 [J]. 世界中西医结合杂志，2008，3 (7)：388-392.

[19] 汤锦波. 桡骨远端骨折 [M]. 上海科学技术出版社，2013：127.

[20] 候宝兴，赵光复，谢可永，等. 小夹板压力测定研究 [J]. 上海中医药杂志，1994，(1)：22.

[21] 孙连录. 桡骨远端骨折的治疗现状 [J]. 医学理论与实践，2013，26 (3)：311-312.

[22] 董林，王志勇，魏国俊，等. 手法复位夹板外固定治疗桡骨远端骨折疗效分析 [J] 中国中医药信息杂志，2013，20 (5)：81-82.

[23] 李亮，刘安平，周正新，等. 手法复位配合竹塑夹板治疗伸直型桡骨远端骨折临床研究 [J]. 中医药临床杂志，2011，23 (11)：982-983.

[24] 刘德明. 塑形小夹板弹力带中立位固定治疗桡骨远端骨折 [J]. 骨科杂志，2011，2 (2)：103-104.

[25] 彭力平，马笃军，林松青，等. 小夹板外固定器的研究进展 [J]. 湖南中医药大学学报，2011，31 (10)：69-71.

[26] 邢春晖，孙双平. 闭合复位外固定支架治疗桡骨远端骨折20例 [J]. 长春中医药大学学报，2011，27 (1)：113-114.

[27] 王人彦，张玉柱，孟春，等. 伸直型桡骨远端骨折两种外固定治疗的比较研究 [J]. 中国中医骨伤科杂志，2014，21 (8)：13-15.

[28] 国家中医药管理局. 中医病症诊断疗效标准 [M]. 南京：南京大学出版社，1994：164.

[29] Bradway JK, Amadio PC, Cooney WP. Open reduction and internal fixation of displaced comminuted intra-articular fracture of the distal end of the radius [J]. J Bone Joint Sung (AM). 1989，71：839.

[30] 张洪，赵国梁，杨徐松. 两种不同方法治疗桡骨远端骨折88例疗效分析 [J]. 中国骨与关节损

　　伤杂志，2012，27（3）：268－269.

[31] 蔺道人著. 胡晓峰整理. 仙授理伤续断秘方［M］. 北京：人民卫生出版社，2006：18.

[32] 陈琦，江冰，江志东. 拱桥式小夹板外固定治疗桡骨远端开放性骨折［J］. 中医正骨，2008，
　　29（7）：520－521.

[33] 邓艳. 自制小夹板治疗时关节脱位20例［J］. 实用中医药杂志，2008，24（4）：249.

[34] 马月芬，陈教忠. 胶合板边料自制小夹板治疗桡骨远端骨折的护理［J］. 护士进修杂志，2007，
　　22（11）：3301－3302.

[35] 何艳红，乔梁，孙永强，等. 塑性弹力夹板治疗伸直型桡骨远端骨折疗效及生物力学定性分析
　　［J］. 中国矫形外科杂志，2010，18（12）. 1011－1013.

[36] 张元民，王志彬，李文成. 新型塑质夹板的力学性能测试和分析［J］. 中国骨伤，2002，15：
　　473－474.

[37] 冯世义，王奇才，徐建高，等. 自制防滑小夹板治疗 Colles 骨折［J］. 中国骨伤，2009，22
　　（7）：551－553.

[38] 姚共和，卢敏，彭力平，等. 小夹板监护仪的研制及临床应用［J］. 中国中医骨伤科杂志，
　　1995，3（6）：14－16.

[39] 黄庆森. 中国接骨学（CO）-最符合生物学生物力学的骨折治疗方法［J］. 中国矫形外科杂志，
　　2009，17（20）：1578－1579.

[40] 李飞跃. Colles 骨折的治疗—腕关节固定于背伸位［J］. 中国骨伤，1994，7（1）. 43－44

[41] 邱继明. 中立位固定治疗伸直型桡骨远端骨折临床观察［J］. 中国中医急症，2013，22（11）：
　　1850－1851.

[42] 和艳红，阎亮，孙永强，等. 塑性弹力夹板治疗桡骨远端骨折91例临床观察［J］. 中国矫形外
　　科杂志，2012，20（16）：1520－1522.

[43] 刘德明. 塑形小夹板弹力带中立位固定治疗桡骨远端骨折［J］. 骨科，2011，2（2）：103－104.

[44] Batra Sl，Gupta A. The effect of fracture-related factors on the functional outcome at 1 year in
　　distal radius fractures［J］. Injury，2002，33（6）：499－502.

[45] Schneiders W，Bieuener A，Rammelt S，et al. Distal radius fracture. Correlation between
　　radiological and fonctional results［J］. Unfallchirurg，2006，109（10）：837.

[46] 于金河，冯建书，李增炎，等. 桡骨远端骨折成角改变对桡腕关节影响的生物力学研究［J］. 中
　　国矫形外科学，2005，13（10）：750－752.

[47] 朱敦延. 掌倾角的改变对腕关节稳定性的影响［J］. 医用生物力学，1994，3（9）：192－195.

[48] 汤锦波，谢认果，侍德，等. 桡骨远端骨折不同程度的背屈畸形后腕关节动力学变化［J］. 中华
　　创伤骨科杂志，2001，17（10）：613－615.

[49] 李瑛，费攀，付先芸，等. 小夹板固定对实验性家兔管状骨骨折愈合骨密度的影响［J］. 世界中
　　西医结合杂志，2008，3（7）：388－392.

下篇

魏氏伤科特色诊疗技术介绍

# 第十一章 魏氏伤科特色药物（复方芙蓉叶凝胶膏、伸筋活血合剂、黄白软膏）基础研究进展

## 第一节 魏氏伤科特色药物——复方芙蓉叶凝胶膏

### 一、概述

复方芙蓉叶凝胶膏由全国名老中医、著名魏氏伤科学术流派传人李国衡教授根据魏氏伤科家传秘方"消肿散"，并结合自身数十年丰富的临床经验不断筛选改进而成。消肿散具有清热解毒、行血止痛的功效，适用于跌仆损伤、软组织损伤肿胀疼痛或红肿灼痛等症状。全方由芙蓉叶、落得打、赤小豆等组成。君药芙蓉叶为木芙蓉的叶，性味甘、微辛、凉，归肺肝经，具有清肺凉血、散热解毒、消肿排脓功效，临床用于肺热咳嗽、凛疬、肠痈，外治痈疖脓肿、脓耳、无名肿毒、烧烫伤。《医宗金鉴·正骨心法要旨》记载运用以芙蓉叶为主药的有芙蓉膏、定痛膏，主要用于治疗外伤肿痛。实验研究表明，木芙蓉叶具有良好的消炎消肿作用，其含有的木芙蓉叶总黄酮对鹿角菜、蛋清等引起的非特异性炎症具有良好的抑制作用；木芙蓉叶有效部位（MFR－C）可以明显抑制二甲苯造成的小鼠耳非特异性肿胀作用，与盐酸青藤碱作用类似。落得打又名积雪草，为骨伤科要药，性寒，味苦辛，具有清热利湿、解毒消肿之功效，主要用于湿热黄疸、痈肿疮毒、跌打损伤等症。赤小豆味甘，性平，《本草纲目》记载赤小豆可"生津液，利小便，消胀，除肿，止吐"；现代研究证明，赤小豆的提取液对金黄色葡萄球菌、福氏痢疾杆菌及伤寒杆菌等都有名明显的抑制作用。凝胶膏的基质一般由黏着剂、保湿剂、填充剂、透皮促进剂和其他添加剂组成。一般剥离过程出现膏体残留在剥离层或揭开剥离层后膏体表面不平整的现象，即表明膏体内聚力不足。影响膏体内聚力的因素有很多，如基质与药物比例失调，基质配比失调，黏着剂分子聚合度差等。有研究报道为改善凝胶膏的黏性，有添加橡胶，热熔胶等非水溶性材料，

如此虽然黏附力增加，但过敏现象增加和制剂工艺有本质变化。凝胶膏面世以来黏性不足一直被诟病，然而这是与传统的膏药、橡胶膏剂做出的比较不具客观性。

因此，此次设计的工艺研究设定的指标为：

赋形性：膏体无烂膏、流淌或硬化现象，具有拉丝现象。

黏附力：按照中国药典 2010 年版一部（附录 XII E）第一法，以 4 号钢球为标准。

## 1. 黏着剂的选择

凝胶膏黏着剂选用的是水溶性高分子材料，本品采用的是使用较普遍的聚丙烯酸钠，由于国产的聚丙烯酸钠的分子量分布较广，其形成的骨架稳定性和重现性较差。在固定保湿剂、填充剂和透皮促进剂条件下选用聚丙烯酸与聚丙烯酸钠共聚物不同规格与现有产品做比较（表 11 - 1）。

表 11 - 1　黏着剂的选择

| 黏着剂 | 赋形性 | 黏附力 |
| --- | --- | --- |
| 聚丙烯酸钠 | 无流淌 | 4 号钢球 |
| Np - 700 | 无流淌 | 6 号钢球 |
| Np - 800 | 无流淌 | 8 号钢球 |
| Np - 950 | 无流淌 | 8 号钢球 |

结果显示：采用 Np 系列聚丙烯酸共聚物黏附性要好于聚丙烯酸钠。

## 2. 铝盐的选择

凝胶膏黏着剂形成骨架需要在多价金属离子的参与下完成，目前多采用铝离子。中药复方的成分非常复杂，不同来源的药材所含金属差异较大，可能会与铝离子竞争。选用复合铝盐与甘羟铝做交叉试验（表 11 - 2）。

表 11 - 2　试　验　材　料

| 黏着剂 | 铝离子 |
| --- | --- |
| 聚丙烯酸钠 | 复合铝盐 |
| Np - 700 | 甘羟铝 |

结果：甘羟铝的交联作用略强于复合铝盐（表 11 - 3）。

表 11 - 3　黏着剂与铝盐交叉试验

| 黏着剂 | 铝离子 | 赋形性 | 黏附力 |
| --- | --- | --- | --- |
| A1 | B1 | 无流淌 | 4 号钢球 |
| A1 | B2 | 无流淌 | 5 号钢球 |

| 黏着剂 | 铝离子 | 赋形性 | 黏附力 |
| --- | --- | --- | --- |
| A2 | B1 | 无流淌 | 4 号钢球 |
| A2 | B2 | 无流淌 | 6 号钢球 |

### 3. 基质与药物比例的选择

凝胶膏因其特有的亲水性基质组成，造成其含水量较高，含水量的多少对基质成形有很大影响。以现有产品含水量为基准，调整配比降低含水量，减少烂膏现象（表 11 - 4）。

**表 11 - 4　基质与药物比例试验**

| 序　号 | A. 基质药物比 | B. 含水量％ | C. 铝盐％ |
| --- | --- | --- | --- |
| 1 | 2.4∶1 | 26％ | 0.1 |
| 2 | 1.5∶1 | 24％ | 0.2 |
| 3 | 0.8∶1 | 22％ | 0.3 |

结果：基质药物比对产品成形性有显著影响，基质比重越高产品质量稳定性越好。含水量以 24％为佳，水分太多容易烂膏，太少则影响黏附力。铝盐无影响，因为交联反应都是过量反应，影响交联程度的除铝盐性质外还有时间，只要给予充分炼合时间，都能达到对大交联程度。在含水量为 24％的条件下最佳基质药物比为：2.4∶1（表 11 - 5）。

**表 11 - 5　正交设计基质配方**

| 序　号 | A | B | C | 赋形性 | 黏附力 | 综合评分 |
| --- | --- | --- | --- | --- | --- | --- |
| 1 | 1 | 1 | 1 | 4 | 4 | 8 |
| 2 | 1 | 2 | 2 | 5 | 5 | 10 |
| 3 | 1 | 3 | 3 | 5 | 4 | 9 |
| 4 | 2 | 1 | 2 | 3 | 2 | 5 |
| 5 | 2 | 2 | 3 | 3 | 3 | 6 |
| 6 | 2 | 3 | 1 | 3 | 3 | 5 |
| 7 | 3 | 1 | 3 | 4 | 1 | 5 |
| 8 | 3 | 2 | 1 | 4 | 2 | 6 |
| 9 | 3 | 3 | 2 | 4 | 1 | 5 |
| 均值 1 | 9.000 | 6.000 | 6.333 | 6.333 | | |
| 均值 2 | 5.333 | 7.333 | 6.667 | 6.667 | | |
| 均值 3 | 5.333 | 6.333 | 6.667 | 6.667 | | |
| 极　差 | 3.667 | 1.333 | 0.334 | 0.334 | | |

研究结果为：综合考虑成本和效率，黏着剂和骨架材料采用聚丙烯酸与聚丙烯酸钠共聚物 Np - 700 型，基质药物比为 2.4∶1，以 0.2% 甘羟铝为交联剂，控制成品含水量为 22%，制得的产品赋形性、黏附力等指标超过国家药典标准，产品质量稳定可靠（表 11 - 6）。

表 11 - 6　方　差　分　析

| 因　素 | 偏差平方和 | 自由度 | F 比 | F 临界值 | 显著性 |
|---|---|---|---|---|---|
| 基质药物比 | 26.889 | 2 | 121.122 | 19 | * |
| 含水量% | 2.889 | 2 | 13.014 | 19 | |
| 铝盐% | 0.222 | 2 | 1.000 | 19 | |
| 误　差 | 0.22 | 2 | | | |

### 4. 三批验证试验

（1）投料量　芙蓉叶 2 592 g、积雪草 1 728 g、紫草 1 296 g、乌蔹莓 1 728 g、赤小豆 864 g、甘油 2 188.8 g、Np - 700 1 413 g、高岭土 691.2 g、蓖麻油 92.16 g、氮酮 92.16 g、山梨酸 23.04 g、甘羟铝 15 g、酒石酸 207.36 g、乙二胺四乙酸二钠 46.08 g。

（2）制法　以上五味，分别加 70% 的乙醇回流 2 次，每次 2 小时，过滤，合并滤液，减压浓缩至相对密度 1.08 左右（60℃）。放冷后加入明胶、Np - 700 等基质制成稠膏，涂布、盖衬、切成 1 000 片，放置 12 小时，包装即得。

（3）数据汇总（表 11 - 7）

表 11 - 7　试验数据汇总

| 批　号 | 浸膏量 | 比　重 | 成　品 | 得　率 | 袋 |
|---|---|---|---|---|---|
| 20150701 | 1.97 | 1.08（60℃） | 846 片 | 84.6% | 423 |
| 20150702 | 1.98 | 1.08（60℃） | 858 片 | 85.8% | 429 |
| 20150703 | 2.02 | 1.08（60℃） | 871 片 | 87.1% | 435 |

（4）成品质量检验结果（表 11 - 8）

表 11 - 8　成品质量检验结果

| 批　号 | 性　状 | 鉴别 | 检　查 | | |
|---|---|---|---|---|---|
| | | | 含膏量 | 黏附性 | 赋形性 |
| 20150701 | 为巴布膏剂。药面呈黑色；气芳香。 | 阳性 | 11.175 | 符合规定 | 符合规定 |
| 20150702 | 为巴布膏剂。药面呈黑色；气芳香。 | 阳性 | 11.165 | 符合规定 | 符合规定 |
| 20150703 | 为巴布膏剂。药面呈黑色；气芳香。 | 阳性 | 11.12 | 符合规定 | 符合规定 |

## 二、复方芙蓉叶巴布膏稳定性试验报告

参照中国药典 2010 年版二部（附录 XIX C）"药物稳定性试验指导原则"的要求，对复方芙蓉叶巴布膏的三批样品进行了加速试验和长期稳定性试验考察。

**1. 试验仪器与试药**

（1）试验样品　复方芙蓉叶巴布膏，由上海方心科技研究所制备，批号：20150701、20150702、20150703。

（2）对照药材与对照品　积雪草苷对照品（供鉴别用），由中国药品生物制品检定所提供。批号：110892—200403。

**2. 实验方法与结果**

（1）性状　本品为巴布膏剂，药面成黑色，气芳香。

（2）鉴别　取本品 2 片，除去盖衬，剪成细条，加乙醇 50 mL，加热回流 1 小时，滤过，滤液蒸干，残渣加水 30 毫升使溶解，用水饱和的正丁醇振摇提取 2 次，每次 30 mL，合并正丁醇液，用正丁醇饱和的水 20 毫升洗涤，弃去水液，正丁醇液蒸干，残渣加甲醇 2 mL 使溶解作为供试品溶液。另取积雪草苷对照品，加甲醇制成每 1 mL 含 1 mg 的溶液，作为对照品溶液。照薄层色谱法（附录 VI B）试验，吸取上述三种溶液各 5 μL，分别点于同一硅胶 G 薄层板上，以三氯甲烷-甲醇-水（7：3：0.5）为展开剂，展开，取出，晾干，喷以 10% 硫酸乙醇溶液，在 105℃加热至斑点显色清晰。供试品溶液色谱中，在与对照品溶液色谱相应的位置上，显相同的颜色斑点。

（3）检查

1）含膏量：照巴布膏剂含膏量测定法〔中国药典 2005 年版一部（附录 II）〕测定。每 100 cm² 应不少于 10.0 g。

2）赋形性：照巴布膏剂赋形性测定法〔中国药典 2005 年版一部（附录 II）〕测定，应符合规定。

3）黏附性：照巴布膏剂黏附力测定法〔中国药典 2005 年版一部（附录 XII E）第一法〕，在倾斜角为 30°的倾斜板上，用 4 号钢球测定，应符合规定。

**3. 稳定性试验**

（1）加速试验

1）试验条件：模拟上市销售的药用复合膜包装，置温度 40℃±2℃，相对湿度为 75%±5% 的环境条件下放置。

2）试验期限：按主要质量指标进行考察，分别于当月、1 个月、2 个月、3 个月、6 个月时进行测试，测试结果见表 11 - 9～表 11 - 11。

（2）长期试验

1）试验条件：模拟上市销售的药用复合膜包装，置温度 25℃±2℃，相对湿度为 60%±5%的条件下放置。

2）试验期限：分别于当月和 3 个月时取样，按已确定的主要质量指标进行考察，3 个月后，分别于 6 个月、9 个月、12 个月、18 个月、24 个月时取样，测试结果见表 11-12～11-14。

表 11-9　20150701 批样品加速稳定性试验结果

| 项　目 | | 当　月 | 1 个月 | 2 个月 | 3 个月 | 6 个月 |
|---|---|---|---|---|---|---|
| 性　状 | | 为巴布膏剂。药面呈黑色；气芳香。 | 为巴布膏剂。药面呈黑色；气芳香。 | 为巴布膏剂。药面呈黑色；气芳香。 | 为巴布膏剂。药面呈黑色；气芳香。 | |
| 鉴　别 | | 阳性 | 阳性 | 阳性 | 阳性 | |
| 检查 | 含膏量 | 11.175 | 11.174 | 11.180 | 11.106 | |
| | 黏附性 | 符合规定 | 符合规定 | 符合规定 | 符合规定 | |
| | 赋形性 | 符合规定 | 符合规定 | 符合规定 | 符合规定 | |

表 11-10　20150702 批样品加速稳定性试验结果

| 项　目 | | 当　月 | 1 个月 | 2 个月 | 3 个月 | 6 个月 |
|---|---|---|---|---|---|---|
| 性　状 | | 为巴布膏剂。药面呈黑色；气芳香。 | 为巴布膏剂。药面呈黑色；气芳香。 | 为巴布膏剂。药面呈黑色；气芳香。 | 为巴布膏剂。药面呈黑色；气芳香。 | |
| 鉴　别 | | 阳性 | 阳性 | 阳性 | 阳性 | |
| 检查 | 含膏量 | 11.165 | 11.039 | 11.181 | 10.984 | |
| | 黏附性 | 符合规定 | 符合规定 | 符合规定 | 符合规定 | |
| | 赋形性 | 符合规定 | 符合规定 | 符合规定 | 符合规定 | |

表 11-11　20150703 批样品加速稳定性试验结果

| 项　目 | | 当　月 | 1 个月 | 2 个月 | 3 个月 | 6 个月 |
|---|---|---|---|---|---|---|
| 性　状 | | 为巴布膏剂。药面呈黑色；气芳香。 | 为巴布膏剂。药面呈黑色；气芳香。 | 为巴布膏剂。药面呈黑色；气芳香。 | 为巴布膏剂。药面呈黑色；气芳香。 | |
| 鉴　别 | | 阳性 | 阳性 | 阳性 | 阳性 | |
| 检查 | 含膏量 | 11.12 | 11.637 | 10.986 | 11.084 | |
| | 黏附性 | 符合规定 | 符合规定 | 符合规定 | 符合规定 | |
| | 赋形性 | 符合规定 | 符合规定 | 符合规定 | 符合规定 | |

**表 11 - 12 20150701 批样品长期稳定性试验结果**

| 项 目 | 当 月 | 3 个月 | 6 个月 | 12 个月 | 18 个月 | 24 个月 |
|---|---|---|---|---|---|---|
| 性 状 | 为巴布膏剂。药面呈黑色；气芳香。 | 为巴布膏剂。药面呈黑色；气芳香。 | 为巴布膏剂。药面呈黑色；气芳香。 | 为巴布膏剂。药面呈黑色；气芳香。 | | |
| 鉴 别 | 阳性 | 阳性 | 阳性 | 阳性 | | |
| 检查 含膏量 黏附性 赋形性 | 11.175 符合规定 符合规定 | 10.978 符合规定 符合规定 | 11.081 符合规定 符合规定 | 10.679 符合规定 符合规定 | | |

**表 11 - 13 20150702 批样品长期稳定性试验结果**

| 项 目 | 当 月 | 3 个月 | 6 个月 | 12 个月 | 18 个月 | 24 个月 |
|---|---|---|---|---|---|---|
| 性 状 | 为巴布膏剂。药面呈黑色；气芳香。 | 为巴布膏剂。药面呈黑色；气芳香。 | 为巴布膏剂。药面呈黑色；气芳香。 | 为巴布膏剂。药面呈黑色；气芳香。 | | |
| 鉴 别 | 阳性 | 阳性 | 阳性 | 阳性 | | |
| 检查 含膏量 黏附性 赋形性 | 11.165 符合规定 符合规定 | 11.025 符合规定 符合规定 | 10.969 符合规定 符合规定 | 10.687 符合规定 符合规定 | | |

**表 11 - 14 20150703 批样品长期稳定性试验结果**

| 项 目 | 当 月 | 3 个月 | 6 个月 | 12 个月 | 18 个月 | 24 个月 |
|---|---|---|---|---|---|---|
| 性 状 | 为巴布膏剂。药面呈黑色；气芳香。 | 为巴布膏剂。药面呈黑色；气芳香。 | 为巴布膏剂。药面呈黑色；气芳香。 | 为巴布膏剂。药面呈黑色；气芳香。 | | |
| 鉴 别 | 阳性 | 阳性 | 阳性 | 阳性 | | |
| 检查 含膏量 黏附性 赋形性 | 11.120 符合规定 符合规定 | 11.043 符合规定 符合规定 | 11.172 符合规定 符合规定 | 10.712 符合规定 符合规定 | | |

#### 4. 结论

加速试验 6 个月及长期试验 18 个月和 24 个月的试验尚未结束，目前结果：复方芙蓉叶巴布膏模拟市售包装，置温度 40℃±2℃，相对湿度为 75％±5％的条件下放置 6 个月，置温度 25℃±2℃，相对湿度为 60％±5％的条件下考察 12 个月，各项检查指标与当月结果比较均无明显变化，符合质量标准（草案）规定。

# 第二节　魏氏伤科特色药物——
# 伸筋活血合剂

## 一、HPLC 法测定伸筋活血合剂中芍药苷的含量

伸筋活血合剂是瑞金医院已故老中医名医魏指薪教授经长期临床实践经验总结出来的经验方制成的，已使用 30 多年的自制制剂，含伸筋草、白芍、甘草、续断等 12 味中药，具有伸筋活络、活血镇痛功效，可主治跌打损伤、劳损、寒湿入络、腰膝顽痛、麻木不利等症[1]。该制剂成分复杂，质量难以控制。本实验探索采用 HPLC 法对方中白芍的主要成分芍药苷进行含量测定，为伸筋活血合剂的质量控制提供了可靠的依据。

### 1. 材料

（1）仪器　Agilent1100　高效液相色谱仪，ChemStation 色谱工作站；LichrospherC18 色谱柱（4.6 mm×250 mm，5 μm）；BP211D 型精密电子天平（北京赛多利斯仪器系统有限公司）；Milli‑Q 超纯水系统（美国 Millipore）；CQ50 型超声波清洗器（上海超声波仪器厂）；针筒式一次性针头过滤器：孔径 0.45 μm（上海半岛实业有限公司净化器材厂）。

（2）试剂与药品　芍药苷对照品（纯度为 97.9%，中国药品生物制品检定所，批号为 110736—200621，供含量测定用）；乙醚：AR（上海凌峰化学试剂有限公司）；正丁醇：AR（上海凌峰化学试剂有限公司）；无水乙醇：AR（上海振兴化工一厂）；甲醇：HPLC 纯（美国 TEDIA）；乙腈：HPLC 纯（美国 TEDIA）；磷酸：AR（宁波化工二厂）；伸筋活血合剂由上海交通大学医学院附属瑞金医院委托上海实业联合集团制药有限公司生产，批号：070901。

### 2. 方法

（1）色谱条件色谱柱　LichrospherC18 色谱柱（4.6 mm×250 mm，5 μm）；流动相：乙腈‑0.1% 磷酸溶液（14∶86）；流速：1.0 mL/分钟；检测波长：230 nm；柱温：30℃；进样量：10 μL。理论板数按芍药苷峰计算应不低于 2 000。

（2）溶液的制备

1）对照品溶液的制备精密称取芍药苷对照品 7.48 mg，用 70% 乙醇定容至 2 mL，

制成浓度为 3.74 mg / mL 的标准贮备液。精密吸取标准贮备液 40 μL，制成浓度为 149.6 μg / mL 的对照品溶液。置于 4℃冰箱中保存。

2）供试品溶液的制备精密吸取伸筋活血合剂药液 5 mL，加 20 mL 蒸馏水稀释，加乙醚 40 mL 振摇提取，弃去乙醚液，水液用水饱和的正丁醇振摇提取 5 次，每次 20 mL。合并正丁醇液，正丁醇液置蒸发皿中水浴蒸干，残渣加 70% 乙醇定容至 50 mL 的量瓶中，得供试液母液。取母液 10 mL 于 50 mL 量瓶中，加 70% 乙醇稀释至刻度，摇匀滤过即得。

3）阴性对照溶液的制备按处方除去白芍制成阴性样品，照第 2 项方法制备阴性溶液。

### 3. 结果

（1）**系统适应性实验**　精密吸取阴性对照溶液、芍药苷对照品溶液和供试品溶液各 10 μL，分别注入高效液相色谱仪。在上述色谱条件下，样品供试液与对照品在相应保留时间位置上有一相同的色谱峰，而阴性样品无此色谱峰，表明处方中其他药味对芍药苷的含量测定无影响（图 11 - 1）。

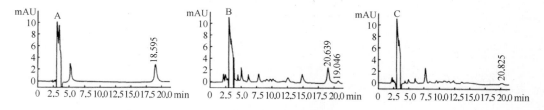

**图 11 - 1　伸筋活血合剂 HPLC 图谱**
注：A 芍药苷对照品；B 供试品；C 阴性对照品

（2）**线性关系考察**　精密吸取芍药苷对照品溶液（149.6 μg / mL）适量，用 70% 的乙醇配成浓度分别为 1.496 μg / mL、2.992 μg / mL、5.984 μg / mL、14.96 μg / mL、29.92 μg / mL 芍药苷标准品系列液，分别进样 10 μL，记录峰面积值，以对照品峰面积（Y）对对照品浓度（X，μg / mL）进行线性回归处理，得回归方程为：$Y = 5.764\ 166\ 49X - 0.220\ 068\ 2$（$r = 0.999\ 9$）。结果表明，芍药苷在 1.496～29.92 μg / mL 内线性关系良好。

（3）**精密度实验**　精密吸取同一对照品溶液 10 μL，重复进样 5 次，测得芍药苷色谱峰面积，RSD = 0.04%（例数 = 5），表明仪器精密度良好。

（4）**重复性实验**　取同一批（批号：070901）样品 5 份，按第 2 项下方法操作，依法测得峰面积并计算芍药苷含量，得芍药苷平均含量为 6.650 9 μg / mL，RSD = 1.91%（表 11 - 15）。

表 11 - 15    精密度实验及重复性结果

| | 精密度实验 | | | 重复性实验 | |
|---|---|---|---|---|---|
| 测得量 | 平均值 | RSD（％） | 测得量 | 平均值 | RSD（％） |
| 1 204.6 | 1 205.2 | 0.04 | 6.800 1 | 6.650 9 | 1.91 |
| 1 205.5 | | | 6.509 6 | | |
| 1 205.1 | | | 6.769 0 | | |
| 1 204.8 | | | 6.602 7 | | |
| 1 205.8 | | | 6.573 3 | | |

（5）稳定性试验　按上述色谱条件，取第一项对照品溶液，每隔 1 小时，精密量取对照品溶液 10 μL，注入高效液相色谱仪，测定峰面积。结果 8 小时内样品峰面积值 RSD 为 0.67％（例数＝9），表明供试品溶液在 8 小时内稳定。

（6）加样回收率实验　取已知含量的供试品 3 份，精密吸取 3 mL，分别加入 0.158 mg/mL、0.198 mg/mL、0.236 mg/mL 芍药苷对照品 5 mL，共制得 9 份供试液。用选定的高效液相色谱条件测定并计算，结果见表 11 - 16。

表 11 - 16    加样回收率实验结果

| 样品含量（mg） | 加入量（mg） | 测定量（mg） | 回收率（％） | 平均值（％） | RSD（％） |
|---|---|---|---|---|---|
| 0.991 5 | 0.79 | 1.777 3 | 99.468 4 | | |
| 0.991 5 | 0.79 | 1.744 1 | 95.265 8 | | |
| 0.991 5 | 0.79 | 1.765 5 | 97.974 7 | | |
| 9.991 5 | 0.99 | 1.970 8 | 98.919 2 | | |
| 0.991 5 | 0.99 | 1.955 2 | 97.343 4 | 97.624 2 | 1.50 |
| 0.991 5 | 0.99 | 1.945 7 | 96.383 8 | | |
| 0.991 5 | 1.18 | 2.132 5 | 96.694 9 | | |
| 0.991 5 | 1.18 | 2.136 5 | 97.033 9 | | |
| 0.991 5 | 1.18 | 2.166 0 | 99.533 9 | | |

（7）样品含量测定　取 5 个不同批号的样品，每批平行取样 3 份，按第二项方法制备供试品溶液，分别吸取 10 μL 注入色谱仪，测定芍药苷的峰面积，并计算得出芍药苷的含量，结果见表 11 - 17。

表 11 - 17    样品含量测定结果（例数＝3）

| 批　号 | 芍药苷含量（mg/mL） | RSD（％） |
|---|---|---|
| 070301 | 1.369 5±0.016 0 | 1.17 |
| 070801 | 1.992 8±0.031 8 | 1.60 |

| 批　　号 | 芍药苷含量（mg/mL） | RSD（%） |
|---|---|---|
| 070909 | 1.954 0±0.008 9 | 0.45 |
| 071101 | 2.262 7±0.254 6 | 1.13 |
| 080101 | 2.089 4±0.031 4 | 0.79 |

### 4. 讨论

（1）前处理条件考察　如果样品直接用水溶解，用正丁醇进行萃取，溶液乳化现象非常严重，需花费很长时间处理，而且效果不佳。样品先用乙醚除去大部分脂溶性杂质，然后用正丁醇萃取，可有效改善溶液的乳化现象，除杂效果也较好，可减少不同成分的相互干扰，色谱质量明显提高。采用正丁醇而不用甲醇做提取剂是因为考虑白芍淀粉含量高，甲醇难于渗透提取完全，避免造成实测含量偏低[2]。

（2）色谱条件考察

1）波长的选择：精密吸取芍药苷对照液（149.6 μg/mL）10 μL 注入色谱仪，在波长为 200～400 nm 扫描，发现在 230 nm 处有最大吸收峰，且杂质峰不干扰主峰的测定，分离良好，所以本实验选择 230 nm 为测定波长[3-4]。

2）流动相的选择：比较甲醇-水、乙腈-水和乙腈-0.1%磷酸溶液，发现前两种流动相分离效果欠佳，后者分离度较好、无杂质峰干扰且峰对称性良好，故选用乙腈-0.1%磷酸溶液系统。在流动相配比选择上，曾比较乙腈-0.1%磷酸溶液（13∶87）[4]、（14∶86）和（17∶83）[5] 3 种不同配比的流动相，发现在色谱条件下后者配比，分离效果较好且保留时间适中。

（3）样品含量测定的研究　中药复方制剂中，应用 HPLC 法对芍药苷进行含量测定的研究历来较为全面与系统，近年来更出现了应用 HPLC 法分析芍药苷的药代动力学研究的学术报道[6]。本实验中芍药苷含量测定方法学的建立就是以此为基础而进行的。从以上实验的各项数据可得出，所建立的方法可用于伸筋活血合剂的质量标准研究，但同时也可发现，不同批号的伸筋活血合剂之间有含量差异（批间 RSD 为17.44%）。这是因为白芍的产地、采收期和生长年限的差异造成芍药苷含量的不同[7]。同时，由于合剂中使用的白芍为炮制品（麸炒白芍），白芍经炮制后芍药苷含量下降[8]。由于对于白芍各类炮制品的芍药苷含量限度要求并没有明确规定，导致了伸筋活血合剂在生产投料生产前芍药苷含量高低缺乏基础保证。在大规模生产前，仅做简单的中药理化鉴别等，并不能决定该中药的质量优劣，故可适当增加白芍投料前的含量测定，根据情况建立炮制品含量限度，以保证生产的伸筋活血合剂的质量。

## 二、伸筋活血合剂 TLC 鉴别

伸筋活血合剂其功效伸筋活络、活血镇痛，主治一切跌打损伤、麻木不利等证，临床已应用 40 多年。为保证临床用药安全、有效、合理，笔者对伸筋活血合剂中白芍、甘草、续断、伸筋草进行了薄层色谱（TLC）定性鉴别，作为其质量控制提供试验依据。

### 1. 材料

（1）**仪器**　SJS200S 型超声波清洗机；HHS 型电热恒温水浴锅；BS200S－WEI 型天平；800B 型台式离心机；ZF－2 型三用紫外仪；薄层层析用硅胶 G 板（规格：100 mm×100 mm）；薄层层析预制硅胶 G 板（规格：100 mm×200 mm）。

（2）**试药**　芍药苷对照品（规格：20 mg，批号：110736—200731）、甘草酸铵对照品（规格：20 mg，批号：110731—200614）、川续断皂苷Ⅵ（木通皂苷）对照品（规格：20 mg，批号：111685—200404）、白芍对照药材（批号：121105—200508）、甘草对照药材（批号：120904—200512）、续断对照药材（批号：121033—200608）、伸筋草对照药材（批号：121109—200401）均由中国药品生物制品检定所提供；样品中各药材均购于安徽德昌药业饮片有限公司，批号均为 20070501，由上海上联药业有限公司有药材鉴定上岗证的专职人员鉴定均为真品；伸筋活血合剂（规格：每瓶 100 mL，批号：070801、070901）；所用试剂均为分析纯。

### 2. 方法与结果

（1）**白芍的 TLC 鉴别**　取芍药苷对照品适量，加乙醇制成每 1 mL 含 2 mg 的溶液，作为对照品溶液。取伸筋活血合剂 20 mL，加水 20 mL，加乙醚 40 mL 振摇提取，水层用水饱和的正丁醇振摇提取 3 次，每次 20 mL，合并正丁醇液，用水洗涤 3 次，每次 20 mL，弃去水层，正丁醇提取液蒸干，残渣加乙醇 1 mL 使溶解，加中性氧化铝适量，拌匀，干燥，装在中性氧化铝小柱（2 g，200 目，内径 1～1.5 cm）上，以甲醇 50 mL 洗脱[10-11]，收集洗脱液，蒸干，残渣加乙醇 1 mL 使溶解，作为供试品溶液。称取白芍对照药材粉末约 2 g，加乙醇 30 mL，超声 30 分钟，滤过，滤液蒸干，残渣加乙醇 1 mL 使溶解，作为白芍对照药材溶液。按处方配制缺白芍的阴性样品，按供试品溶液的制备方法制备阴性对照溶液。吸取上述 4 种溶液各 5 μL，分别点于同一硅胶 G 薄层板上，以氯仿-甲醇-甲酸-醋酸乙酯（40：10：0.2：5）为展开剂，展开，取出，晾干，喷以 5% 香草醛硫酸溶液，热风吹至斑点显色清晰。结果，两批供试品色谱中，在与芍药苷对照品、白芍对照药材色谱相应的位置上，显相同的紫色斑点，阴性对照无干扰。

（2）**甘草的 TLC 鉴别**　取甘草酸铵对照品适量，加甲醇制成每 1 mL 含 2 mg 的溶液，作为对照品溶液。取伸筋活血合剂 40 mL，加水 20 mL，加盐酸调 pH 1～2，摇匀，离心，取沉淀，加水 30 mL，超声使溶解，加乙醚提取 2 次，每次 20 mL，弃去乙醚层，水层加水饱和的正丁醇提取 3 次，每次 20 mL，合并正丁醇液，用水洗涤 3 次，每次 10 mL，弃去水层，将正丁醇液蒸干，残渣加甲醇 2 mL 使溶解，作为供试品溶液。称取甘草对照药材粉末约 2 g，加甲醇 30 mL，超声 30 min，滤过，滤液蒸干，残渣加甲醇 1 mL 使溶解，作为甘草对照药材溶液。按处方配制缺甘草的阴性样品，按供试品溶液的制备方法制备阴性对照溶液。吸取上述 4 种溶液各 5 μL，分别点于同一硅胶 G 薄层板上，以正丁醇-浓氨溶液-乙醇（2∶1∶1）为展开剂，展开（展距 12cm），取出，晾干，喷以 10％硫酸乙醇溶液，105℃加热至斑点显色清晰，再置紫外灯下观察。结果，两批供试品色谱中，在与甘草酸铵对照品、甘草对照药材色谱相应的位置上，日光下显相同的淡红色斑点；紫外灯下观察到其在相应位置上显相同颜色的荧光斑点；阴性对照均无干扰。

（3）**续断的 TLC 鉴别**　取川续断皂苷Ⅵ（木通皂苷）对照品适量，加甲醇制成每 1 mL 含 2 mg 的溶液，作为对照品溶液。取伸筋活血合剂 30 mL，加水 20 mL，加乙醚提取 2 次，每次 20 mL，弃去乙醚层，水液用水饱和的正丁醇振摇提取 3 次，每次 20 mL，合并正丁醇提取液，用氨试液 3 倍量洗 1 次[12]，弃去氨试液，取正丁醇液，蒸干，残渣加甲醇 2 mL 使溶解，作为供试品溶液。称取续断对照药材粉末约 2 g，加甲醇 30 mL，超声处理 30 分钟，滤过，滤液蒸干，残渣加甲醇 2 mL 使溶解，作为续断对照药材溶液。按处方配制缺续断的阴性样品，按供试品溶液的制备方法制备阴性对照溶液。吸取上述 4 种溶液各 5 μL，分别点于同一硅胶 G 薄层板上，以正丁醇-醋酸-水（4∶1∶5）静置后的上层溶液为展开剂，展开，取出，晾干，喷以 10％硫酸乙醇溶液，105℃加热至斑点显色清晰。结果，两批供试品色谱中，在与续断皂苷Ⅵ（木通皂苷）对照品、续断对照药材色谱相应的位置上，显相同的蓝紫色斑点；阴性对照无干扰。

（4）**伸筋草的 TLC 鉴别**　取伸筋活血合剂 30 mL，加水 20 mL，加乙醚提取 3 次，每次 20 mL，弃去水层，取乙醚液，挥干，残渣加无水乙醇 2 mL 使溶解，作为供试品溶液。取伸筋草对照药材粉末约 1 g，加乙醚 15 mL，浸泡过夜[13]，滤过，滤液挥干，残渣加无水乙醇 2 mL 使溶解，作为伸筋草对照药材溶液。取伸筋草药材适量，研成粉末，称取粉末约 2 g，加乙醚 30 mL，浸泡过夜，滤过，滤液挥干，残渣加无水乙醇 2 mL 使溶解，作为伸筋草药材供试液。按处方配制缺伸筋草的阴性样品，按供试品溶液的制备方法制备阴性对照溶液。

吸取上述 4 种溶液各 5 μL，分别点于同一硅胶 G 薄层板上，以氯仿-甲醇（40∶1）为展开剂，展开，取出，晾干，喷以 10% 硫酸乙醇溶液，105℃ 加热至斑点显色清晰。结果，两批供试品色谱中，在与伸筋草对照药材、伸筋草药材色谱相应的位置上无相同颜色斑点。

### 3. 讨论

由于伸筋活血合剂为中药复方制剂，处方中药味较多、成分较为复杂、含杂质量较大，且有一定的黏度，影响鉴别的干扰因素较多。因此，样品必须经过多步处理，去除干扰，才能获得较好的 TLC。本课题中选取的中药多含苷类有效成分[14]，在前期的提取过程中可选用适当的疏水性有机溶剂（如正丁醇）进行提取。苷类在此类疏水性有机溶剂中溶解度较好，且能与水分成二相，可利用此性质从水溶液中用正丁醇提取皂苷，借以与亲水性的糖、蛋白质等分离。

在白芍供试品溶液的制备中，如果样品直接用水溶解，用正丁醇进行萃取，溶液乳化现象非常严重，需花费很长时间处理，且效果不佳。因此，样品先用乙醚除去大部分脂溶性杂质，再用正丁醇萃取，可有效改善溶液的乳化现象，除杂效果也较好；同时，样品经过中性氧化铝柱处理，以甲醇洗脱部分鉴别白芍，减少了不同成分的相互干扰，色谱质量明显提高。

伸筋活血合剂处方中甘草投料量较少，用《中国药典》和文献[15]报道的制备供试品溶液方法和展开系统均未能得到清晰的斑点。后在水溶液中加酸调节 pH，可析出游离的甘草酸。同时，试验时分别以正丁醇-浓氨溶液-乙醇（2∶1∶1）与常用的乙酸乙酯-甲酸-冰醋酸-水（30∶2∶2∶4）作展开剂进行比较，结果以前者作为展开剂，可使甘草斑点清晰、分离度变好，阴性对照无干扰。值得注意的是，甘草酸显色较其他斑点慢，加热显色需稍长时间。另外，有文献[16]指出展开溶剂的蒸汽也参与了色谱展开的全过程，故在展开前，展开箱用浓氨溶液预平衡，对改善色谱质量起着重要的作用。在对伸筋草进行 TCL 鉴别时，制剂中没有色谱特征斑点，而药材鉴别无不妥。其原因可能是，伸筋草对照药材与药材供试液制备中未经煎煮、浓缩等热处理过程，成分得以有效保留；而制剂生产过程中，伸筋草需煎煮、浓缩，挥发性成分可能损耗而减少[17]，因而无对照药材的特征斑点。因此，为了全面控制伸筋活血合剂的质量，需对其传统生产工艺进行适当的改进研究。综上所述，本试验方法简便、专属性强、重现性好，可用于伸筋活血合剂的质量控制。

## 三、伸筋活血合剂安全性评价实验

伸筋活血合剂是上海交通大学医学院附属瑞金医院的中药制剂，经过临床 40 多年的使用，未见明显毒副反应。为评价该药品的安全性，本研究按照《药物非临床研究质量管理规范》和中药、天然药物急性以及长期毒性实验技术指导原则，通过对大鼠、小鼠灌胃给药，对该合剂进行了安全性评价，测定了最大给药量，为临床安全用药和新药研发提供依据。

**1. 材料和方法**

（1）**试药**　伸筋活血合剂（200 mL/瓶，2.18 g 生药/mL，批号：070901），成人临床每日剂量 40 mL（为 87.22 g 生药）。鼠用标准颗粒饲料。

（2）**受试药物配制**

1）急性毒性实验受试药物配制：将伸筋活血合剂浓缩成浸膏（含 12 g 生药/g），用蒸馏水按最大可配药物浓度（50%），配制为每毫升含 0.5 g 浸膏（6 g 生药）。按要求小鼠灌胃给药一般每次不超过 40 mL/kg，故容积为 0.8 mL/20 g（即 240 g 生药/kg）。

2）长期毒性实验受试药物配制：将伸筋活血合剂浓缩成浸膏（含 6 g 生药/g），按所需剂量用蒸馏水溶解稀释并放冰箱内储存备用。参照伸筋活血合剂人临床使用日剂量约为每千克 1.5 g 生药和大鼠灌胃最大容积量为 1 mL/100 g，设置大鼠长期毒性实验低、中、高 3 种剂量，即 6 g、21 g 和每千克 60 g 生药，分别相当于临床日用量的 4 倍、14 倍和 40 倍[18]。

（3）**仪器**　Hemavet 950 型全自动血液分析仪和 Hitachi 7080 型全自动血液生化分析仪；Dm 2000 生物显微镜。

（4）**动物**　昆明种小鼠 40 只，雌雄各半，体重 18～20 g，实验动物许可证号：SCXK（沪）2007—0005；SD 大鼠 80 只，雌雄各半，体重 80～100 g，实验动物许可证号：SCXK（沪）2003—0003。

（5）**小鼠**　灌胃急性毒性实验经反复预实验，没有测出伸筋活血合剂小鼠半数致死量（LD50），故采用最大给药量，观察对小鼠的毒性反应及死亡情况[19]。取小鼠 40 只，雌雄各半，随机分为用药组（0.8 mL/20 g，即 240 g 生药/kg，为最大给药浓度和最大给药容量）和对照组（等量的生理盐水），实验前禁食 4 小时，不禁水，一次性灌胃给药。给药后观察小鼠活动 4 h，正常饲养，以后每天观察一次，连续观察 13 日。观察小鼠的饮食、外观、行为、分泌物、排泄物、死亡情况，定期称重。死亡动物即刻解剖，肉眼观察主要脏器心、肝、脾、肺、肾等的变化，对有可疑病变的小鼠做病理组织学检查。未死亡小鼠观察 2 周后，经颈椎脱臼处死，解剖，肉眼观察两组的主要脏器有无异常。

（6）**大鼠灌胃长期毒性实验**

1）分组及给药：取健康 SD 大鼠 80 只，雌雄各半，随机分为 4 组，每组 20 只。根据预实验和临床日用剂量，设高、中、低剂量组（60 g、21 g、6 g 生药/kg）。大鼠灌胃给药容量按每 100 g 体重给药 1 mL，每日灌胃给药 1 次，连灌 60 日，每周按体重变化调整给药量；对照组给予同容量的生理盐水。

2）观察和检测项目：每次给药前后观察各组动物一般状况；每周称一次体重、测一次进食量，计算每组动物的平均体重和一周的平均食量。在第 60 日给药后 24 小时，每组随机处死 10 只大鼠（雌雄各半），进行给药末期检测。从左髋骨静脉处取血做血液学、生化学指标检查；做系统尸检，并计算有关脏器系数和做组织病理学检查。余下的动物停药（其他条件不变）观察 3 周后处死，观察和检测指标同前，作为恢复期后检测。① 血液学检查项目：红细胞计数（RBC）、血红蛋白含量（HB）、红细胞容积（HCT）、平均血细胞比容（MCV）、平均红细胞血红蛋白（MCH）、平均红细胞血红蛋白浓度（MCHC）、血小板计数（PLT）、白细胞计数（WBC）及其分类计数（中性粒细胞、淋巴细胞、单核细胞、嗜酸细胞、嗜碱细胞）、网织红细胞（Rtc）和凝血酶原时间（PT）。② 血液生化检查项目：丙氨酸氨基转移酶（ALT）、天冬氨酸氨基转移酶（AST）、碱性磷酸酶（ALP）、肌酸激酶（CK）、尿素氮（BUN）、肌酐（CRE）、血清总蛋白含量（TP）、人血白蛋白含量（ALB）、血糖（GLU）、总胆红素（T-BiL）、总胆固醇（TC）、三酰甘油（TG）、无机离子 $K^+$、$Na^+$、$Cl^-$。③ 脏器系数：肉眼观察主要脏器有无阳性病变。摘除心、肝、脾、肺、肾、肾上腺、睾丸、附睾、卵巢、子宫、胸腺和脑，称重后计算脏器系数。脏器系数＝脏器重量/体重×100。④ 组织学检查：取主要脏器，包括心、肝、脾、肺、肾各一块，用 10% 甲醛溶液固定，常规脱水，石蜡包埋后切片，HE 染色，在生物显微镜下进行病理组织学检查。

（7）**统计学处理**　计量资料以 $\bar{x} \pm s$ 表示，各剂量给药组与同时间对照组比较采用 $t$ 检验，$P < 0.05$ 为差异有统计学意义。

## 2. 结果

（1）**小鼠急性毒性实验结果**　伸筋活血合剂经小鼠最大给药量测试，观察相关行为活动一切正常，未见小鼠死亡及异常活动。给药 13 日后解剖小鼠，未见主要脏器病理变化。将给药组与相应时期的对照组小鼠的体重比较，经统计学处理发现，伸筋活血合剂对小鼠体重的影响无显著性差异（$P > 0.05$）。小鼠最大耐受量为 240 g 生药/kg，相当于临床日用剂量的 160 倍，表明其毒性不明显。

（2）**大鼠长期毒性实验结果**

1）大鼠一般状况：在实验周期内，给药组和对照组大鼠的行为活动如常，一般情况良好；各剂量组与对照组的体重及其增长相比无显著差异（$P > 0.05$）；摄食量未发现明显的与药物作用有关的异常变化（$P > 0.05$）；动物无死亡，亦未见异常症状，各给药组大鼠未见明显差异（$P>0.05$）。

2）对大鼠血液学和血液生化指标的影响：给药末及恢复期后雌雄大鼠的血液学和血液生化检查结果显示：给药组与对照组检查指标基本正常，除了个别数据与对照组比较差异显著（$P<0.05$ 或 $P<0.01$），但变化均在正常范围内，且无剂量相关性，故其变化不具有统计学意义，余者均无显著差异（$P>0.05$）。

3）系统尸解及脏器系数：于给药末及恢复期将大鼠做系统尸解，肉眼观察发现各组动物脏器形态、色泽等基本正常，未见明显与药物有关的改变。比较给药组与对照组雌雄大鼠脏器重量及脏器系数，属基本正常，虽然个别脏器重量及系数有显著差异，但差异在正常范围内。

4）组织病理学检查：将各组大鼠的主要脏器心、肝、脾、肺、肾进行组织病理学观察，其中连续给药 60 日后（即给药末期）和停药 3 周后（恢复期后）的对照组与高剂量组的病理组织进行形态检查并比较。结果显示，各组动物的心脏组织均显示心肌纤维层次结构完好，细胞核染色清晰，心肌组织内未见炎症、瘀血、水肿等异常病理变化；肝组织内小叶结构清晰，肝细胞呈索状排列，未见明显的变性、坏死等病理改变；脾被膜及脾小梁染色好，形态结构清晰，脾髓与脾索层次清晰，未见异常病变；肺组织内被膜及各级支气管均形态结构完好，支气管黏膜上皮无明显损伤，无异常病变；各组动物的肾皮、髓质均界限清楚，肾小球、肾小管及肾盂的组织形态结构清晰，未见变性、坏死、炎症、管型等异常病理改变。结果显示，高剂量组大鼠病理组织形态无明显改变，与对照组比较无组间差异和性别差异。因此，可以认为在本实验条件下伸筋活血合剂对受试大鼠的主要组织器官无明显毒性作用。

### 3. 讨论

周期设计是长期毒性实验中至关重要的一个环节，因伸筋活血合剂临床用药疗程为 2 周，故长期毒性实验的给药期限一般为 1 个月，本实验适当的延长周期，设定为 60 日（2 个月）。因为随着时间的延长，大鼠雌雄个体之间的体重相差很大，摄食量也有差别，若雌雄合并统计会造成数据标准差很大，掩盖了事实上可能的变化，因此，本研究在资料整理中将雌雄大鼠的体重及摄食量分开统计[18]。大鼠在近 3 个月的长期毒性实验期间，生长发育及外观状况均正常，血液学、血液生化学及病理组织学检查表明造血系统，心、肝、脾、肺、肾等脏器组织均未见明显毒性反应。伸筋活血合剂处方中不含毒性药材或配伍禁忌，严格按中医理论组方，全部药味为《中华人民共和国药典》2005 年版一部收载药材，均为低毒、安全的中药，这与本实验结果相符。可见，伸筋活血合剂是较安全的中药制剂。

### 四、伸筋活血合剂抗炎镇痛和治疗软组织损伤作用的研究

伸筋活血合剂主治跌打损伤、劳损、寒湿入络、腰膝顽痛、麻木不利等症[20]。本文采用耳郭肿胀、足跖肿胀、腹腔通透性法、热板法、醋酸扭体、急性软组织损伤法等实验探讨伸筋活血合剂的抗炎、镇痛和治疗软组织损伤的作用。

**1. 材料**

（1）*动物*  ICR 小鼠，体重 18～20 g，清洁级，动物许可证号 SCXK（沪）2007—0005；SD 大鼠，体重 120～150 g，雄性，80 只，清洁级，动物许可证号 SCXK（沪）2008—0016。

（2）*药物及试剂*  伸筋活血合剂（批号 110901），吲哚美辛肠溶片（批号 091201），二甲苯（批号 F20110613），角叉菜胶（批号 069K0023），醋酸（分析纯，批号 T20090424），伊文思蓝（批号 W20100705），生理盐水注射液（批号 10090792）。

（3）*仪器*  722s 型可见分光光度仪，7140 型肢体体积测量仪，GJ8402 型热板测痛仪。

**2. 方法**

（1）*小鼠耳郭肿胀实验*[21]  小鼠 50 只，雄性，分为模型组、伸筋活血合剂低、中、高剂量组和阳性对照组，分别是 ig 30 mL/kg 的生理盐水、伸筋活血合剂 6 g/kg，18 g/kg，54 g/kg 的吲哚美辛溶液 10 mg/kg，连续 7 日。于末次给药 1 小时后将 0.1 mL 二甲苯涂抹于实验小鼠右侧耳郭，30 分钟后处死动物，用 9 mm 打孔器取两侧耳片，比较各组耳郭肿胀度。

肿胀率＝（右耳郭质量－左耳郭质量）/左耳郭质量×100％

肿胀抑制率＝（模型组肿胀率－给药组肿胀率)/模型组肿胀率×100％

（2）*大鼠足跖肿胀实验*[21]  大鼠 40 只，雄性，分为模型组，伸筋活血合剂低、中、高剂量给药组和阳性对照组，每组 8 只。低、中、高剂量给药组 ig 伸筋活血合剂（分别为 2 g/kg，6 g/kg，18 g/kg）；阳性对照组 ig 吲哚美辛溶液（给予 5 mg/kg）；模型组 ig 等量生理盐水，均按 10 mL/kg 给予，连续 7 日。于末次给药 1 小时后，在大鼠右后跖腱膜下注射 1％角叉菜胶溶液 0.1 mL，分别于注射前及注射后 1 小时、2 小时、3 小时、4 小时测量各鼠致炎足的容积，计算足肿胀率。

肿胀率＝（致炎后足容积－致炎前足容积）/致炎前足容积×100％

肿胀抑制率＝（模型组肿胀率－给药组肿胀率)/模型组肿胀率×100％

（3）**小鼠腹腔毛细血管通透性法**[22] 小鼠 50 只，雌雄各半，分组与给药同第 1 条。于末次给药后 2 小时经尾静脉滴注 0.5％的伊文思蓝溶液 0.01 mL／g，随即腹腔注射新配制的 0.5％醋酸溶液 0.02 mL／g，30 min 后处死动物，打开腹腔，用 5 mL 生理盐水冲洗腹腔，冲洗液经过滤，以生理盐水为对照溶液，于 590 nm 处测吸收度。

（4）**小鼠热板法实验**[21] 小鼠 50 只，雌性。分组与给药同方法（1）。实验前筛选小鼠，调节热板测痛仪温度（55±0.5）℃，将反应潜伏期低于 5 秒及高 30 秒的动物剔除。给药前测定痛阈 2 次，取平均值。连续给药 7 日，于末次给药 1 小时、2 小时、3 小时、4 小时后测痛阈 2 次，取平均值，计算抑制率。

$$抑制率＝（给药后潜伏期－基础潜伏期）／基础潜伏期×100％$$

（5）**小鼠醋酸扭体实验**[21] 小鼠 50 只，雌雄各半，分组及给药同第 1 条。末次给药 1 小时后 ip 0.6％的醋酸溶液 0.2 mL，记录 15 分钟内小鼠扭体数，计算药物对扭体反应的抑制率，评判药物镇痛效果。

$$抑制率＝（模型组扭体数－给药组扭体数）／模型组扭体数×100％$$

（6）**大鼠急性软组织损伤实验**[23] 大鼠 40 只，雄性，将大鼠适应性喂养 1 周后，用自制撞击器（撞击接触面直径 0.8 cm 撞击冲量为 2 kg·m·s$^{-1}$）在小腿中部外侧打击 1 次，造成局部软组织挫伤。造模成功后分组及给药同第 2 条。第 1、第 3、第 5、第 7 日观察伤肢肿胀和瘀斑等症候表现，按如下评分标准分级评分，评分标准为：损伤局部完全恢复，同正常软组织计 0 分；局部有轻微肿胀感，表面无出血灶计 1 分；表面有肿胀感，可见有小块出血或瘀斑灶，面积 0.5 cm$^2$ 左右计 2 分；表面明显的皮下出血、瘀斑、水肿，面积 2.5 cm$^2$ 左右计 3 分；表面见大面积出血、瘀斑、水肿，面积大于 3.5 cm$^2$ 计 4 分。于第 7 日颈椎脱臼快速处死大鼠，完整截下造模肢体膝部以下肢体，置于 10％甲醛溶液内固定 3 日。然后切取伤部肌肉组织样本，经脱水等处理后，石蜡包埋切片（片厚 7～9 μm），做 HE 染色，备片供光镜观察。

（7）**统计学分析** 采用 stata 8 软件，数据以 $\bar{x}±s$ 表示，组间比较采用方差分析，以 $P＜0.05$ 为差异有统计学意义。

**3. 结果**

（1）**比较** 对二甲苯致小鼠耳郭肿胀的影响与模型组比较，伸筋活血合剂 3 个剂量组及吲哚美辛组均能抑制二甲苯所致的耳郭肿胀，具有显著差异。伸筋活血合剂各剂量组对小鼠耳肿胀抑制率未优于吲哚美辛组，见表 11－18。

表 11-18 伸筋活血合剂对二甲苯致小鼠耳郭肿胀的影响（$\bar{x} \pm s$，例数 = 10）

| 组　别 | 剂量/g·kg | 肿胀率/% | 肿胀抑制率/% |
|---|---|---|---|
| 模　型 | — | 45.2±3.5 | |
| 伸筋活血合剂 | 6 | 37.7±7.3[1] | 16 |
| | 18 | 35.4±4.8[2] | 21 |
| | 54 | 34.3±5.3[2] | 24 |
| 吲哚美辛 | 0.01 | 32.7±4.0[2] | 27 |

注：与模型组比较 1) $P<0.05$，2) $P<0.01$（表 11-19~表 11-23 同）。

（2）比较　对角叉菜胶致大鼠足跖肿胀的影响与模型组比较，伸筋活血合剂高剂量组和阳性对照组在 1 小时能显著抑制角叉菜胶所致的足跖肿胀。伸筋活血合剂对大鼠足跖肿胀抑制率未优于吲哚美辛组，见表 11-19。

表 11-19 伸筋活血合剂对角叉菜胶致大鼠足跖肿胀的影响（$\bar{x} \pm s$，例数=8）

| 组　别 | 剂量 (g·kg) | 肿胀率（抑制率） | | | |
|---|---|---|---|---|---|
| | | 1 小时 | 2 小时 | 3 小时 | 4 小时 |
| 模　型 | — | 51.11±11.69 | 71.57±19.89 | 64.76±15.69 | 58.51±15.61 |
| 伸筋活血合剂 | 2 | 42.18±7.31 (17.48) | 65.98±11.00 (7.81) | 59.13±10.79 (8.69) | 53.55±13.37 (8.46) |
| | 6 | 42.03±6.60 (17.76) | 65.69±9.25 (8.21) | 58.65±8.46 (9.43) | 54.17±7.63 (7.40) |
| | 18 | 36.78±8.74 (28.05) | 58.02±10.79 (18.92) | 52.15±9.10 (19.47) | 49.00±9.79 (16.25) |
| 吲哚美辛 | 0.005 | 34.54±8.04 (32.42) | 56.01±9.95 (21.74) | 52.51±6.42 (18.92) | 49.14±9.10 (16.00) |

（3）比较　对醋酸致小鼠腹腔通透性增高的影响与模型组相比较，伸筋活血合剂 3 个剂量模型组及阳性对照组均能抑制醋酸所致的毛细血管通透性增强，具有显著性差异。伸筋活血合剂各剂量组对小鼠通透性抑制作用未优于吲哚美辛组，见表 11-20。

表 11-20 伸筋活血合剂对醋酸致小鼠腹腔通透性增高的影响（$\bar{x} \pm s$，例数=10）

| 组　别 | 剂量 (g·kg) | $A$ |
|---|---|---|
| 模　型 | — | 1.34±0.45 |
| 伸筋活血合剂 | 6 | 0.76±0.33 |
| | 18 | 1.11±0.37[2] |
| | 54 | 0.79±0.32[2] |
| 吲哚美辛 | 0.01 | 0.63±0.15[2] |

（4）**比较**　对小鼠醋酸扭体实验的影响伸筋活血合剂中、高剂量组和吲哚美辛组具有抑制醋酸致小鼠扭体的作用。伸筋活血合剂各剂量组对小鼠扭体反应的抑制率未优于吲哚美辛组，见表 11 - 21。

表 11 - 21　伸筋活血合剂对醋酸致小鼠扭体的影响（$\bar{x} \pm s$，例数 = 10）

| 组　别 | 剂量（g·kg） | 扭体数／次 | 抑制率／％ |
|---|---|---|---|
| 模　型 | — | 9.20±4.78 | |
| 伸筋活血合剂 | 6 | 6.33±4.53 | 31.2 |
| | 18 | 4.44±2.56[1) | 51.7 |
| | 54 | 3.89±3.14[1) | 57.7 |
| 吲哚美辛 | 0.01 | 1.00±1.66[2) | 89.1 |

（5）**比较**　对小鼠热板法实验的影响与模型组相比，伸筋活血合剂各剂量组镇痛作用效果不明显。吲哚美辛组具有显著的镇痛作用，见表 11 - 22。

表 11 - 22　伸筋活血合剂对小鼠热板致痛的影响（$\bar{x} \pm s$，例数 = 10）

| 组　别 | 剂量（g·kg） | 给药后不同时间的痛阈 | | | |
|---|---|---|---|---|---|
| | | 1 小时 | 2 小时 | 3 小时 | 4 小时 |
| 模　型 | — | 26.33±5.28 | 28.44±6.15 | 29.11±6.43 | 37.11±13.66 |
| 伸筋活血合剂 | 6 | 24.25±11.77 | 23.38±4.81 | 40.13±17.98 | 36.50±16.86 |
| | 18 | 28.50±8.37 | 32.50±9.43 | 36.13±13.51 | 44.38±17.12 |
| | 54 | 24.00±3.55 | 31.38±12.85 | 41.25±16.39 | 43.75±16.26 |
| 吲哚美辛 | 0.01 | 41.00±15.46[1) | 45.78±17.51[1) | 47.00±15.35[2) | 44.78±15.24 |

（6）**比较**　对大鼠急性软组织损伤的影响给药后第 5 日，伸筋活血合剂 3 个剂量组和吲哚美辛组外观损伤评分明显低于模型组；组织学观察到模型组间质中度甚至严重出血，出现水肿、瘀血和大量炎性细胞浸润，肌纤维肿胀明显，伸筋活血合剂高剂量组及吲哚美辛组间质出血、瘀血、水肿和炎性细胞浸润明显减轻，多数消失，有少量血管和纤维增生，肌纤维肿胀得到改善。伸筋活血合剂各剂量组对大鼠软组织损伤治疗作用未优于吲哚美辛组，见表 11 - 23。

表 11 - 23　伸筋活血合剂对大鼠软组织损伤的影响（$\bar{x} \pm s$，例数 = 8）

| 组　别 | 剂量（g·kg） | 大鼠造模后不同时间软组织损伤评分 | | | |
|---|---|---|---|---|---|
| | | 1 日 | 3 日 | 5 日 | 7 日 |
| 模　型 | — | 4±0.0 | 3.75±0.46 | 2.13±0.83 | 1.00±0.93 |
| 伸筋活血合剂 | 2 | 4±0.0 | 3.43±0.53 | 1.43±0.53[1) | 1.14±1.21 |
| | 6 | 4±0.0 | 3.50±0.53 | 1.38±0.52[1) | 1.13±0.99 |
| | 18 | 4±0.0 | 3.50±0.53 | 1.13±0.64[2) | 0.63±0.52 |
| 吲哚美辛 | 0.005 | 4±0.0 | 3.14±0.38 | 1.14±0.38[2) | 0.57±0.53 |

## 4. 讨论

现代医学认为，软组织损伤的最初反应是炎症，消除炎性介质在抗炎过程中起到很重要的作用，而消除损伤伴随的疼痛也是临床治疗的重要方面。包括炎症因子在内的内源性致痛物质（还包括钾离子、氢离子、降钙素基因相关肽等）作用于伤害性感受器使之去极化，使之产生传入痛觉冲动。组织损伤或炎症引起的多种致敏因子的释放，可使痛觉感受器兴奋性升高而敏感化[24]。用于中枢神经系统产生镇痛、镇静作用的镇痛实验发现，伸筋活血合剂对热刺激引起的疼痛没有明显的抑制作用，而对腹腔注射醋酸所产生外周神经性疼痛有较好的抑制作用，提示伸筋活血合剂主要具有外周镇痛作用。本实验通过小鼠耳肿胀、大鼠足跖肿胀、醋酸引起的毛细血管通透性增强的实验，模拟炎症早期毛细血管扩张、通透性亢进、渗出和水肿的情况，并用大鼠急性软组织损伤模型考查软组织损伤修复作用。结果表明，伸筋活血合剂对的小鼠耳肿、大鼠足肿和通透性增强有明显的抗炎作用，促进损伤软组织修复。可通过药物影响炎症介质产生和抗氧化方面探讨抗炎机制[25]。如果能够证明其对炎性介质有抑制作用，也可以提示伸筋活血合剂的外周镇痛是通过抑制痛觉感受器敏感化而起到镇痛作用[26]。实验表明，伸筋活血合剂具有良好的抗急性软组织损伤作用，且具有剂量相关性。但是，由于中药所含活性成分的复杂作用性和中药作用机制的复杂性有关，使得如何借助现代技术从分子和细胞水平上解释药物作用机制还有待进一步研究[27]。

## 五、伸筋活血汤延缓腰椎间盘退变的机制研究

腰椎间盘突出症（lumbar disc herniation，LDH）是骨科的常见病、多发病、发病率高。严重的可致残，影响生活质量，腰腿痛患者中的18%为腰椎间盘突出症所致，10%～20%的患者需手术治疗。80%～90%的患者可通过保守治疗使病情得到控制。伸筋活血汤是瑞金医院已故名老中医魏指薪教授经长期临床实践总结出的经验方[28, 29]。具有伸筋活络、活血镇痛功效。主治跌打损伤、劳损、寒湿入络、腰膝顽痛、麻木不利等症。临床上，伸筋活血汤治疗腰椎间盘突出症等脊柱退行性疾患取得良好效果[30]。本实验旨在初步研究伸筋活血汤对低氧诱导因子1α基因敲除小鼠腰椎间盘退变情况的作用及其发挥作用的可能机制。

### 1. 材料与仪器

（1）**实验动物** 低氧诱导因子1α基因敲除小鼠及野生型C57BL6清洁级小鼠由上海市伤骨科研究所提供。

（2）**药物与试剂** 伸筋活血汤（上海交通大学医学院附属瑞金医院院内制剂，批准文号：沪药制字Z05100655，产品批号：1506001），EDTA（Sigma），多聚甲醛（Sigma），戊

巴比妥钠（Sigma），BSA（Sigma），PBS 缓冲液、梯度酒精、二甲苯（上海市伤骨科研究所提供），石蜡、中性树脂（上海生工）苏木素-伊红染液（上海市伤骨科研究所提供），番红"O"固绿染液（上海市伤骨科研究所提供），鼠尾 DNA 快速提取试剂盒（QIANGEN），引物合成（上海 Invitrogen），anti-Aggrecan 抗体（abcam），Super Sansitive™ IHC 试剂盒（Thermo）。RNAlater（Invitrogen，美国）、T4RNA 连接酶（Biolabs，英国），mirVanaTMmiRNA Isolation Kit（Ambio，美国），RevertAid First Strand cDNA Synthesis Kit（Thermo Fisher Scientific，加拿大），phosphate-cytidyl-uridyl-Cy3（Dharmacon，美国）。

（3）**实验仪器**　自动脱水机（Leica），石蜡包埋机（Leica），石蜡切片机（Leica），烘片机（Leica），水浴箱（Thermo），普通光学显微镜（Olympus），电热恒温鼓风干燥箱（Thermo），载玻片、湿盒（上海市伤骨科研究所提供）。1.5 mL 离心管（Bio Rad）、0.2 mL PCR 反应管（Bio Rad），PCR 仪、琼脂糖凝胶电泳槽（DNA Engine，Bio-Rad），凝胶成像系统（Tanon 2500）。

**2. 方法**

（1）**药物干预**　取 16 只 4 周龄低氧诱导因子 1α 基因敲除小鼠及对照小鼠，随机均分为生理盐水组和伸筋活血汤组。按照成年人的体重算成 60 kg，每日 40 mL，小鼠体重 20 g 计算，伸筋活血汤组小鼠用量约为 0.12 mL，灌胃给药，每日 1 次；对照组予 0.12 mL 生理盐水灌胃，每日 1 次。在给药后 30 日时，戊巴比妥钠麻醉，颈椎脱臼法处死小鼠，取下各组 L3～L5 节段腰椎进行检测。

（2）**组织化学染色**　将小鼠椎体标本放在 4% 多聚甲醛 4℃浸泡 48 小时后，PBS 液冲洗 10 分钟，置于 10%EDTA 脱钙液中进行脱钙，每 3 日更换一次脱钙液，约 5～8 周，待骨组织发生软化时，终止脱钙。将标本冲洗过夜，经过梯度脱水后石蜡包埋，按 5 μm 矢状位连续切片。捞片后，切片常规脱蜡至水，苏木精染色 5 分钟，盐酸分化，蓝化 15 分钟。伊红染液染 1 分钟，或者固绿染色 30 分钟，1% 醋酸冲洗后，然后番红 O 染色 3 分钟，冲洗脱水透明，中性树胶封片。普通光镜下观察。

（3）**免疫组化染色**　将切片常规脱蜡至水，橼酸盐修复液中加热沸腾 15 分钟，取出后缓慢冷却至室温，PBS 冲洗晾干。首先去除内源性过氧化物酶干扰，蛋白酶 K 消化 10 分钟，5%BSA 封闭，滴加 anti-Aggrecan（1∶200）一抗。阴性对照用一抗稀释液代替一抗，同剂量滴加。4℃过夜，生物素标记的山羊抗兔 IgG 二抗，37℃孵育 15 分钟，抗生蛋白链菌素-HRP 37℃孵育 1 日，DAB 显色剂显色 5～8 分钟，苏木精复染，常规脱水透明，中性树胶封固。图片分析应用 Image J 软件，每个样本取 3 个视野范围统计进行分析统计。

（4）**MicroRNAs 芯片杂交及数据分析**　分别取两组的椎间盘组织，将标本分装于 RNA-later 液的组织冻存管，整个实验环境去 RNAase 处理。在液氮冷冻环境下用高通量组织研磨器将椎间盘组织打碎成粉末状，匀浆 5 分钟。然后进行总 RNA 的提取，依据 Trizol 试剂的标准提取操作步骤进行，紫外分光光度计测量 RNA 浓度。利用 T4RNA 连接酶标记进行特异性荧光标记，然后再用无水乙醇沉淀，吹干后用于芯片杂交。将 RNA 溶于 16 μL 杂交液中，将混合液加入放有 microRNA 芯片的杂交盒中，于 42℃杂交过夜。杂交结束后，用含有 0.2% SDS 及 2×SSC 的溶液 42℃清洗 4 分钟，0.2×SSC 溶液室温清洗 4 分钟，玻片甩干后扫描。每个样本用两张芯片重复进行实验。采用 Axon GenePix 4000B 微阵列芯片扫描及数据分析，得到芯片原始信号值，对芯片数据进行标准化处理后，对每个基因的信号值取平均值，导入 Cluster 3.0 进行分层聚类分析，比较两组组织间 miRNAs 的表达差异谱。芯片数据标准化后，筛选选取所有差异性变化的 microRNA，其变异倍数均大于 2.5。两组组织间 miRNAs 的表达差异的 RT - qPCR 验证：在液氮冷冻环境下用高通量组织研磨器将椎间盘组织打碎成粉末状，匀浆 5 分钟，然后 Trizol 试剂进行总 RNA 的提取，紫外分光光度计测定 RNA 浓度。取适量用 RevertAid First Strand cDNA Synthesis Kit 试剂盒进行反转录成 cDNA，随后用 SYBR Premix Ex Taq 进行实时荧光定量 PCR，用 U6 作为内参，RT - qPCR 重复 3 次，用 ABI 7500 分析软件进行数据分析。

（5）统计学分析　所有数据采用 SPSS 15.0 软件进行统计分析。计量数据均以 $\bar{x} \pm s$ 表示，均数比较先进行正态性检验，两样本均数比较用独立样本 $t$ 检验，$P \leqslant 0.05$ 即将被认为统计学检验具有显著性差异。

### 3. 结果

（1）伸筋活血汤对低氧诱导因子 1α 基因缺失小鼠腰椎间盘退变的组织化学染色观察　苏木精-伊红染色结果（图 11 - 2）：对照组小鼠髓核内细胞呈梭形，体积变小，数

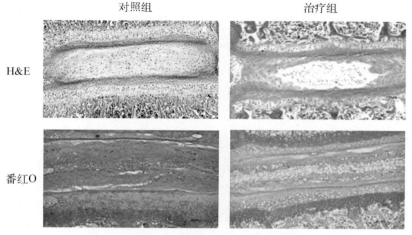

**图 11 - 2　伸筋活血汤治疗后小鼠椎间盘苏木精-伊红及番红 O 染色（100X）**

量明显减少，排列严重紊乱。细胞外基质增加。髓核中出现裂痕，纤维组织充填于髓核中，甚至出现终板破坏。而伸筋活血汤组无明显终板破损和骨化，髓核细胞数量较多，排列较整齐。

番红O染色结果（图11-2）：该染色用来观察椎间盘组织中的黏蛋白多糖类物质，细胞外基质量的变化。番红O染色中软骨和骨组织呈绿色；软骨基质、黏蛋白、糖蛋白呈橙红色。与对照组比较，伸筋活血汤组骨和软骨板染色明显，这似乎提示伸筋活血汤能延缓终板老化。对照组椎间盘中出现裂痕及钙化，细胞数量极少，而伸筋活血汤干预组椎间盘数量较多，椎间盘骨化现象不明显，暗示伸筋活血汤对髓核细胞凋亡有延迟作用。

（2）伸筋活血汤对低氧诱导因子1α基因缺失小鼠腰椎间盘退变的免疫组化观察
Aggrecan等蛋白是健康髓核细胞的标志。与对照组比较，伸筋活血汤组阳性细胞数量明显较多，阳性信号多在细胞内明显，而对照组阳性信号多分布在细胞外（图11-3）。这表明伸筋活血汤能够调节Aggrecan等蛋白的表达及细胞内外分布，从而来延缓椎间盘退变。

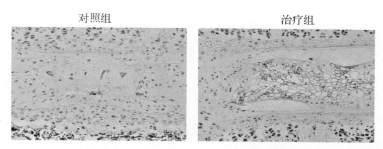

**图 11-3 伸筋活血汤治疗后小鼠椎间盘 Aggrecan 免疫组化染色（200X）**

Aggrecan等蛋白是健康髓核细胞的标志。与对照组比较，伸筋活血汤组阳性细胞数量明显较多，阳性信号多在细胞内明显，而对照组阳性信号多分布在细胞外（表11-24）。这表明伸筋活血汤能够调节Aggrecan等蛋白的表达及细胞内外分布，从而来延缓椎间盘退变。

表 11-24 小鼠椎间盘 Aggrecan 免疫组化染色阳性细胞灰度值 $(\bar{x} \pm s)$

| 组 别 | 样本量（个） | 细胞灰度值 |
|---|---|---|
| 对照组 | 18 | 129.889±9.839 |
| 药物组 | 18 | 154.333±9.622 |
| F 值 | 0.200 | |
| P 值 | 0.000 | |

（3）伸筋活血汤对低氧诱导因子 1α 基因缺失小鼠腰椎间盘退变干预后 MicroRNAs 基因芯片杂交筛选结果及验证　MicroRNA 芯片微阵杂交共筛选出 4 个有意义的差异表达的 miRNAs，将差异的 microRNAs 导入 Cluster 3.0 进行分层聚类分析，有 3 个上调，一个下调（表 11 - 25）。对两组小鼠椎间盘中有表达差异的 4 个 MicroRNAs 进行实时荧光定量 qPCR 检测（图 11 - 4），miR - 144 - 5p、miR - 455 - 5p 及 miR - 702 - 3p 表达均上调（$P < 0.05$），miR - 340 - 3p 表达下调（$P < 0.05$），与芯片结果趋势相同。

表 11 - 25　两组小鼠椎间盘组织 microRNAs 芯片筛选结果

| 名　　称 | 倍数变化 | $P$ | 表达变化 |
| --- | --- | --- | --- |
| mmu - miR - 144 - 5p | 10.02 | 0.046 | 上调 |
| mmu - miR - 455 - 5p | 5.73 | 0.032 | 上调 |
| mmu - miR - 702 - 3p | 4.52 | 0.047 | 上调 |
| mmu - miR - 340 - 3p | 8.19 | 0.026 | 下调 |

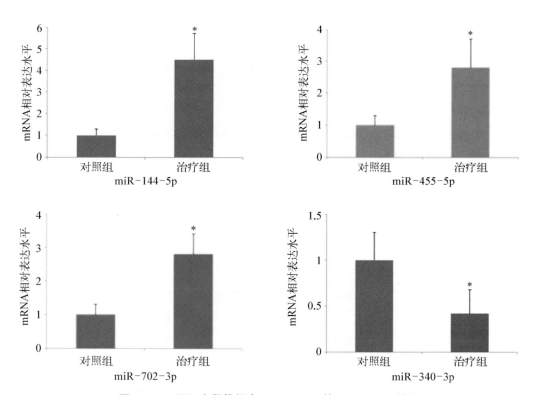

图 11 - 4　两组小鼠椎间盘 MicroRNAs 的 RT - qPCR 结果

### 4. 讨论

腰椎间盘突出症属于中医"痹症"的范畴，该病的发生发展与外力损伤、素体虚弱、先天肾气不足、外感风寒湿邪的侵袭及年高劳倦肾气衰退有直接关联。主要病机是气血痹阻不通，筋脉关节失于濡养所致。其治则为祛风除湿、活血通络，同时兼补益肝肾，强壮筋骨[31]。伸筋活血汤方中君药伸筋草有舒筋活血，祛风散寒止痛的作用；配桑寄生、狗脊、续断等可强筋骨、补肝肾，祛风湿，通行血脉；木瓜白芍、甘草酸甘化阴，舒筋解肌；制乳没、当归活血化瘀止痛，川牛膝、秦艽合用祛风化湿通络。诸药合用，共奏祛风通络、活血止痛、舒筋解肌和补肝肾、强筋骨之效。

中药治疗颈腰痛是通过多种途径的，而非单纯的抗炎，中药对椎间盘退变的影响亦是通过作用于多个环节或靶点的[32]，中药对椎间盘退变的研究主要涉及以下几个方面：抑制细胞凋亡、增加椎间盘营养供应、抑制椎间盘组织胞外基质降解以及抑制炎症介质释放[33, 34]。低氧诱导因子（HIF）- 1α 是一种介导哺乳动物细胞内低氧反应的核转录复合体，对细胞增殖、迁移及凋亡等有重要调节作用，且在椎间盘细胞中明显表达。在低氧环境中髓核细胞可表达 HIF - 1α，而 HIF - 1α 参与了髓核细胞增殖与存活、细胞新陈代谢、细胞外基质合成及椎间盘组织钙化等活动，对椎间盘退变进程发展起重要调节作用[35-37]。低氧诱导因子（HIF）- 1α 在髓核细胞中表达明显，Merceron[38]等报道条件性敲除小鼠髓核细胞 HIF - 1α 基因后，椎间盘发生明显退变。在国内，王拥军等[39]已经利用低氧诱导因子（HIF）- 1α 条件性敲除小鼠进行中药复方研究。本研究表明中药复方伸筋活血汤干预一月后，与对照组比较，小鼠髓核细胞数量多，排列较整齐，髓核中裂痕减少，终板破损和骨化延缓。该结果初步表明伸筋活血汤能够延缓椎间盘退变的作用。

MicroRNA（miRNA）是一种在转录后水平调控基因表达的内源性单链非编码小RNA，参与调控多种生物学过程，如脂类代谢和细胞凋亡、分化及器官发育. 研究表明，miRNA 在退变的椎间盘组织中呈高表达或低表达，参与椎间盘退变（IDD）的多种病理过程[40]，包括髓核细胞增生和凋亡、细胞外基质合成、炎症反应及软骨终板退变。随着对 miRNA 研究的深入，miRNA 可能成为 IDD 生物学治疗的新策略，利用 MicroRNA 芯片技术，本研究发现伸筋活血汤对腰椎间盘中的 miR - 144 - 5p、miR - 455 - 5p 及 miR - 702 - 3p 表达有上调作用（$P<0.05$），而下调 miR - 340 - 3p 的表达（$P<0.05$）。实时荧光定量 qPCR 检测进一步验证了实验结果。这提示伸筋活血汤可能通过调节 miRNAs 的表达来延缓低氧诱导因- 1α 基因缺失引起的腰椎间盘退变。本研究也存在不足的方面，小鼠和人类的物种之间也是存在差别，作为直立行走的人类，腰椎间盘所处的环境还受到各个方向的机械应力作用，小鼠是爬行动物，不能很好地

模拟这些影响因素。总之，在分析实验结果时不能忘记物种的差异。伸筋活血汤对椎间盘退变的影响的具体作用靶点及机制还需大量的研究来进一步阐明。

## 六、伸筋活血汤对低氧诱导因子-1α缺失小鼠椎间盘退变的干预作用

伸筋活血汤是瑞金医院已故名老中医魏指薪教授经长期临床实践总结出的经验方，作为院内制剂，已使用 30 余年，含伸筋草、白芍、甘草、续断等 12 味中药[41, 42]。具有伸筋活络、活血镇痛功效。主治跌打损伤、劳损、寒湿入络、腰膝顽痛、麻木不利等症。临床上，伸筋活血汤治疗腰椎间盘突出症等脊柱退行性疾患取得良好效果[43]。本实验旨在初步观察伸筋活血汤对低氧诱导因子 1α 基因敲除小鼠椎间盘退变情况的影响。

### 1. 材料与仪器

（1）**实验动物** HIF－1α－FLOX 纯合子小鼠由上海市伤骨科研究所提供，Shh-Cre 杂合小鼠购买于 Jackson Laboratory（♯005622 Jackson Laboratory，Maine，USA），野生型 C57BL6 清洁级小鼠由上海市伤骨科研究所提供。

（2）**药物与试剂** 伸筋活血汤（上海交通大学医学院附属瑞金医院院内制剂，批准文号：沪药制字 Z05100655，产品批号：1506001），EDTA（Sigma），多聚甲醛（Sigma），戊巴比妥钠（Sigma），BSA（Sigma），PBS 缓冲液、梯度酒精、二甲苯（上海市伤骨科研究所提供），石蜡、中性树脂（上海生工）苏木素-伊红染液（上海市伤骨科研究所提供），番红"O"固绿染液（上海市伤骨科研究所提供），鼠尾 DNA 快速提取试剂盒（QIANGEN），引物合成（上海 Invitrogen），anti-Aggrecan 抗体（abcam），Super SansitiveTMIHC 试剂盒（Thermo）。

（3）**实验仪器** 自动脱水机（Leica），石蜡包埋机（Leica），石蜡切片机（Leica），烘片机（Leica），水浴箱（Thermo），普通光学显微镜（Olympus），电热恒温鼓风干燥箱（Thermo），载玻片、湿盒（上海市伤骨科研究所提供）。1.5 mL 离心管（Bio Rad）、0.2 mL PCR 反应管（Bio Rad），PCR 仪、琼脂糖凝胶电泳槽（DNA Engine，Bio-Rad），凝胶成像系统（Tanon 2500）。

### 2. 方法

（1）**缺氧诱导因子 1α 缺失小鼠模型构建** 雌性纯合子 HIF－1αflox/flox 小鼠与雄性杂合子 SHE－CRE＋/－小鼠杂交，繁殖出（SHE－CRE＋/－；HIF－1αflox/＋）和（SHE－CRE－/－；HIF－1αflox/＋）两种基因型小鼠，对小鼠进行基因型鉴定，选择基因型为（SHE－CRE＋/－；HIF－1αflox/＋）的雄性小鼠与雌性纯合子 HIF－1αflox/flox 小鼠杂交，进一步进行基因型鉴定，最终确定基因型为（SHE－CRE＋/－；

HIF‐1αflox/flox）的小鼠，即为 HIF‐1α 基因缺失小鼠。将此基因型小鼠与雌性纯合的 HIF‐1αflox/flox 杂交，从而不断获得 HIF‐1α 基因缺失小鼠，同时产生的其他基因型小鼠作为对照小鼠。取 2 周龄、4 周龄及 8 周龄小鼠低氧诱导因子 1α 基因敲除小鼠及对照小鼠每组各 5 只，按时间点，戊巴比妥钠麻醉，颈椎脱臼法处死，取下 L3～L5 节段腰椎组织化学染色进行腰椎间盘退变表型动态观察。

（2）**药物干预**　取 16 只 4 周龄低氧诱导因子 1α 基因敲除小鼠及对照小鼠，随机均分为生理盐水组和伸筋活血汤组。按照成年人的体重算成 60 kg，每日 40 mL，小鼠体重 20 g 计算，伸筋活血汤组小鼠用量约为 0.12 mL，灌胃给药，每日 1 次；对照组予 0.12 mL 生理盐水灌胃，每日 1 次。在给药后 30 日时，戊巴比妥钠麻醉，颈椎脱臼法处死小鼠，取下各组 L3～L5 节段腰椎进行检测。

（3）**组织化学染色**　将小鼠椎体标本放在 4% 多聚甲醛 4℃ 浸泡 48 小时后，PBS 液冲洗 10 分钟，置于 10%EDTA 脱钙液中进行脱钙，每 3 日更换一次脱钙液，约 5～8 周，待骨组织发生软化时，终止脱钙。将标本冲洗过夜，经过梯度脱水后石蜡包埋，按 5 μm 矢状位连续切片。捞片后，切片常规脱蜡至水，苏木精染色 5 分钟，盐酸分化，蓝化 15 分钟。伊红染液染 1 分钟，或者固绿染色 30 分钟，1% 醋酸冲洗后，然后番红 O 染色 3 分钟，冲洗脱水透明，中性树胶封片。普通光镜下观察。

（4）**免疫组化染色**　将切片常规脱蜡至水，橼酸盐修复液中加热沸腾 15 分钟，取出后缓慢冷却至室温，PBS 冲洗晾干。首先去除内源性过氧化物酶干扰，蛋白酶 K 消化 10 分钟，5% BSA 封闭，滴加 anti‐Aggrecan（1∶200）一抗。阴性对照用一抗稀释液代替一抗，同剂量滴加。4℃ 过夜，生物素标记的山羊抗兔 IgG 二抗，37℃ 孵育 15 分钟，抗生蛋白链菌素‐HRP 37℃ 孵育 1 小时，DAB 显色剂显色 5～8 分钟，苏木精复染，常规脱水透明，中性树胶封固。图片分析应用 Image J 软件，每个样本取 3 个视野范围统计进行分析统计。

（5）**统计学分析**　所有数据采用 SPSS 15.0 软件进行统计分析。计量数据均以均数±标准差表示，均数比较先进行正态性检验，两样本均数比较用独立样本 $t$ 检验，$P \leqslant 0.05$ 即将被认为统计学检验具有显著性差异。

**3. 结果**

（1）**低氧诱导因子 1α 基因缺失小鼠椎间盘退变的观察**　与正常对照组小鼠比较，苏木精-伊红染色显示（图 11‐5）：2 周龄低氧诱导因子 1α 基因缺失小鼠，髓核占整个椎间盘的比例减少，髓核中的细胞仍以含有大液泡的脊索细胞为主，但已有大量的髓核细胞形态变小，髓核内的细胞结构排列稍紊乱。4 周龄后椎间盘的细胞种类和数量开始迅速下降，髓核细胞排列紊乱，8 周时已十分明显。同样，番红 O 染色（图 11‐6）

表明 4 周龄后低氧诱导因子 1α 基因缺失小鼠椎间盘中蛋白聚糖明显减少。因此，选择 4 周龄低氧诱导因子 1α 基因缺失小鼠作为干预对象，30 日为干预周期。

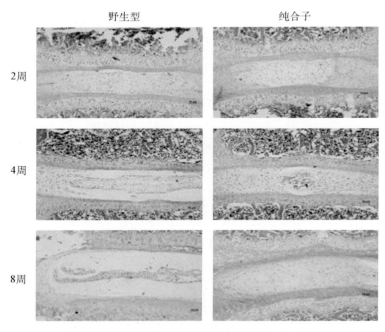

图 11 - 5　小鼠椎间盘苏木精-伊红染色（100X）

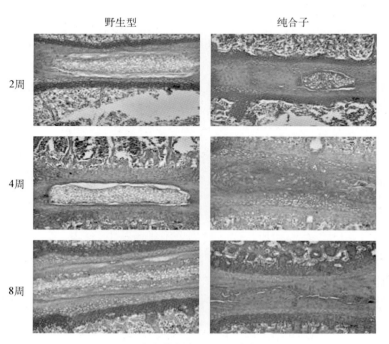

图 11 - 6　小鼠椎间盘番红 O 染色（100X）

　　（2）伸筋活血汤对低氧诱导因子 1α 基因缺失小鼠椎间盘退变的组织化学染色观察　苏木精-伊红染色结果（图 11-7）：对照组小鼠髓核内细胞呈梭形，体积变小，数量明显减少，排列严重紊乱。细胞外基质增加。髓核中出现裂痕，纤维组织充填于髓核中，甚至出现终板破坏。而伸筋活血汤组无明显终板破损和骨化，髓核细胞数量较多，排列较整齐。

　　番红 O 染色结果（图 11-7）：该染色用来观察椎间盘组织中的黏蛋白多糖类物质，细胞外基质量的变化。番红 O 染色中软骨和骨组织呈绿色；软骨基质、黏蛋白、糖蛋白呈橙红色。与对照组比较，伸筋活血汤组骨和软骨板染色明显，这似乎提示伸筋活血汤能延缓终板老化。对照组椎间盘中出现裂痕及钙化，细胞数量极少，而伸筋活血汤干预组椎间盘数量较多，椎间盘骨化现象不明显，暗示伸筋活血汤对髓核细胞凋亡有延迟作用。

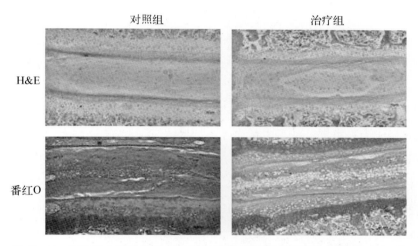

**图 11-7　伸筋活血汤治疗后小鼠椎间盘苏木精-伊红及番红 O 染色（100X）**

　　（3）伸筋活血汤对低氧诱导因子 1α 基因缺失小鼠椎间盘退变的免疫组化观察　Aggrecan 等蛋白是健康髓核细胞的标志。与对照组比较，伸筋活血汤组阳性细胞数量明显较多，阳性信号多在细胞内明显，而对照组阳性信号多分布在细胞外（图 11-8）。这表明伸筋活血汤能够调节 Aggrecan 等蛋白的表达及细胞内外分布，从而来延缓椎间盘退变。

**4. 讨论**

　　随着老龄化社会的到来，和年龄相关的脊柱退行性疾患日益普遍。同时，随着现代科技的发展，电脑、智能手机等数码电子产品改变了人们的生活习惯，长时间处于不恰当使用这些数码产品，使脊柱退行性相关疾病的发生日益年轻化。总之，脊柱退

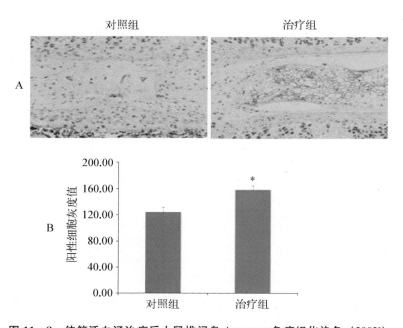

**图 11 - 8　伸筋活血汤治疗后小鼠椎间盘 Aggrecan 免疫组化染色（200X）**

A　小鼠椎间盘 Aggrecan 免疫组化染色光镜下观察结果
B　小鼠椎间盘 Aggrecan 免疫组化染色阳性细胞灰度值（例数＝18，＊P＜0.05）

变性疾患已经成为一类常见及多发病[44]。椎间盘发生退变是许多脊柱退变性疾病的基础始动环节[45, 46]。低氧诱导因子（HIF）－1α 是一种介导哺乳动物细胞内低氧反应的核转录复合体，对细胞增殖、迁移及凋亡等有重要调节作用，且在椎间盘细胞中明显表达。在低氧环境中髓核细胞可表达 HIF－1α，而 HIF－1α 参与了髓核细胞增殖与存活、细胞新陈代谢、细胞外基质合成及椎间盘组织钙化等活动，对椎间盘退变进程发展起重要调节作用[47-49]。

慢性脊柱退变属于中医"痹症"的范畴，该病的发生发展与外力损伤、素体虚弱、先天肾气不足、外感风寒湿邪的侵袭及年高劳倦肾气衰退有直接关联。主要病机是气血痹阻不通，筋脉关节失于濡养所致。其治则为祛风除湿、活血通络，同时兼补益肝肾，强壮筋骨[50]。伸筋活血汤是名老医中医魏指薪教授的验方。方中君药伸筋草有舒筋活血，祛风散寒止痛的作用；配桑寄生、狗脊、续断等可强筋骨、补肝肾，祛风湿、通行血脉；木瓜白芍、甘草酸甘化阴，舒筋解肌；制乳没、当归活血化瘀止痛，川牛膝、秦艽合用祛风化湿通络。诸药合用，共奏祛风通络、活血止痛、舒筋解肌和补肝肾、强筋骨之效。

低氧诱导因子（HIF）－1α 在髓核细胞中表达明显，本实验条件性敲除小鼠髓核细胞 HIF－1α 基因后，椎间盘发生明显退变，这与 Merceron[51] 等的报道一致。中药复方伸筋活血汤干预 1 个月后，与对照组比较，小鼠髓核细胞数量多，排列较整齐，髓核中裂痕减少，终板破损和骨化延缓。该研究结果初步表明伸筋活血汤能够延缓椎间盘退变的作用。中药治疗颈腰痛是通过多种途径的，而非单纯的抗炎，中药对椎间盘退变的影响亦是通过作用于多个环节或靶点的[52]，中药对椎间盘退变的研究主要涉及以下几个方面：抑制细胞凋亡、增加椎间盘营养供应、抑制椎间盘组织胞外基质降解以及抑制炎症介质释放[53-55]。伸筋活血汤对椎间盘退变的影响的具体作用靶点及机制还需大量的研究来进一步阐明。

# 第三节　魏氏伤科黄白软膏剂型优化研究

　　魏氏黄白软膏由黄药子、白药子、紫草等组成，功效为活血逐瘀、消肿镇痛，是全国名老中医、上海交通大学医学院附属瑞金医院终身教授、著名魏氏伤科学术流派传人李国衡教授的经验方，多年来用于治疗跌仆受损、骨折脱位及软组织损伤等后期引起的疼痛、肿胀及关节活动不利，疗效显著，享有盛誉。目前，我们在医院制剂的基础及中医药理论的指导下，按照国家《药品注册管理办法》的要求，开展了中药新药临床前研究。采用现代化的中药生产和分析检测技术，对该品种药材、工艺、质量控制、药理毒理等各方面进行了科学、系统的研究。

## 一、药材研究

　　黄白软膏处方中所用的药材共 12 味药材，其中黄药子、白药子收载于 2008 版上海市中药饮片炮制规范，其余均收载于 2015 版中国药典一部，本次研究所用药材均符合各标准规定。

## 二、工艺研究

　　本研究依据《中药、天然药物提取纯化工艺研究技术指导原则》，分析处方组成和复方中各药味之间的关系，参考各药味所含成分的理化性质和药理作用的研究基础上，结合制剂制备上的要求、大生产的实际情况、环境保护的要求，进行了工艺路线的考察设计。通过初步药效学实验比较细粉直接入药、水提、醇提和醇提加挥发油的提取路线对镇痛疗效的影响，确定提取工艺；采取正交设计试验溶剂倍量、溶剂浓度、提取时间、提取次数等因素，以浸膏得率、有效成分为指标优化提取工艺，最终确定最优的提取方法；对纯化工艺进行研究，在不影响有效成分的基础上，实现脱色纯化的效果；对制剂工艺进行研究，由于黄白提取物中脂溶性有效成分较多，因此不适宜制备成凝胶剂，通过研究，确定黄白软膏制剂的制备方法；通过三批中试样品的试制，表明工艺放大具有稳定性和可行性。

## 三、黄白制剂提取工艺优化研究

通过初步药效学研究确定醇提为最佳的提取路线，本实验采取正交设计试验溶剂倍量、溶剂浓度、提取时间、提取次数等因素，以浸膏得率、有效成分为指标优化提取工艺，最终确定最优的提取方法。考虑到血竭、乳香、没药三味均为脂溶性矿物药，与其余八味药材不进行合提，而是进行单提研究。

提取工艺初步研究表明，选用75%、乙醇两种溶剂，通过回流、搅拌、静置的工艺对3味药材的提取得率相当，但后续制剂研究时，发现75%乙醇的浓缩液出现析出物，原因是浓缩后液体中水量较多，醇不溶性物析出。

因此从生产的成本、可操作性和简易性考虑，三味矿物药的提取工艺为：血竭、乳香、没药，粉碎成细粉，混合，加入10倍量乙醇，静置过夜，滤过，滤液减压浓缩至每1 mL含1 g生药的流浸膏。

## 四、黄白制剂纯化工艺研究

对各取样流浸膏进行稀释倍数后，通过紫外可见光度法进行全波长扫描，438 nm为各样品的最大吸收波长，换算至相同稀释倍数（200倍）；通过对原液及三种纯化工艺中的流浸膏及沉淀进行测定，综合吸光度、指标成分含量测定结果，冷藏离心对指标成分的损失相对最多，水沉离心与直接离心的效果相当，考虑到水沉工艺还需要加3倍量水沉淀后离心再浓缩，工艺步骤复杂，因此选择离心为最终的纯化工艺。

故最终提取工艺定为：称取八味药材，栀子破壳，加入6倍量70%乙醇，提取2次，每次1.5小时，过滤，弃去药渣，合并滤液，滤液减压浓缩至1 mL含1 g生药的流浸膏，流浸膏离心，取上清液。

根据黄白乳膏的初步药效筛选、提取工艺的正交及验证研究、纯化工艺研究结果以及制剂工艺的研究结果，最后确定黄白乳膏（1 000 g）的工艺路线。

根据优选工艺的提取工艺、纯化工艺和制剂工艺进行中试放大研究。记录中试过程中的工艺条件和参数，中试所得提取物流浸膏和制剂成品各项指标检测按照质量研究部分的测定方法和条件进行检测。对比三批中试样品的重复性及小试研究数据的比较，说明工艺放大研究具有稳定性和可行性。

## 五、黄白软膏质量标准

### 1. 功能与主治

活血逐瘀、消肿镇痛。用于跌仆受损、软组织损伤及骨折、脱位后期肿胀疼痛、关节不利。

### 2. 用法与用量

外用。

### 3. 规格

每盒装 10 g。

### 4. 贮藏

避光密封贮存。

### 5. 有效期

24 个月。

## 六、稳定性研究

### 1. 研究

本品依据黄白软膏质量标准草案试制了 20170301、20170302、20170303 中试样品，并对产品进行稳定性试验考察，分别进行 6 个月的加速试验和 18 个月的长期稳定性试验，稳定性观察仍在继续进行，以确定药物的有效期。

### 2. 结论

黄白软膏样品按上述项目考察结果符合规定，证明在该包装条件下，经过 6 个月的室温及加速试验，样品各项指标保持稳定，暂定黄白软膏的稳定性为 24 个月。继续进行长期稳定性试验，最终黄白软膏的有效期将根据室温条件下的稳定性研究结果制定。

## 七、黄白软膏药效学和初步安全性评价

本研究通过开展镇痛、消炎药效试验及皮肤刺激性，初步评价黄白软膏和疗效和安全性。

### 1. 结果

镇痛方面，黄白软膏给药的 12 个小鼠中 10 个有镇痛作用。黄白软膏作用高峰在

1~1.5 小时，3 小时左右大部分小鼠恢复正常；消炎方面，动物足趾体积基本无改变，模型组动物足趾持续性、显著肿胀，黄白软膏能显著抑制足趾肿胀，在检测的 7 小时内，其足趾肿胀均显著或极显著小于模型组；皮肤刺激方面，在本实验室条件下，家兔皮肤接触含 1 g 浸膏的黄白软膏，连续给药 7 日，每日 1 次，分别于停药后 1 小时和24 小时观察到家兔完整皮肤与破损皮肤呈现出轻度刺激性反应；48 小时、72 小时家兔完整皮肤与破损皮肤恢复正常，未观察到刺激性反应。

## 2. 结论

黄白软膏在热板镇痛实验中有镇痛作用，能抑制角叉菜胶引起的炎症反应，且未观察到刺激性反应。

**参考文献**

[1] 王如伟. 伸筋活血合剂的制备和疗效观察 [J]. 时珍国药研究，1997，8（1）：59.

[2] 刘玉红，陈燕，易进海. 不同提取溶剂对白芍中芍药苷含量测定结果的影响 [J]. 基层中药杂志，2001，15（5）：19-20.

[3] 陈翔. 高效液相色谱法测定十全大补颗粒中芍药苷含量 [J]. 药物鉴定，2008，17（6）：25-26.

[4] 王文莉，许爱霞，葛斌. HPLC 法测定消乳增胶囊中芍药苷的含量 [J]. 实用药物与临床，2007，7（4）：72-73.

[5] 张玲. 高效液相色谱法测定参梅养胃颗粒中芍药苷的含量 [J]. 药学与临床研究，2008，16（1）：77-78.

[6] Shan Cheng, Feng Qiu, Shuhui Wang. HPLC analysis and pharmacokinetic study of paeoniflor in after intravenous administration of a new frozen dry powder formulation in rats [J]. Chromatographia，2006，64：661-666.

[7] 李越峰，杨武亮，沈菲，等. 高效液相色谱测定白芍中芍药苷的含量 [J]. 时珍国医国药，2008，19（2）：438-439.

[8] 张家富，孟媚，邢安之. HPLC 法测定白芍不同饮片中芍药苷的含量 [J]. 安徽医药，2005，9（8）：588-589.

[9] 于建华编. 现代中医药文库·临床应用系列·二十世纪中医药最佳处方（骨伤科卷）[M]. 第 1版. 北京：学苑出版社，2002：236.

[10] 吴向群，徐鸣，陶丽萍. 阿胶当归合剂的质量标准 [J]. 中国药师，2007，10（8）：783.

[11] 王明霞，李伟，侯娟，等. 乳疾灵合剂质量标准研究 [J]. 中国药房，2006，17（16）：1252.

[12] 陈岩. 健脾壮腰药酒质量标准研究 [J]. 吉林中医药，2006，26（10）：62.

[13] 国家药典委员会编. 中华人民共和国药典（一部）[S]. 2005 年版. 北京：化学工业出版社，2005：123-124.

[14] 匡海学. 中药化学 [M]. 第 1 版. 北京：中国中医药出版社，2003：41-67.

[15] 王凌，徐玲玲. 毓麟合剂质量标准研究 [J]. 中成药，2006，28（2）：194.

[16] Xie Peishan, Yan Yuzhen. Optimization of the TLC of Protoberberine Alkaloids and Fingerprint valuation of the Coptidis Rhizome [J]. J Planar Chromatogr-Mod TLC，1992，5（5）：302.

[17] 冯毅凡，郭晓玲，韩亮. 伸筋草挥发性成分 GC－MS 分析 [J]. 广东药学院学报，2005，21（5）：515.

[18] 黄正明. 中药新药长期毒性试验及其资料整理中易出现的问题与解决方法 [J]. 医药导报，2005，24（11）：973－977.

[19] 陈奇. 中药药理研究方法学 [M]. 第 2 版. 北京：人民卫生出版社，2006：118－119.

[20] 王如伟. 伸筋活血合剂的制备和疗效观察 [J]. 时珍国药研究，1997，8（1）：59.

[21] 李仪奎. 中药药理实验方法学 [M]. 第 2 版. 上海：上海科学技术出版社，2006：765.

[22] 赵杰，余林中，方芳，等. 麻黄-甘草药对的抗炎作用及机制研究 [J]. 中国实验方剂学杂志，2012，18（15）：163.

[23] 朱春城，彭力平，谢增军. 中药外敷治疗急性软组织损伤的动物实验研究进展 [J]. 中国实验方剂学杂志，2011，17（14）：299.

[24] 张庆柱. 分子生物学 [M]. 北京：高等教育出版社，2007：330.

[25] 赵杰，余林中，方芳，等. 麻黄-甘草药对的抗炎作用及机制研究 [J]. 中国实验方剂学杂志，2012，18（15）：163.

[26] 曹亮，李娜，姜雅琼，等. 胆木叶提取部位群的抗炎镇痛作用 [J]. 中国实验方剂学杂志，2011，17（24）：124.

[27] 朱化珍，陈德兴. 分子生物技术在中药复方药理研究中的应用 [J]. 中国实验方剂学杂志，2011，17（7）：278.

[28] 于建华编. 现代中医药文库·临床应用系列·20 世纪中医药最佳处方（骨伤科卷）[M]. 北京：学苑出版社，2002：236.

[29] 杨婉花，林兰，李娟，等. 伸筋活血合剂安全性评价实验 [J]. 药学服务与研究，2010，10（6）：465－467.

[30] 刘涛，张昊. 伸筋活血汤治疗腰椎间盘突出症疗效观察 [J]. 陕西中医，2014，（11）：1533－1534.

[31] 施杞. 慢性筋骨病与中医药防治研究 [J]. 老年医学与保健，2015，21（2）：65－67.

[32] 陈祁青，赵继荣，李红专. 中药干预椎间盘退变的实验研究概况 [J]. 中国中医骨伤科杂志，2011，19（3）：65－67.

[33] Q Liang QQ, Xi ZJ, Bian Q, et al. Herb formula "Fufangqishe — Pill" prevents upright posture-induced intervertebral disc degeneration at the lumbar in rats [J]. J Pharmacol Sci，2010，113（1）：23－31.

[34] 许敬人. 椎间盘退变机制及中药对其的干预作用 [J]. 临床和实验医学杂志，2015，14（19）：

1657 - 1659.

［35］孟祥超，王君，张兴凯. 低氧诱导因子-1α 与椎间盘退变 ［J］. 国际骨科学杂志，2015，36（4）：264 - 268.

［36］陈涛，杨建东，黄泽楠，等. 低氧诱导因子在调节椎间盘髓核细胞功能中的研究进展 ［J］. 中华临床医师杂志（电子版），2016，10（19）：2898 - 2902.

［37］杨哲，李树文. 脊索细胞维持椎间盘髓核软骨样细胞增殖与表型的研究进展 ［J］. 中国组织工程研究，2016，20（2）：261 - 266.

［38］Merceron C，Mangiavini L，Robling A，et al. Loss of HIF - 1α in the notochord results in cell death and complete disappearance of the nucleus pulposus ［J］. PLoS One，2014，9（10）：e110768.

［39］王晶，董芳芳，李晓锋，等. 低氧诱导因子 1α 基因敲除小鼠椎间盘退变与益气化瘀方的干预 ［J］. 中国组织工程研究，2013，17（24）：4481 - 4487.

［40］李新华，崔健，孙贵新，等. 微小 RNA 在椎间盘退变中的研究进展 ［J］. 中国修复重建外科杂志，2015，29（10）：1312 - 1316.

［41］于建华编. 现代中医药文库・临床应用系列・20 世纪中医药最佳处方（骨伤科卷）［M］. 北京：学苑出版社，2002：236.

［42］杨婉花，林兰，李娟，等. 伸筋活血合剂安全性评价实验 ［J］. 药学服务与研究，2010，10（6）：465 - 467.

［43］刘涛，张昊. 伸筋活血汤治疗腰椎间盘突出症疗效观察 ［J］. 陕西中医，2014，（11）：1533 - 1534.

［44］胥少汀. 脊柱退变性疾患相关问题 ［J］. 脊柱外科杂志，2003，1（2）：124 - 126.

［45］李峰，新燕. 退变性椎间盘疾病的遗传学研究现状 ［J］. 北方药学，2012，09（3）：44 - 46.

［46］罗常. 椎间盘再生组织工程的研究进展 ［J］. 山东医药，2017，57（21）：107 - 109.

［47］孟祥超，王君，张兴凯. 低氧诱导因子-1α 与椎间盘退变 ［J］. 国际骨科学杂志，2015，36（4）：264 - 268.

［48］陈涛，杨建东，黄泽楠，等. 低氧诱导因子在调节椎间盘髓核细胞功能中的研究进展 ［J］. 中华临床医师杂志（电子版），2016，10（19）：2898 - 2902.

［49］杨哲，李树文. 脊索细胞维持椎间盘髓核软骨样细胞增殖与表型的研究进展 ［J］. 中国组织工程研究，2016，20（2）：261 - 266.

［50］施杞. 慢性筋骨病与中医药防治研究 ［J］. 老年医学与保健，2015，21（2）：65 - 67.

［51］Merceron C，M angiavini L，Robling A，et al. Loss of HIF - 1α in the notochord results in cell death and complete disappearance of the nucleus pulposus ［J］. PLoS One，2014，9（10）：e110768.

［52］许敬人. 椎间盘退变机制及中药对其的干预作用 ［J］. 临床和实验医学杂志，2015，14（19）：1657 - 1659.

［53］陈祁青，赵继荣，李红专. 中药干预椎间盘退变的实验研究概况 ［J］. 中国中医骨伤科杂志，2011，19（3）：65 - 67.

［54］Liang QQ，Xi ZJ，Bian Q，et al. Herb formula "Fufangqishe — Pill" prevents upright posture-induced intervertebral disc degeneration at the lumbar in rats ［J］. J Pharmacol Sci，2010，113（1）：23 - 31.

［55］李靖，宋晓凯. 近年来国内外中药抗炎作用机制研究概况 ［J］. 实用药物与临床，2012，15（3）：171 - 173.

# 第十二章 魏氏伤科外固定器械（可塑性夹板）改良研究进展

## 第一节 中医骨伤小夹板历史及现状

中医小夹板作为我国骨伤科临床使用最多的骨折固定器材之一，具有"简、便、效、廉"的优点，在临床中发挥着重要的作用。然而，由于受到现代医学内固定技术的冲击，在现今大多数医院骨折患者的临床治疗中，小夹板的应用受到了很大局限，甚至已经被一些医院排除在临床之外。本文从中医骨伤科小夹板固定技术的历史起源出发，探讨各个时期小夹板的现状及研究进展，从而为研发更加方便简洁、安全高效，符合人体生物力学的新型小夹板提供一定的思路和建议。

### 一、小夹板的历史

#### 1. 萌芽时期

汉代华佗所著《中藏经》曾记载："大段折伤者，上更以竹片夹之"，这是关于小夹板治疗骨折的最早历史记载。到了西晋时期，葛洪撰写的中国第一部临床急救手册《肘后备急方》指出"以竹片夹裹之，令遍病上，急缚勿令转动"，其首次推荐了竹板固定骨折法，奠定了小夹板外固定疗法治疗骨折的基础[1]。

#### 2. 发展时期

在唐朝时期，科学技术快速发展，小夹板在治疗骨伤科疾病方面得到了极其广泛的应用，如王焘编写的《外台秘要·卷二十九》有曰："烂捣生地煎熬之，裹折伤处以竹片夹缚之，令遍病上，急缚勿令转动，一日可十易，三日即差。"晚唐时期的蔺道人总结前人经验编写的《仙授理伤续断秘方》是我国现存最早的一部具有医学科学价值的骨伤科专书，开创了小夹板治疗骨折的新时期。《仙授理伤续断秘方》记载："杉木皮用水浸泡后，削成手指大片，间疏排列，用小绳捆扎三度备用"，详细描述了杉木皮夹板的制作过程、具体使用方法、固定方式、固定时间。蔺氏还针对闭合的粉碎性骨折提出了"凡平处（指不是关节部位）骨碎皮不破，用药贴，用密夹缚"，即应用多块夹板密集固定法，以保证碎骨片得到牢靠固定。该书实际运用了筋骨并重、动静结合、内外兼治、医患合作的四大治疗原则，并指出了正确固定方法对加速骨折愈合的重要性，奠定了骨伤科辨证论治的理论框架[2]。

### 3. 兴盛时期

从宋朝到元朝的四百多年间，特别是北宋时期，在政府鼓励下，在崇尚医学的社会风气引导下，涌现出了大量的外科学著作，再加上医疗队伍的不断扩大，又进一步促进了医学科学的发展[3]。在众多医学著作中，不乏一些涉及治疗骨伤科疾病的优秀医学专著，如《太平圣惠方》、《圣济总录》、《世医得效方》、《永类钤方》、《回回药方》等。宋元时期继承了隋唐时期大量的骨折夹板外固定技术，制作小夹板的材料也得到了很大的扩充，除了竹片、杉皮、杉板等材料之外，还用了柳枝、大块桑白皮，如《太平圣惠方》记载："用米沙木篦子（沙木即为杉木），绵绳夹缚，夏月柳枝五条夹缚"；《朱氏集验方》载："用水布帛裹奄伤处，用杉板夹缚"；《医方大成》亦载："于跌处揣定骨入元（原），以杉木板子量大小，以纸衬于杉内。以绳缚定，夹外更以熟绢缠之，莫令骨动"；《世医得效方》则选用杉木皮、竹片和大块桑白皮作为外固定器材。制作小夹板材料的不断扩充、获取方便，再加上小夹板固定技术的不断改进和完善，小夹板在骨伤科疾病的治疗中被广泛地应用，得到了快速的发展，进入了其兴盛时期。

### 4. 衰落时期

清朝末年到新中国成立之前，由于受到西方骨科疾病治疗技术的冲击，特别手术内固定技术的出现，传统小夹板的应用受到了很大的限制，这其中主要是因为传统小夹板治疗疾病的范围更加局限，在一些骨折固定方面，如粉碎性骨折的固定、关节内骨折的固定，很少使用小夹板。天津人民医院骨科主任方先之教授于 1958 年学习运用中医小夹板固定技术，历时 6 年对 5 000 余例多种类型骨折进行观察总结；并从理论上阐释了小夹板治疗骨折的独特优势，从而使小夹板更加广泛地用于骨折的治疗。改革开放以来，科学技术迅猛发展，现代医学的治疗手段也更加多样，我国中医药的发展环境也发生了巨大变化，中医药特色优势逐渐被淡化，作为特色诊疗技术的传统小夹板也自然而然受到了冲击[4]，甚至面临消失。

## 二、小夹板的现状

### 1. 外部环境

虽然传统小夹板具有创伤小、恢复快，而且费用低廉的特点，但是其自身的一些缺陷，如制作材料不规范、松紧度不易控制等[5, 6]，以及人们对骨折愈合的要求不断提高，加上正骨手法闭合复位技术的高要求和一些经济关系的原因，其在临床上仍受冷落。此外，小夹板固定技术作为中医骨伤科的特色治疗技术，但其自身的发展不能仅仅止步于中医药的一些传统研究，而应该借助现代医学、材料学[7, 8]、力学[9]等在医学方面的最新技术和进展，走中西医结合互补，多学科交叉合作的科研发展道路。

### 2. 小夹板的改良及应用

桡骨远端骨折的治疗分为手术治疗和非手术治疗两种方法，从历史和未来的发展方向来看，目前的非手术治疗仍是主流的治疗方案。这也是广大基层医院使用最多，老百姓最易于接受的骨折治疗方式，其具有很好的医疗经济学效应，能够满足国家医疗发展战略需要，我们要进一步完善和发扬。但是，目前在桡骨远端骨折的闭合手法复位、小夹板固定治疗中，还存在一定的技术难点。特别是在骨折断端复位固定过程中存在相当多比例的断端短缩、再移位及畸形愈合的问题，严重影响骨折的治疗效果和患者预后功能恢复的程度，这也是目前外固定治疗骨折过程中难以解决的临床难题。随着科学技术发展和新型材料的出现以及小夹板固定原理不断地被阐明[10]，我国的医务工作者和科研人员对小夹板进行了大幅度的改良，以适应患者更高的要求。

1982年，尚天裕等根据"静态"和"动态"平衡原理、以布带、夹板、纸垫、牵引等装置组成一个局部外固定力学系统用于保持骨折端的复位及压应力刺激[11]，这是早期夹板改良的一个雏形。此后，国内钟延关和钟裕权发明了一种以尼龙搭扣为绑带，带有刻度的骨折固定小夹板，然它仅便于调整夹板固定的松紧度；罗子坪设计了一种通过两套压力开关控制报警装置的骨折固定自控小夹板，但是其没有准确的计量显示，没有实质增加小夹板的功能。进入21世纪之后，各种针对小夹板的改良方案陆续进入实验研究和临床研究。2004年，王亚军和赵继印发明的自动检测小夹板以及马景存等结合传感技术和信息处理技术研发的"医用自动检测小夹板"[12]，虽然通过附加检测报警与调控功能较好地解决了扎带力度的问题，但因为成本过高、体积过大等原因，难以在临床上推广应用，而且没有临床研究显示此类新型小夹板比传统小夹板更能促进骨折部位功能的恢复。然而，这次的改良，没有仅仅局限于小夹板自身结构和附件的调整与改变，而是进一步融合了多学科的新技术，进行了大胆的创新。2007年，柳旺等基于多普勒血流速度法研发的医用自动恒力小夹板较传统小夹板能够更好地改善桡骨远端骨折患者早期肿胀、压疮、疼痛等临床症状以及降低夹板调整次数，有利于骨折腕关节功能的恢复，但是对于远期骨折端骨痂的形成及远期临床疗效与传统小夹板对照组无明显区别[13]。该改良型小夹板的研究者从自身通讯与信息系统的专业角度进行科学研究，并经行了临床实验，形成了具有一定医工交叉基础的科研合作模式。同时，证明小夹板不仅可以作为中医药工作者科研的重点，也可以被其他领域的研究者进行更进一步的研究。从多个专业角度进行研究，更能够使得传统小夹板的改良方向多元化、前沿化、国际化。张蕊等[14]在夹板中加入一块磁体，使得夹板具有一定的辅助治疗的功能，虽然磁场是否会对其他一些相关因子产生直接影响尚需进一步探讨，但这为改良夹板提供一个新颖的研究方向——增加辅助治疗的功能。塑形纸质支架夹板是由无锡市中医院刘秉夫主任根据"动静结合"理念，结合自己几十年的临床经验，以马粪纸（属于规范用词，学名黄板纸）和铅丝为材料设计而成的。该夹板是在制作材料选择上的一个新的创新，拓展了制作夹板的材料范围。郭杨，马勇等对塑形纸质支架夹板进行了生物力学性能测试，进一步论证了其具有稳定的材料性能，但是其在抗剪切性能、抗扭转性能、抗拉伸性能等方面，还有待进一步研究[15]；在诸多关于小夹板的改良研究中，如何防止桡骨高度的丢失及关节畸形愈合的问题，始终不能够得到彻底地解决，许多研究者也在这一方面进行了大量的探索和研究。钱文亮等依据临床中防止骨折断端短缩的问题研发了牵引式夹板，虽然其能够在一定程度上有效地减少桡骨短缩的发生，但仍是有创的操作，具有感染的风险[16]；之后，无锡市中医院的胡钢等[17]医生根据多年临床经验，针对桡骨短缩的问题，又研制出了无创调节式夹板托支架，并进行了临床回顾性研究，患者预后结果显示：桡骨远端解剖结构恢复较好，掌倾角、尺偏角及桡骨高度也得到了很好的维持。随着临床实际需求的不断提高，新的技术手段的不断涌现，小夹板的改良研究仍然会一直持续下去，会不断被后来人进行改进和创新。

## 三、展望

综上所述，关于新型小夹板的探索在不断地进行，但仍然存在一些不足，如作用机制不明确、力学研究深度及规范化不够等问题，这些都严重限制了它的进一步发展和创新。因此，今后必定要对其做出更加适应人性化的改进，进行更加深入的研究。在 3D 打印技术日臻成熟[18-20]和生物力学快速发展[21]及适用于生产小夹板的新型材料[22]不断涌现的今天，借助计算机三维有限元建模技术[23-25]和力学虚拟人的相关研究[26-28]，为研发一种具有一定的个体化治疗作用，能够快速恢复骨折部位的正常功能活动，防止患部骨骼短缩，便于操作及能够尽早进行康复锻炼，临床治疗效果更加显著、使用更简便、安全行更高的新型小夹板提供了更多的技术支持。研究者们也会在新科技的激励下更加深入地研究小夹板，开发出性能更加优良的新型小夹板。另外，在临床治疗方案选择中，不一定要墨守成规遵循所谓的临床应用指南去治疗骨折，应当按照中医的整体观念和生物-心理-社会医学的模式适度考虑患者的社会心理和经济负担及治疗的长期效果，秉承中医"辨证论治"的思想，适时地使用小夹板治疗方法可能对患者是最佳的选择。

# 第二节　中医小夹板作用机制及发展初探

小夹板作为重要的骨折外固定工具有数千年的历史，有关其最早的历史记载见于汉代的《中藏经》，其中包含有关于骨折固定的记载，即"大段折伤者，上更以竹片夹之"。晋代葛洪在《肘后救卒方》中则详细记载了用竹板固定治疗骨折，拓展了小夹板治疗骨折的历史。随着现代医学的发展和科学技术的进步，小夹板受到西方内固定技术的冲击，已经失去了原有的优势；另一方面，传统的医用小夹板一般是木板或者树皮改造而成的，在使用过程中存在笨重、透气性差以及板间压力仅能靠医生多年经验确定等缺陷。因此，迫切需要利用新的科学技术对传统小夹板进行改良，进而研发出能够在临床中被广泛使用的新型小夹板。笔者通过对医用小夹板固定机制进行总结，并对小夹板的现状及其改良紧张中存在的问题进行分析讨论，以求促进新型小夹板的研发，为临床更好的治疗桡骨远端骨折提供更加优良的治疗方案。

## 一、医用小夹板的固定机制

晚唐时期的骨伤科大家蔺道人于《仙授理伤续断秘方》所记载的"凡由转脚凹之类不可夹缚，恐后伸不得"、"将绢片包之，后时时运动"奠定了"动静结合、筋骨并重"的骨折治疗原则，充分体现了小夹板"简、便、效、廉"的优点。同时，也指出了小夹板外固定在临床使用中的注意事项，有力推动了其规范化的发展。近年来，基于对夹板固定骨折生物力学机制的研究，小夹板固定技术的机制得到了进一步补充和发展。

### 1. 动静结合原则

"动静结合"不仅是骨折治疗的重要原则之一，中国接骨学的理论基石，更是小夹板弹性固定治疗骨折的重要机制。"静"即静止不动，小夹板固定治疗骨折时，尤其强调固定牢靠，保证骨折部位不发生移位，为骨折正确复位和早期愈合创造有利条件。夹板固定技术是通过扎带、夹板和压垫的外部作用力固定患部以对抗骨折的成角移位和侧方移位。同时，"静"的原则还强调患者要多注意休息、静养。早在1768年，英国著名外科医生 Potter 发表了他的著作《骨折与复位》，确立了骨折复位和固定的治疗原则，明确了固定在骨折治疗中的重要作用。到了 19 世纪，石膏绷带外固定技术的出现，使固定治疗骨折的观点得以推广和广泛应用。当前，"静"仍然是骨折固定治疗中的重要原则之一。"动"即运动，指患者在骨折治疗和恢复的过程中，自身一切宏观和微观的运动。宏观运动是指患者针对患部进行的主动及被动的运动，包括适度的功能锻炼及医生的手法治疗；微观运动是指患部的血流循环的变化及肌肉自主性收缩活动。春秋战国时期的著作《吕氏春秋·季春纪》认为："流水不腐，户枢不蠹，动也；形不动则津不流，津不流则气郁"充分体现了"动的重要性"。在唐代医籍《仙授理伤续断秘方》中，就有关于患部固定后要进行功能锻炼的记载，即"凡曲转，如手腕脚凹手指之类，要转动，用药贴，将绢片包之，后实施运动，盖曲则得伸，得伸则不得曲，或屈或伸，时时为之方可"。

历代医家皆重视"动"与"静"的关系，认为两者之间不是孤立，而是相互协调发挥作用的，因此不能单方面强调"动"或者"静"。祖国传统骨伤科学受古代哲学思想影响，在治疗骨折时，非常注重动静结合的原则。"静"是"动"的基本要求和前提，"动"是"静"的根本目的，亦为临床治疗的最终目标。相关的生物力学研究和临床研究表明[29, 30]，生理范围内适当的活动有助于骨折断端的康复。患部的适当活动必须以骨折断端良好的固定为基础。如果固定不牢，不仅不能充分发挥早期功能锻炼在骨折治疗中的积极作用，更会引起骨折断端再移位，继而导致骨折断端畸形愈合，延期愈合，甚至引起骨不连等严重后遗症。在治疗早期，如果过分强调"静"的观点，为了预防骨折部位固定器具的松动，对患肢进行绝对固定，强调绝对休息，反而不利于患肢的恢复，容易引起患处皮肤压疮及相邻关节的僵硬。20 世纪 60 年代初，瑞士的 Muller 等针对骨折提出了治疗固定治疗四项原则，即"骨折解剖复位、坚强内固定、无创伤操作、早期关节活动"。临床实践表明，过分强调骨折治疗中以"静"为原则的刚性固定，会导致应力遮挡，血运破坏，甚至二次手术等不利于骨折愈合的情况[31]。小夹板固定技术所具有的就是一种以动静结合为原则的弹性固定，充分利用"动"与"静"的关系，发挥小夹板在骨折治疗中的优势，为新型夹板的研发提供研究方向和触发点[32]。在 20 世纪 60 年代末期，天津的方先之、尚天裕等著名骨伤科专家总结自身的临床经验，结合国内同行的优势，编著了《中西医结合治疗骨折》一书，首次提出了"动静结合，筋骨并重，内外兼治，医患合作"的治疗骨折的原则，奠定了中西医结合治疗骨折的临床基础。之后的多项临床研究皆表明了以"动静结合"为原则的弹性固定在骨折固定治疗中，不仅能够促进骨折愈合，减少后遗症的发生，而且显著提高了患者的生活质量[33-35]。

**2. 微动理念**

在早期，Sarmiento、MeKibbin 等通过研究指出，骨折端一定程度的活动可以刺激骨痂形成。Goodship 等[36]对固定后的羊胫骨骨折段每天实施持续 17 min、频率为 0.5 Hz 的轴向微动，经过 12 周的实验之后的影像学检查和显微镜照片结果表明，微动刺激明显促进了羊骨骨痂的形成及骨折断端的愈合。唐浩琛和于满秋[37, 38]等通过临床对比性研究证实了微动在促进骨折愈合方面具有重要的作用。随着国外学者对微动与骨折关系研究的不断深入，张先龙等人基于国外的相关研究指出仅仅依靠动物实验得出的资料来指导临床工作带有一定的盲目性，还需要进一步建立和完善微动刺激的时长和周期及相关的力学参数。随后，国内有关学者也相继开展了针对骨折治疗中微动刺激的理论总结并进行了相关实验研究和临床研究[39, 40]。近几年，多项研究表明骨折段适当的微动刺激能够显著促进骨痂的生长、提高骨痂的强度和刚度从而加速骨折愈合[41-44]，进一步完善了在骨折治疗过程中具有重要作用的微动理念，形成系统的理论体系，为今后骨折治疗手段的研究和发展提供了重要参考。同时，微动也是小夹板固定技术的重要机制之一。小夹板固定兼具能动性质和弹性固定的特点。小夹板固定的患肢不存在应力遮挡，能够允许患者尽早进行功能锻炼活动。小夹板外固定系统所产生的外在动力与早期功能锻炼时肌肉收缩活动所产生的内在动力相互作用，可以使骨折两端产生应力增加，在骨折断端之间产生一种与肌肉收缩活动相似的纵向挤压作用，从而形成主动性的微动刺激，能够促进骨折端血管的滋生，使骨折端的成骨细胞活性增加，加快骨膜骨痂的形成，进而促进骨折愈合。

**3. 固定机制的研究进展及问题**

动静结合原则与微动理念是小夹板固定技术的重要理论支撑。千百年来，特别是近现代以来，专家学者针对小夹板固定技术进行了大量的研究，形成了一定的理论体系，并将这些理论用于传统小夹板的改良及新型小夹板的研发。结合当前的现状，针对小夹板固定技术机制的研究还是不够充分和完善，在临床应用方面仍然存在一定的不足。在骨折愈合的不同力学阶段均有与之相适应的力学状态，这种状态将会直接影响骨折端的血流变化及骨痂形成的硬度和强度，应力过高可能会造成骨折端供血不足及新生骨小梁的崩解坏死，应力过低则可能会导致患肢失用性萎缩，严重影响骨折的愈合。骨折愈合的中后期状况与早期不同，在固定的同时，应尽可能给以适当的应力刺激。针对一些关节面骨折及粉碎性骨折进行早期固定时，由于骨折端不能够形成一定的轴向牵引力，因此很难防止骨折部位的轴向压缩，也不易保持骨折断端的稳定性，极易导致骨折畸形愈合或患肢关节的功能障碍，虽然传统小夹板在治疗诉求偏向于功能复位的老年患者中综合评价不差于手术治疗[45]，但其整体治疗效果仍不及手术治疗[46,47]。目前，动静结合原则仅仅是小夹板固定技术的特色及理论参考，缺乏具体的力学数据及指标，不能够很好的指导小夹板固定技术在临床骨折固定治疗全过程中的应用。无论是小夹板固定技术与外固定支架治疗，抑或是内固定技术，微动都是其中能够促进骨折愈合的一个重要因素。从当前国内外学者的研究文献中可以发现，不同的微动参数指标对骨折愈合有着不同的影响。在诱发微动的方式、微动作用的方向、微动的力学参数、微动的频率以及微动的持续时间和时长等问题上仍然缺乏确切数据及指导方案。目前，在小夹板固定技术的动静结合原则与微动理念的研究中还存在一些有待解决的问题：第一，需要探索小夹板固定时，骨折断端的血流变化与相关肌力变化的具体参数；第二，需要进行基础性与临床性研究工作确定临床最佳微动应力参数及指标。如能阐明上述问题，对临床上促进骨折愈合具有深远的指导意义。

## 二、小夹板的现状

目前，在骨折的临床固定技术选择方面，由于患者肿胀程度的不断改变，小夹板固定的松紧需要不定期的进行调整，如调整不当，小夹板就会脱落，很可能会导致患者骨折断端再次移位，而许多患者不具备调整小夹板固定松紧度的能力，也不愿意频繁找医务人员进行调整，因此，不少患者为了省事，加上其侥幸的心理还是会选择缺点明显的石膏固定。另一方面，随着内固定材料和手术治疗技术的不断发展与进步，一些经济条件较为优越的患者会选择接受手术治疗。小夹板在临床实践中的应用便受到了很大局限，没有实践应用基础，也就无法开展相关的科学研究及进一步研发更加简便、实用、疗效突出的新型小夹板。

## 三、当前进展

随着一些新兴技术和材料的出现，小夹板的研发进展有了一些起色，一些学者和研究人员根据实际情况开展了相关的研究，开发出了一些相对于传统小夹板更为新型的、实用的改良型小夹板。然而，这些新型的小夹板在骨科临床中均没有被广泛使用。总结现存的几类新型小夹板，主要存在以下几点不足之处：第一，智能小夹板的电路频率数量级不够，检测精度不高，且其系统运行不稳定[48]；第二，小夹板的固定程度容易受到医生和患者的直观感受的影响，且没有进行中心大样本的临床研究[49]，实验结论有待进一步论证[50,51]；第三，改良的智能小夹板构造不够简便，其附带了传感器、A/D转换器、PIC16LF873微控制器等精密电子设备，提高了医疗成本，加重了患者的经济负担；第四，部分夹板虽然具有利于骨折恢复，具有防止骨折端短缩的牵引作用，但是属于有创操作，有感染风险[52,53]；此外，由于患者肢体外形的差异性，统一规格的小夹板不能够很好地与患肢匹配，固定不当容易导致患者的不适和痛苦。

## 四、讨论

综上所述，许多学者对小夹板治疗骨折进行了大量的深入研究，并逐渐趋向于专业化、系统化、个体化，如固定机制的量化研究，从宏观向微观的转变、从普通材料向高科技材料的发展，为小夹板在临床上的应用提供理论依据，说明它的安全性、有效性和积极的临床应用价值。然而，针对小夹板的研究还存一些不足，如作用机制不够明确、力学研究深度及规范化不足、医学与工程学之间有待深入合作等。当前，快速发展的科学技术与不断更新的医学理念极大地推动了西方接骨术的发展，为西方接骨术注入了生机与活力，而具有中医特色的小夹板发展仍然相对滞后。当前，生物力学科学快速发展，应更深一步研究夹板的弹性模量，量化应力遮挡现象，寻找最佳的夹板制作材料，或者利用生物材料工程技术手段，合成新型弹性固定物，并借助现代精密仪器、试剂盒、最新的计算机三维有限元建模技术[54]及力学虚拟实验的相关研究[55-57]，进行动物及临床实验，搭建生物力学测试平台，检测其稳定性能及三维状态下的力学变化，探索微观状态下的夹板固定机制和生物力学原理。在此基础之上，借助日臻成熟的 3D 打印技术[58, 59]对小夹板的结构及类型进行改良，全面提升性能，真正实现无创伤治疗骨折。

# 第三节　可塑性夹板外固定治疗桡骨远端骨折的生物力学机制观察

## 一、实验目的

利用 SPI Tactilus 32 通道压力传感器系统，测量可塑性小夹板和石膏外固定时桡骨远端骨折远近端桡侧、背侧、掌侧压力分布，分析比较两种不同外固定方式下骨折断端周围压力分布情况，初步探讨可塑性小夹板外固定治疗桡骨远端骨折的生物力学机制。

## 二、实验资料

### 1. 实验材料及设备

6 具新鲜尸体上肢标本（摄片排除骨科疾患）、手术及造模相关器械若干（图

12-1)、SPI Tactilus 32 通道压力传感器系统一套（20 HZ）、KEYENCE NR500 数据
采集仪一台（200 HZ）（图 12-2）、KYOWA 电阻应变片 4 个、实验固定装置 1 套、
可塑性固定夹板及传统外固定石膏若干套。

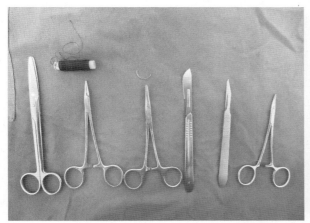

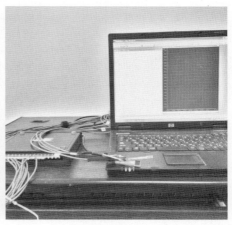

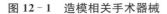

图 12-1　造模相关手术器械　　　　　　　图 12-2　力学测试仪器

　　本次实验测量仪器所选用的 SPI Tactilus 32 通道压力传感器系统是一种先进的压
力分布测量系统，该系统使用独特的压电式压力传感器（电阻应变片），能够对任何接
触面之间的压力分布及压力大小进行静态和动态测量，尤其在微力、小力值测量方面
具有优势。

　　具体应用方法如下：首先，将 KYOWA 电阻应变片置于测力部位，通过外接数据
采集线与 KEYENCE NR500 数据采集仪相连接，然后再通过 USB 接口与电脑（使用
Windows XP 系统）相连接，工作窗口如图 12-3。

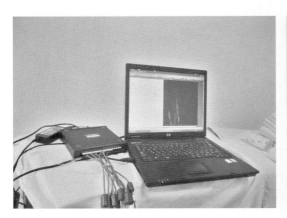

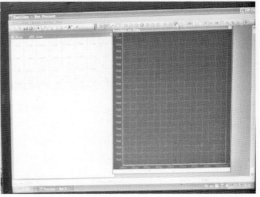

图 12-3　SPI Tactilus 32 通道压力传感器系统及工作窗

**2. 技术路线**（图 12 - 4）

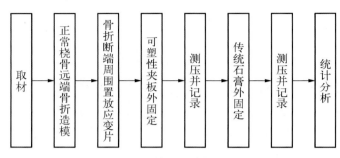

**图 12 - 4 基础研究技术路线**

取材 → 正常桡骨远端骨折造模 → 骨折断端周围置放应变片 → 可塑性夹板外固定 → 测压并记录 → 传统石膏外固定 → 测压并记录 → 统计分析

**3. 实验步骤**

（1）造模（图 12 - 5）

第一步，将冰冻的新鲜尸体上肢室温下解冻，选取桡骨远端桡侧手术切口，切开皮肤、深筋膜，剥离周围肌肉组织并尽量较少对周围肌腱、血管的损伤，充分显露桡骨远端。

第二步，用电钻将充分暴露的桡骨远端距关节面 2 cm 处横排钻孔、锯断，按照 AO 分型中 A2 型骨折造模。

第三步，直视状态下，在具有丰富手法复位的老师指导，运用手法将人为造成的骨折断端复位，随后在另一助手牵引固定的情况下逐层缝合。

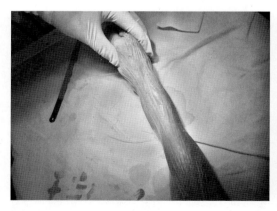
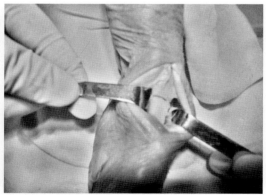

**图 12 - 5 手术造模**

（2）放置 KYOWA 电阻应变片　紧接上步，保持手术切口周围平整、清洁、干燥，将 4 个 KYOWA 电阻应变片分别放置在实验标本骨折断端骨折线上下 1 cm 以内桡侧、背侧、掌侧；用双面胶黏附固定，然后通过外接数据采集线与 KEYENCE NR500 数据采集仪相连接（图 12 - 6）。

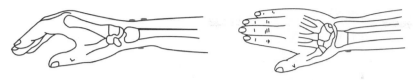

**图 12 - 6　KYOWA 电阻应变片放置位置示意图**

（3）**可塑性小夹板外固定**　在具有丰富手法复位老师指导下，选取大小适合的可塑性小夹板，根据标本的实际情况予通过吹风机加热夹板以局部塑形，使夹板与实验标本妥切贴合，然后用夹板将标本进行外固定。最后将固定好的实验标本固定在实验平台上，测量桡骨远端骨折周围桡侧、背侧、掌侧压力分布情况（图 12 - 7）。

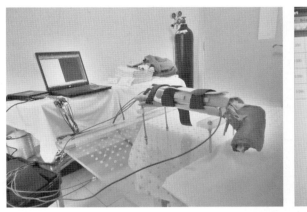
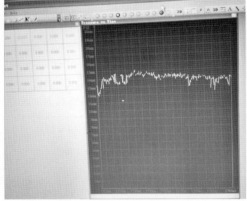

**图 12 - 7　可塑性夹板固定测量示意图**

（4）**石膏外固定**　直接将第一部分实验后的新鲜尸体标本去除可塑性小夹板，保持 KYOWA 电阻应变片位置不变，包好衬垫，随后用石膏绷带外固定，待石膏干后，重新将新鲜上标本固定在实验平台上，测量桡骨远端骨折周围桡侧、背侧、掌侧压力分布情况（图 12 - 8）。

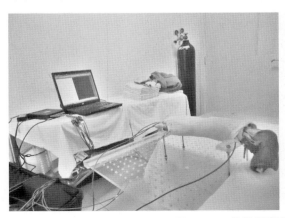
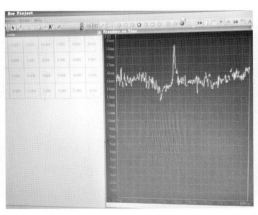

**图 12 - 8　传统石膏外固定测量示意图**

#### 4. 统计学方法介绍

运用 SAS 9.0 软件包对各项数据进行统计学分析，计量资料以 $\bar{x}\pm s$ 表示，比较采用 $t$ 检验，$P<0.05$ 为差异具有统计学意义。

### 三、实验结果

可塑性夹板组与石膏外固定组对骨折断端周围桡侧、掌侧、背侧均有一定的压力，可塑性夹板组在骨折断端周围桡侧、掌侧及背侧远近端产生的压力分别为 $2.13\pm0.75$ kPa、$0.98\pm0.14$ kPa、$2.89\pm0.74$ kPa、$2.75\pm0.68$ kPa，石膏外固定组则分别为 $2.39\pm0.45$ kPa、$1.13\pm0.26$ kPa、$3.17\pm0.82$ kPa、$3.16\pm0.75$ kPa，可塑性夹板组测定压力值均小于石膏外固定产生的压力值，但两者之间比较均无明显差异（$P>0.05$），说明可塑性夹板与传统石膏均能提供一定维持骨折断端稳定的外力，两者比较无明显差别，详见表 12-1。

表 12-1　可塑性夹板组与石膏外固定组桡骨远端骨折桡侧、背侧、掌侧压力比较（单位：kPa）

| 组　别 | 桡　侧 | 掌　侧 | 背侧 1 | 背侧 2 |
|---|---|---|---|---|
| 可塑性夹板组 | $2.13\pm0.75$ | $0.98\pm0.14$ | $2.89\pm0.74$ | $2.75\pm0.68$ |
| 石膏外固定组 | $2.39\pm0.45$ | $1.13\pm0.26$ | $3.17\pm0.82$ | $3.16\pm0.75$ |
| $t$ | $-1.798$ | $-0.977$ | $-1.780$ | $-1.371$ |
| $P$ | $0.341\,4$ | $0.564\,1$ | $0.107\,3$ | $0.205\,1$ |

### 四、分析讨论

#### 1. 桡骨远端功能解剖及生物力学

桡骨远端外形膨大，其掌侧面较平，有旋前方肌附着；背侧稍突起，有明显的背侧结节和许多纵行凹沟，前臂伸肌腱由此通过，肌腱均在伸肌支持带的束缚下与骨面紧贴；桡侧面较粗糙，向远端延伸，形成锥形突起，称为桡骨茎突，桡骨茎突臂尺骨茎突长 $1\sim1.5$ cm[60]。桡骨远端分别于腕舟骨、月骨形成关节，其关节面中间有一掌背侧方向的骨嵴，将关节面分成两个关节凹面：舟骨窝和月骨窝[61]。腕关节的稳定主要依靠关节囊、韧带及周围肌腱的维持，腕关节囊壁附着于关节面的边缘，松弛且较薄，囊壁的四周附有韧带，掌侧韧带主要是桡腕掌侧韧带，背侧主要是桡腕背侧韧带，尺侧有连有尺骨茎突与三角骨的尺侧副韧带。关节囊内韧带掌侧主要有尺月韧带、桡月韧带、桡舟月韧带、桡舟头状骨韧带及月三角韧带，背侧主要有桡月韧带、桡骨三角韧带、腕骨间韧带，其是维持腕关节稳定的重要影响因素，其中背侧韧带的在稳定腕关节作用方面低于掌侧韧带。一般认为，腕关节中立位时，桡骨远端承受约 80% 的纵向负荷，而尺腕关节仅承受约 20% 的轴向负荷[62, 63]。正常情况下，桡骨远端关节面向掌侧倾斜 10°～15°，构成掌倾角；向尺侧倾斜 20°～25°，构成尺偏角。当掌倾角变成负角且大于 10° 时，对腕关节所有的运动力矩均有重大影响；负角大于 20° 时，将影响腕关节的正常负荷关系；尺偏角的减少会增加通过月骨的负荷，导致月骨损伤[64]。

### 2. 外固定夹板治疗桡骨远端骨折的生物力学研究现状

小夹板外固定治疗骨折在我国具有悠久的历史，中医认为小夹板外固定治疗骨折符合中医治疗骨折"动静结合"的原则。1983 年尚天裕教授开拓了小夹板生物力学的研究先河，首次阐明了小夹板外固定的生物力学原理，并认为其符合"动静结合"的骨折治疗原则[65]。屠开元对小夹板治疗骨折动静结合原则进行了深入的探讨，认为"静"即在复位后利用支板固定；"动"即在固定后的不同时期进行适当的锻炼，以促进骨折愈合和骨痂形成[66]。1986 年威廉姆（William）进一步提出可控制的微动与坚强固定相比，更有利骨折愈合，其原因可能是与应力刺激引导骨小梁生长有关，其研究结果与戈德歇普（Godship）等人的动物实验和沃尔弗（Wolf）临床研究基本相符，这在一定程度上对小夹板外固定治疗骨折的机制进行了一定的探讨[67]。国内很多学者认为小夹板治疗骨折能够使骨折断端产生一定程度的"微动"，而这种"微动"对骨痂的愈合非常重要，有研究提示小夹板固定的"微动"能加速骨折局部矿物化，增加骨膜骨痂的成骨，是加速骨折愈合的最重要的机制[68]。何艳红等对可塑性弹力夹板外固定治疗伸直型桡骨远端骨折进行了相关生物力学分析，认为该夹板可以使骨折断端的力系平衡，并且通过适当的调整夹板的预紧力保证骨折断端的稳定[69]。此外，还有人研究分析了小夹板、石膏和钢板固定治疗长骨干骨折的生物力学差别，认为小夹板在骨骼的功能适应性重塑、促进骨折的早期愈合等方面优于其他两者[70]。孙雁群等通过研究设计竹塑夹板外固定系统装置治疗骨折，发现其在刚度比、横向上黏滞、压垫体蠕变率、束带材料泊松比等多个力学元素上具有良好的稳定性[71]。李瑛等研究了夹板外固定时微动对骨折愈合的影响，探索了其在生物力学和分子生物学等基础上促进骨愈合的效应，并从血管内皮生长因子、转化生长因子角度分析了其促进骨折愈合的分子机制[72-74]。关于小夹板的固定方式，现代也有不少学者认为，小夹板局部固定是一种能动的固定方式，通过夹板、棉垫对伤肢产生的杠杆力以及对骨折端的效应力来维持骨折复位效果，同时肌肉运动时借助骨折周围的韧带、筋膜和肌腱的"铰链式"牵拉，使骨折保持对位或纠正残余移位，并且夹板外固定能允许腕、手活动，有利于患肢静回流及肿胀的消退，加快骨折愈合，同时小夹板固定能够及时地调节绷带的松紧度，避免了因为固定过紧导致的筋膜间室综合征，或固定松弛导致的骨折块再移位[75]。侯宝兴等则认为小夹板外固定是一种弹性固定方式，夹板可以通过布带、压垫与骨折远近端组成一个局部外固定力学系统，通过布带对夹板的约束力、夹板对伤肢的杠杆力、压垫对骨折断端的效应力等起作用[76]。

目前，石膏外固定是治疗桡骨远端骨折常规和公认的一种有效治疗方法，其主要通过施加在骨折断端背侧、桡侧、掌侧的压力来维持骨折的稳定性。佐姆克（Zmurko）等人对 10 例新鲜冷冻的尸体标本研究发现，管型石膏可以有效地在骨折断端背侧、桡侧、掌侧施加一定的压力，进而有效防止骨折断端向背侧、桡侧或掌侧移位[77]。综上所述，外固定夹板或石膏对骨折断端的压力是维持骨折断端稳定性的重要影响因素。通过本次实验我们发现：可塑性夹板组与石膏外固定组对骨折断端桡侧、掌侧、背侧均有一定的压力，可塑性夹板在骨折断端周围桡侧、掌侧及背侧远近端产生的压力分别为 $2.13 \pm 0.75$ kPa、$0.98 \pm 0.14$ kPa、$2.89 \pm 0.74$ kPa、$2.75 \pm 0.68$ kPa，石膏外固定分别为 $2.39 \pm 0.45$ kPa、$1.13 \pm 0.26$ kPa、$3.17 \pm 0.82$ kPa、$3.16 \pm 0.75$ kPa，可塑性夹板组测定压力值均小于石膏外固定产生的压力值，但两者之间比较均无明显差异（$P > 0.05$），说明可塑性夹板亦能在骨折断端周围提供类似石膏外固定时维持骨折断端稳定的外力。

# 第四节　一种应用于桡骨远端骨折的新型医用小夹板设计与评价

## 一、前言

桡骨远端骨折是指距桡骨远端关节面约 2 cm 的骨折，是急诊常见的骨折，多见于老年人，其发病率约占急诊骨折患者的六分之一[78]。骨折固定是治疗骨折的基本手段，近年来，骨折固定的原则已从刚性固定渐渐向弹性固定靠拢，即不再强求解剖复位，而注重恢复力线和长度。有研究表明[79-81]，对骨折断端施加轴向间断性应力刺激可以促使骨细胞大量增生，有利于加速骨折的愈合。有报道称采用悬吊牵引[82]或骨牵引[83]的方式作为间断性应力刺激的方式对治疗桡骨远端骨折取得了良好的效果。此外，在骨折固定过程中，腕部早期的功能锻炼能促进腕关节功能的尽快恢复[84]。

当前对桡骨远端骨折的治疗包括手术治疗与非手术治疗。由于手术治疗是一种二次创伤，且可能会引发感染、内固定失败及骨不连等并发症，因此除创口较大的开放性骨折及关节内不稳定型的严重粉碎性骨折外，其他桡骨远端骨折的类型还是以非手术治疗为主，即通过传统手法复位后，予以石膏或小夹板固定。其中石膏固定会在肢体肿胀消退后产生松动，而更换石膏则易导致骨折端再移位，且石膏材料的密闭性将引起患处瘙痒。小夹板由于可以通过调节扎带以适应肢体因肿胀消退后形状的变化，以及具备良好的透气性而能克服上述问题，但因其不能提供持续对抗前臂肌肉对桡骨远端的挤压作用而可能造成桡骨短缩的现象，这将导致愈合后患者的握力下降[85]。

由此可见，当前常见的骨折固定方法不仅仍存在一定的缺陷，且已落后于最新的骨折固定理念，基于此，本文提出了一种全新的小夹板模块化设计，通过对传统小夹板引入牵伸功能及活动功能，旨在解决上述问题，并通过对关键模块进行运动学、力学分析，结合实验评价其固定能力、牵伸能力及活动能力，初步验证了该方案的可行性及有效性。

## 二、设计

### 1. 设计思想

根据上述分析，符合最新骨折治疗理念的固定方法应有如下特点：在保证骨折断端不位移的前提下，能够对其提供间断性应力刺激，并且能尽早地开放腕部的功能锻炼。本文基于此，借助传统小夹板适应性强、透气性好的优势，通过机构设计对其结构进行改良，使其具有在固定、牵伸及活动三个状态下互相转化的能力，从而克服传统小夹板的缺陷并充分体现骨折治疗的最新理念。在骨折的初期，新型小夹板处于固定状态下，保证了桡骨断端的不位移。通过调节至牵伸状态，一方面可以抵抗前臂肌肉的收缩力，以避免桡骨短缩现象的出现；另一方面可以作为间断性的应力刺激促进骨折断端的愈合。当经过一段时间的治疗后，新型夹板可以转化为活动状态，即允许手腕具有一定的活动范围，且其活动范围能够按需求逐渐增加，以此保证腕部的功能锻炼不受影响。此外，本文提出的新型小夹板采用了模块化设计的方法，每个模块都具备固定、牵伸及活动的能力，通过多个模块并联，实现上述功能（图 12 - 9）。

### 2. 设计方案

图 12 - 9 为新型小夹板的原理图及其整体效果示意图。传统小夹板在手腕处被截开，分成手掌夹板与手臂夹板，将四个具备固定、牵伸及活动功能的模块在周向均布于手腕处，并分别与上下两部分夹板相连，即构成了新型小夹板。如图 12 - 9 中（a）所示，模块在模块的内部，滑块受到顶杆与被动限位块的约束而无法上下滑动，因此手掌底座与顶杆的接触面不能分离，也即手腕将无法转动，小夹板处于固定状态。如图 12 - 9 中（b）所示，此时模块的内部机构状态与固定状态时一致，当其内部机构作

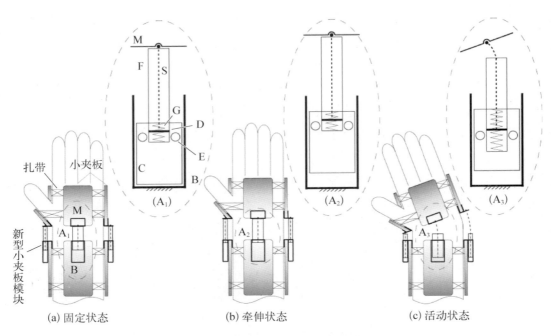

**图 12 - 9　新型夹板的原理及整体效果图**

M—手掌底座；S—钢丝；A₁ & A₂ & A₃—模块处不同状态时的内部结构；

B—手臂底座；C—被动限位块；D—滑块；E—齿轮；F—顶杆；G—弹簧

为一个整体在手臂底座处向上滑动时，模块的整体长度将增加，从而对手掌产生牵伸作用，即小夹板处于牵伸状态。如图 12 - 9 中（c）所示，此时在模块的内部，顶杆向下移动，并通过齿轮带动被动限位块向上移动，使得弹簧被放松，同时滑块可以上下滑动，由于顶杆与手掌底座产生了间隙，因此此时手腕可以转动，小夹板处于活动状态。

**3. 设计方案的力学分析**

根据上述设计方案可知，新型小夹板可以分成三个不同的工作状态：固定状态、牵伸状态及活动状态，其受力分析各不相同，将一一分析（图 12 - 10）。

如图 12 - 10 中（a）所示是小夹板模块在固定状态下的二维受力分析。当手腕产生一个转矩 $M$ 时，手掌夹板中的一侧将受到顶杆的压力，另一侧将受到钢丝的拉力，简单受力分析后可得关系式：

$$\begin{cases} F_N = T \\ M_0 = F_N L_1 + T L_1 \end{cases} \tag{1}$$

其中 $L$ 是手掌夹板 $AB$ 的半径。由式（1）可知，该结构处于一个稳定的状态，手掌夹板产生的实际旋转量将仅与夹板及模块的材料特性有关，因此其实际固定效果需要通过实验来进一步评价。

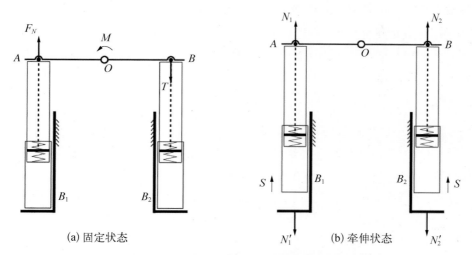

(a) 固定状态　　　　　　(b) 牵伸状态

**图 12‐10　模块在固定状态及牵伸状态下的受力分析**

　　如图 12‐10 中（b）所示是小夹板模块在牵伸状态下的二维受力分析。当模块在底座上向上滑动时，手掌底座与顶杆间的压力 N 将逐渐变大，且该压力将通过夹板传递到手掌；同时其反作用 N′ 将由模块底座通过夹板传递到手臂。因此新型小夹板此时将通过对手掌与手臂的牵拉，间接作用到桡骨断端，其实际的牵拉效果需要通过实验来进一步评价。

　　当顶杆后退时，顶杆与手掌底座将产生间隙，夹板模块从固定状态变为活动状态（图 12‐11），图 12‐11 中（a）为其简化的二维示意图。夹板模块活动范围的二维数学模型如图 12‐11 中（b）所示，为求一般性，将手腕的旋转中心 O 偏置，然而在实际情况中，手腕旋转中心偏离夹板中线 $O_1O_2$ 的距离 x 可忽略不计，因此经过计算可得如下关系式：

$$\alpha = \beta = \arccos \frac{y^2 + sy + L_1 L_2}{\sqrt{L_1^2 + y^2}\,\sqrt{L_2^2 + (s+y)^2}} \tag{2}$$

其中 $L_1$ 表示手掌处夹板 MN 的半径，$L_2$ 表示手臂处夹板 $A_1A_2$ 的半径，S 表示顶杆与手掌底座的间隙，y 表示手腕旋转中心偏离 MN 的距离，α、β 表示手腕旋转的角度。若取 $L_1 = 35\ \mathrm{mm}$，$L_2 = 30\ \mathrm{mm}$，则可得如图 12‐11 中（f）所示的曲线，其中 y 分别取 0、4 mm、8 mm、12 mm。从图上可知，y 对于手腕角度的影响很小。本模块设定的最大间隙 S = 12.5 mm，因此对应的手腕活动角度约为 20°，由于缺乏相关临床数据的指导，此角度设置的合理性还有待考证。

当旋转中心 $O$ 处于 $MN$ 中点时可得图 12-11 中（c）所示的手掌处夹板的受力分析，其中 $F$ 表示弹簧的弹力，$N$ 表示滑块所受支持力，$T$ 表示球铰对钢丝的作用力，$T'$ 表示手掌处夹板受球铰的作用力。图中显 $T'_1$ 和 $T'_2$ 的水平分力方向相同，即当手腕活动时，会受到一个水平侧向力的作用，考虑到患者在桡骨康复过程中的安全性，应将此水平力尽可能地减小。当旋转中心偏离 $MN$ 时，如图 12-11 中（d）所示 $T_1$ 和 $T_2$ 的水平分力方向将相反，若不考虑钢丝的弯曲变形，可计算得到如下的关系式：

$$\begin{cases} T'_{1x}=2k\left[\sqrt{L^2-y^2}\sin\theta-y(1-\cos\theta)\right]\times\dfrac{y\sin\theta+\sqrt{L^2-y^2}(1-\cos\theta)}{h+y(1-\cos\theta)-\sqrt{L^2-y^2}\sin\theta} \\[4mm] T'_{2x}=2k\left[\sqrt{L^2-y^2}\sin\theta+y(1-\cos\theta)\right]\times\dfrac{y\sin\theta-\sqrt{L^2-y^2}(1-\cos\theta)}{h-y(1-\cos\theta)-\sqrt{L^2-y^2}\sin\theta} \end{cases}$$

$$(3)$$

其中 $k$ 表示弹簧刚度，$L$ 表示手掌处夹板 $MN$ 的半径，$y$ 表示手腕旋转中心偏置 $MN$ 的距离，$h$ 表示钢丝的长度，$\theta$ 表示手腕转过的角度。若取 $k=0.6\,\text{N/mm}$，$L=h=30\,\text{mm}$，定义水平侧向力 $F=T'_{1x}-T'_{2x}$，则对于不同的偏置距离 $y=0$、4 mm、8 mm、12 mm，可得如图 12-11（e）所示的曲线。从图中可知，此水平侧向力将不可避免地存在，但当加大旋转中心的偏离距离 $y$ 时，可以减小手腕所受到的侧向力，且此效果随手腕角度的增大而显著。

在夹板模块处于活动状态时，手腕所受力矩与角度的关系会影响到手腕功能的恢复，而由于钢丝的变形情况未知，因此此数据需要通过实验测定得出。

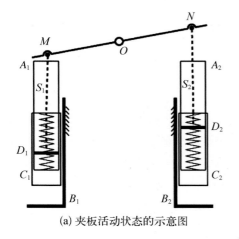

(a) 夹板活动状态的示意图

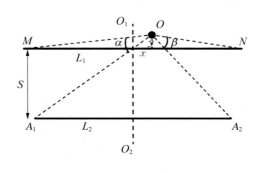

(b) 夹板活动范围的数学模型

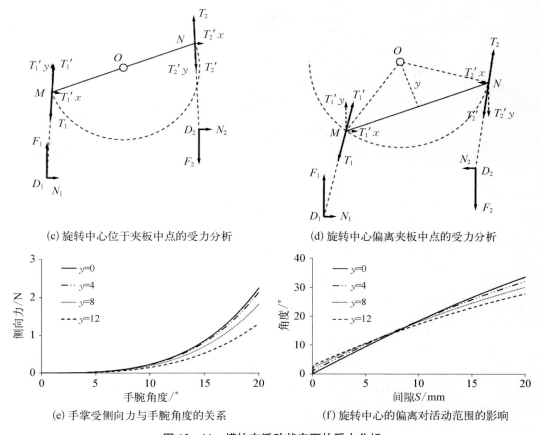

(c) 旋转中心位于夹板中点的受力分析　　(d) 旋转中心偏离夹板中点的受力分析

(e) 手掌受侧向力与手腕角度的关系　　(f) 旋转中心的偏离对活动范围的影响

**图 12 - 11　模块在活动状态下的受力分析**

## 三、实验

根据上述分析，本文设计了两个实验，其一是对新型小夹板实际牵伸能力的评价；其二是对新型小夹板固定及活动能力的评价。

**1. 新型夹板牵伸能力的评价实验（图 12 - 12）**

（1）**实验方法**　以一名健康男性志愿者作为实验样本，如图 12 - 12 中（a）所示佩戴新型小夹板于右臂，夹板材料为热塑成型板，通过加热后制成贴合手掌、手臂的形状，用不可拉伸的粘扣绑带固定。由于夹板与手掌贴合的部分受小夹板制作的情况及个体化差异的影响较大，因此直接测量手掌受力将无法很好地反映新型小夹板的牵伸能力。因为牵伸力与位移是手臂的固有生物力学特性，因此本实验将通过测量小夹板实际牵伸的位移来评价其牵伸能力。在桡骨远端处的皮肤上标记两点后，调节模块在手臂底座上所处的档位，来测量两点位移的变化。

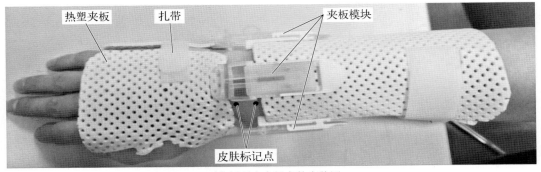

(a) 新型小夹板牵伸实验图

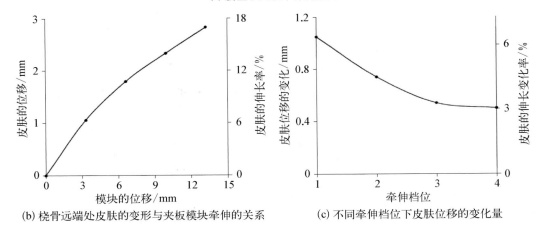

(b) 桡骨远端处皮肤的变形与夹板模块牵伸的关系　　(c) 不同牵伸档位下皮肤位移的变化量

**图 12 - 12　新型小夹板的牵伸实验及其实验结果**

（2）实验结果及分析　图 12 - 12 中（b）所得为桡骨远端处皮肤的变形与夹板模块牵伸位移的关系。从图上可得，随着模块牵伸位移的增大，皮肤的变形也逐渐增大，最大变形位移约为 2.8 mm，伸长率约为 17.2%，可知手臂皮肤其他位置的变形、夹板与皮肤的滑移均削弱了模块的牵伸作用。图 12 - 12 中（c）反映了不同牵伸档位下，皮肤的变形增量随着牵伸位移的增大逐渐减小，其伸长变化率依次为 6.4%、4.5%、3.3%、3%。由文献[86]可知，当皮肤的变形量小于 30% 时，皮肤形变主要由皮肤纤维的拉伸积累所造成，其应力应变曲线的斜率呈从 0 逐渐增大的趋势。本实验的结果符合上述规律，证明其具备一定的可信度。

由于缺乏相关文献数据的比较，桡骨远端处皮肤的牵伸对于桡骨断端的影响不明，而健康手臂与骨折手臂的力学特性又有所差异，因此本实验仅能证明该新型小夹板具备一定的牵伸功能，满足了设计要求。

**2. 新型夹板固定及活动能力的评价实验（图 12 - 13）**

（1）实验方法　如前所述，新型夹板在固定时的刚度需实验测定，现将刚度定义为

手腕旋转的力矩 $M$ 与手腕旋转角 $\theta$ 的比值。同时当模块在活动状态时，手腕旋转的力矩与旋转角度关系又对手腕的功能锻炼至关重要，因此本文设计了一个实验来测定两者的关系曲线。实验原理如图 12 - 13 中（a）所示，由于手腕自发旋转的力矩无法直接测量，因此在本实验中通过外力带动放松的手腕旋转，以此外力矩来代替手腕自发旋转产生的力矩。同时，由于当手腕旋转时，可以近似地认为手腕是绕着一个固定的旋转中心旋转[87]，因此为了计算的方便，本实验将手掌部分的夹板与一齿轮固接，手腕

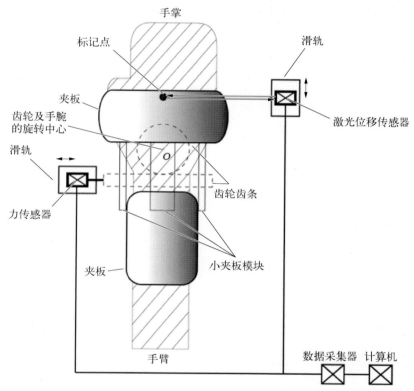

(a) 夹板模块固定及活动能力评价的实验原理

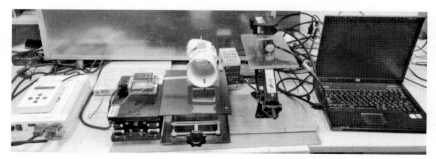

(b) 夹板模块固定及活动能力评价的实验现场

**图 12 - 13 新型小夹板的固定及活动实验**

的旋转中心与齿轮的中心重合，通过直线滑轨带动齿条来驱动齿轮旋转，这样就获得了一个力臂不变的外力输入，在齿条的一端放置一个力传感器，便可得到外力矩的数据。在手掌夹板上布置一球形标记点，用激光位移传感器测量其对手臂中线的偏离距离，通过简单换算便可获得手腕旋转的角度。

本实验仍以一名健康男性志愿者作为实验样本，右臂佩戴新型小夹板模型，并使手臂尽可能处于完全放松的状态。调节顶杆的位置，使顶杆与手掌底座的间隙由小变大，共有四个变化档位。在每个档位下，用直线滑轨驱动齿条步进 1 mm，记录力与位移的数据，直至位移的变化不显著为止。按此方法分别测量桡偏、尺偏、掌曲、背伸的力矩与角度关系。实验现场如图 12 - 13 中（b）所示。

（2）**实验结果及分析**　实验结果如图 12 - 14 所示，曲线 0、1、2、3 分别代表顶杆与手掌底座的间隙为 0、4.17 mm、8.34 mm、12.5 mm 时手腕旋转力矩与旋转角度的关系。因此，曲线 0 即反映了新型小夹板在固定状态时的刚度特性。在四种旋转方向下，最大旋转角度均在 5°以下，且其刚度分别约为 133 N·mm／°、168 N·mm／°、170 N·mm／°、138 N·mm／°，由于模块在周向并不是严格均布，因此造成了各方向上刚度数值的偏差；且顶杆与手掌底座在外力作用下会发生一定的滑移，由此使得手腕在固定状态时仍能偏转一个微小的角度，但是考虑到骨折患者的腕力将下降，那么

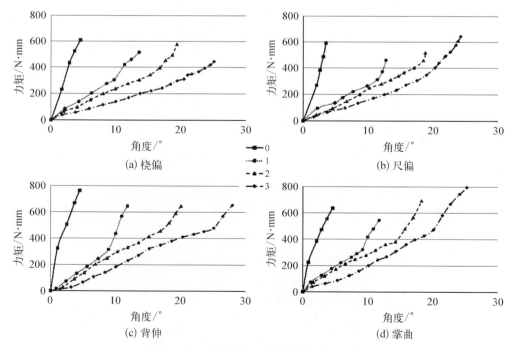

**图 12 - 14　手腕旋转力矩与旋转角度的关系**

其能活动的范围将进一步减小。夹板固定状态时的刚性决定了患者在骨折康复初期的安全性，足够的刚性才能够保证骨折断端不移位。

曲线1、2、3反映了新型小夹板在活动状态时手腕旋转力矩与旋转角度的关系。从图中可知，当新型小夹板处于活动状态时，患者手腕的运动是带有一定阻抗的，其阻抗刚度即为曲线的斜率。在各旋转方向下，曲线1、2、3均表现出类似的分段现象，其阻抗刚度首先近似保持不变，然后在某一角度突然增大，这一突变角度就是手掌底座与顶杆接触的角度，在这角度之前，手腕旋转时的主要阻力来自模块内弹簧的弹力及钢丝弯曲产生的作用力，在这角度之后，手腕将额外受到顶杆对手掌底座的压力。理论上此点为手腕活动的终点，但实际上当手腕旋转一定角度后，手掌底座与顶杆不再平行，原来固定状态的面接触将变为线解除，甚至是点接触，因此使得侧向滑移更容易发生，从而手腕能够进一步旋转，然而其阻抗刚度将显著增加。曲线1、2、3的刚度突变角度分别约为10°，15°，20°，不同旋转方向下略有差异，这是由模块周向呈椭圆分布、手掌底座与顶杆的接触点位置各不相同造成的。

此外，比较曲线1、2、3在刚度突变角度前的阻抗刚度，可以发现当手掌底座与顶杆的间隙逐渐增大，即活动范围逐渐增大时，新型小夹板的阻抗刚度在逐渐变小。其原因在于随着间隙的增加，可发生形变的钢丝长度也在增加，因此钢丝的刚度在逐渐变小，而弹簧的刚度又保持不变，于是小夹板的阻抗刚度逐渐变小。对于经过一段时间的恢复，开始进行腕部功能锻炼的患者，新型小夹板所具有的这种阻抗刚性随着活动范围增大而逐渐变小的特性，可以在一定程度上保护患者的安全。

## 四、结论

本文分析了桡骨远端骨折非手术治疗方法存在的缺陷，从骨折固定的最新理念出发，提出了一种新型小夹板的模块化设计：在原有传统小夹板的基础上添加多个具有固定、牵伸及活动功能的模块。在对其进行了一系列运动学、力学分析后，设计了两个实验进一步验证其功能的有效性。对新型小夹板牵伸能力的评价实验结果表明：该新型小夹板可以通过位移的加载来对桡骨远端施加一定的牵伸作用，其牵伸效果随位移的增大而增大，牵伸变化量随位移的增大而减小。对新型小夹板固定及活动能力的评价实验结果表明：该新型小夹板在固定状态时可以保持较强的刚性；在活动状态时通过不同挡位的调节，使得手腕可以在不同的活动角度下进行阻抗锻炼，且其阻抗刚度会随着活动范围的增加而逐渐减小。

由于实验样本单一，且忽略了手腕在掌曲背伸时旋转中心的移动[88]，因此本文仅是对新型小夹板的各项功能作定性分析，从原理上验证了设计方案的有效性和可行性。

下一步将通过更多的样本及更精确地评价方法，结合尸体实验、临床试验，充分评价新型小夹板的实际治疗效果。

# 第五节　模块化牵引型夹板生物力学测试与评价

桡骨远端骨折是指距离桡骨远端腕关节面以上 2～3 cm 内的骨折，其在骨科临床中非常常见，占急诊骨科患者的 12.5%～16.7%[89, 90]，随着社会人口老龄化加剧，其发生率还会进一步升高。桡骨远端作为腕关节的重要组成部分，一旦发生骨折会对腕关节的活动和功能造成严重影响。固定是治疗骨折的重要环节和基本手段之一，也是骨折按期愈合的基本条件[91]。桡骨短缩作为桡骨远端骨折固定治疗后常见的并发症，其不仅会引起腕关节的疼痛僵硬，而且影响前臂的力学应变功能，给患者生活造成很大不便[92, 93]。本研究结合魏氏伤科多年的小夹板研发经验，开发了一款具有无创牵引功能的夹板，并对该夹板进行了桡骨远端骨折模型固定实验，验证了该夹板的可行性，为临床防治桡骨远端骨折和桡骨短缩提供更好的方案。

## 一、材料与方法

### 1. 材料

模块化牵引型夹板、人体上肢塑料模型、人体上肢尸体标本、激光位移传感系统、拉力传感系统、外科常用手术器械及测试平台搭建零件等材料。

### 2. 方法

（1）搭建测试平台　借助与人体上肢 1∶1 比例的上肢塑料模型调整测试平台的尺寸，即长度为 80 cm，宽度为 80 cm，最高点高度为 30 cm；结合激光位移传感器的具体参数（基准距离：290 mm，测量距离：160～450 mm，重复精度：30 μm），设置标本模型固定位置及固定高度，确保实验开展时，克氏针的移动范围处于激光位移传感器的基准与测量距离范围之内，最后调试测试平台，保证其能够正常运行。

（2）造模　将冷藏于−24℃冰柜的人体上肢尸体标本（左侧）取出，在室温下解冻，待上肢完全解冻（大约 16 小时）后进行解剖造模：在桡骨远端桡侧切开皮肤，剥离肌肉、肌腱及筋膜等组织，充分暴露桡骨远端；用电钻与钢锯配合在桡骨远端关节面以上 2 cm 处做一个切口，然后将桡骨折断，形成一个近似外界暴力所造成的 AO 分型中的 A2 型骨折（图 12 - 15）；闭合手法将骨折复位，另一位助手进行创口缝合；缝合完毕后进行中立位模块化牵引型夹板牵引固定，并在远端桡骨断端打入一根直径 1 mm 带有标签纸的克氏针作

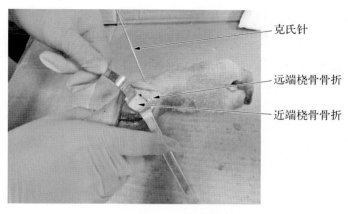

**图 12 - 15　桡骨远端骨折模型**

为测距的标记，也就是光束的反射点（图 12 - 16）。

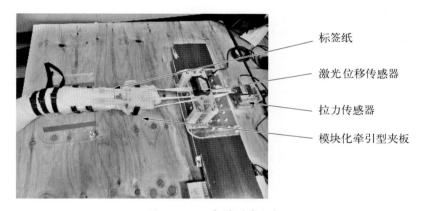

**图 12 - 16　牵引测试平台**

（3）**测试**　将制作好的测试标本固定在测试平台预先设定好的位置，通过拉力传感器将夹板依次拉伸至 1、2、3、4、5 挡，然后松开拉力传感器，同时启动激光位移传感器，记录每个档位克氏针在 30 分钟内的轴向位移变化，最后将所有数据绘制成位移-时间变化曲线。

## 二、结果与分析

随着夹板牵引长度的增加，骨折端的克氏针也随之向远心端移动，在维持牵引的过程中，随着肢体的回缩和蠕变，克氏针会在轴向上出现近心和远心的移动，并最终将牵引长度维持在 9 mm。

### 1. 拉伸至 1 挡

夹板拉伸至 1 挡，克氏针被牵拉了 2.37 mm，在维持牵引的 30 分钟内，克氏针轴

向近心移动的最大值为 0.07 mm，远心移动的最大值为 0.01 mm，最大位移差值为 0.08 mm，牵引状态维持稳定，移动趋势近似水平直线，克氏针最终轴向远心移动了 2.33 mm（图 12 - 17）。

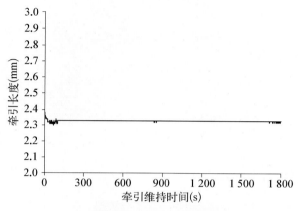

**图 12 - 17　1 挡牵引变化趋势**

### 2. 拉伸至 2 挡

在 1 挡的基础上，将夹板拉伸至 2 挡，克氏针被牵拉了 4.54 mm，在维持牵引的 30 分钟内，克氏针轴向近心移动的最大值为 0.08 mm，远心移动的最大值为 0.00 mm，最大位移差值为 0.08 mm，牵引状态维持稳定，移动趋势近似水平直线，克氏针最终轴向远心移动了 4.53 mm（图 12 - 18）。

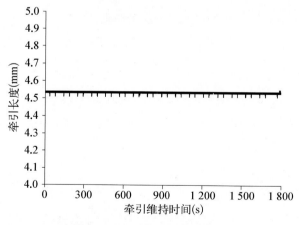

**图 12 - 18　2 挡牵引变化趋势**

### 3. 拉伸至 3 挡

在 2 挡的基础上，将夹板牵伸至 3 挡，克氏针被牵拉了 6.44 mm，在维持牵引的 30 分钟内，克氏针轴向近心移动的最大值为 0.24 mm，远心移动的最大值为

0.08 mm，最大位移差值为 0.32 mm，克氏针最终轴向远心移动了 6.24 mm。在该挡位，随着牵引长度的逐渐增加，肌肉组织出现了明显的收缩现象，克氏针轴向近心移动明显，同时由于上肢标本蠕变的原因，远心移动趋势也逐渐凸显。此时期，克氏针位置变化幅度较大（图 12 - 19）。

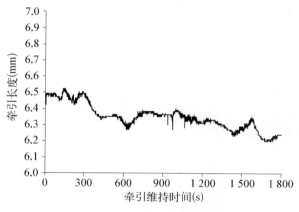

**图 12 - 19　3 挡牵引变化趋势**

### 4. 拉伸至 4 挡

在 3 挡的基础上，将夹板牵伸至 4 挡，克氏针被牵拉了 8.00 mm，在维持牵引的 30 分钟内，克氏针轴向近心移动的最大值为 0.12 mm，远心移动的最大值为 0.14 mm，最大位移差值为 0.26 mm。为了深入分析上肢尸体模型回缩与蠕变的变化情况，对实验过程和实验数据进行了总结，发现在夹板牵引固定前期，人体上肢模型由于蠕变的原因，出现了轴向远心移动，移动最大值为 0.14 mm，随着制作夹板材料疲劳效应的凸显，牵引趋势减弱，克氏针逐渐出现了近心移动，克氏针的最终牵引长度为 7.95 mm（图 12 - 20）。

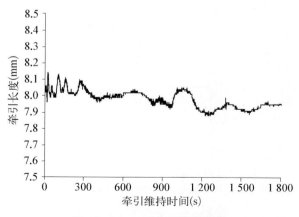

**图 12 - 20　4 挡牵引变化趋势**

### 5. 拉伸至5挡

在4挡的基础上，将夹板拉伸至5挡，克氏针被牵拉了8.96 mm，在维持牵引的30分钟内，克氏针轴向近心移动的最大值为0.14 mm，远心移动的最大值为0.04 mm，最大位移差值为0.18 mm。因人体上肢模型蠕变效应逐渐变得明显，克氏针轴向远心移动也更加明显，骨折断端牵引长度为9.00 m大于初始牵引长度8.96 mm（图12-21）。

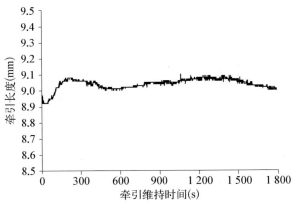

**图12-21　5挡牵引变化趋势**

### 6. 牵引总趋势

通过分析牵引总趋势图，发现：随着人体上肢尸体标本牵引长度的逐渐增加，人体上肢的皮肤、肌肉等软组织对抗牵引的趋势逐渐凸显，由最初能够牵引2.37 mm，到第5挡只能牵引0.96 mm；在整个牵引过程中，人体上肢的蠕变效应与夹板材料的疲劳效应出现了对抗，牵引中期最为明显，此时夹板固定作用趋向于不稳定，易发生骨折端的移位（图12-22）。

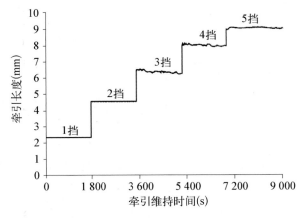

**图12-22　整体牵引变化趋势**

### 三、模块化牵引型夹板

#### 1. 设计原理

该型夹板主要是根据中医分次手法整复的特点和牵张成骨技术，依据模块化设计的理念，对传统中医小夹板的结构进行重新设计而成，其中增加了具有牵引功能的模块结构，其是通过类似倒刺的齿状结构（图 12 - 23）实现牵引功能。

#### 2. 实物介绍

该型夹板是在传统小夹板的基础上将掌侧和背侧的夹板从腕部分开，利用模块化设计理念，通过具有牵引功能的模块将分开的夹板连接而成（图 12 - 24）。

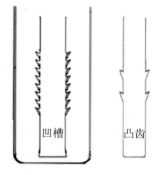

凹槽　凸齿

**图 12 - 23　齿状结构**

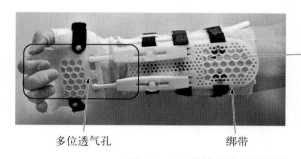

独立的牵引模块
（含齿状结构）

多位透气孔　绑带

**图 12 - 24　模块化牵引型夹板**

#### 3. 使用方法

闭合手法将桡骨远端骨折的患肢复位，一助手维持患肢的复位状态，另一助手将安装好的夹板固定于患肢。手法复位夹板固定后摄腕关节正侧位 X 线片，骨折必须接近解剖对位，桡骨高度达到 11～12 mm，桡骨掌倾角达到 10°～15°，桡骨尺偏角达到 21°～25°。在治疗的过程中，根据骨折的愈合情况和影像学检查结果依次行 1～5 挡牵引治疗，保持骨折愈合过程有一定的牵引力刺激。

### 四、讨论

#### 1. 拉力传感器的使用

在人体上肢尸体标本实验过程中，若手动调整夹板的牵引长度，则易使标本发生较大的位移变化，且档位不易控制，故通过拉力传感器实施稳定的轴向牵引，减少数据偏差，并且能够估算出牵拉夹板所需要的力量。拉力也是随着牵引长度的增加而逐渐增加，这也符合相关文献记载的牵引治疗方案[94]。

**2. 激光位移传感器的使用**

激光位移传感器是通过镜头以高频率将可见的红色光束射向克氏针的标签纸上，经标签纸反射的光束通过接收器镜头，被内部的线性相机接收，随着标签纸发生位移变化，内置线性相机可以在不同的角度下"看见"这个光点。根据这个角度即可测知光束反射位置和相机之间的距离，数字信号处理器就能计算出传感器和标签纸之间的实时距离。实验过程中所用的激光位移传感器的基准距离为 290 mm，测量距离为 160~450 mm，重复精度为 30 $\mu$m，其量程适中，便于测试平台的搭建，精度较高，能够获取更加精确的位移变化数据。

**3. 桡骨短缩与中医小夹板**

桡骨短缩是桡骨远端骨折术后常见的并发症，目前关于桡骨短缩程度对腕关节功能影响的报告文献数据不一，差异很大，一般都会大于 4 mm[95, 96]。桡骨短缩不仅会引起腕关节部位的僵硬和慢性疼痛，同时也会使桡尺远侧关节的正常解剖关系发生变化，严重影响前臂的力学应变功能，这些因素会造成桡尺关节的不稳定，严重影响患者愈后的腕关节功能和生活质量。骨伤科医生会在骨折早期多次运用"拔伸牵引，折顶侧按"的手法对其进行复位，多次手法整复在防治骨折断端再次移位与桡骨短缩方面有很好的效果，能够引导骨折向着正常的解剖位置进行愈合，提高了患者的生活质量。可见，牵引力对骨折的复位和愈合至关重要。

中医小夹板是祖国医学治疗骨折的特色工具之一，具有"简、便、廉、效"的特点，在固定治疗骨折方面具有很多优势。当前的"弹性固定"理念就是源于小夹板固定技术，是应用现代结构解剖和功能解剖及生物力学对传统小夹板技术进行整理和总结的结果，它以"弹性固定"理念为精髓，汲取了传统中医的精华，紧密结合了现代科学技术[97]。目前，许多关于中医小夹板改进的文献表明其在临床中仍具有一定的优势和很大的研究与开发价值[98-100]。

笔者也通过梳理魏氏伤科历代传统骨折外固定工具的相关文献资料，系统整理魏氏伤科传统软硬夹板的材质和构造、适应证及临床应用观察资料，在前期理论研究的基础[101]上对传统小夹板进行了改良，其治疗效果得到了很大的提高，多中心临床研究也表明可塑性夹板治疗桡骨远端骨折的效果确切且并发症少[102]，但在轴向牵引力和维持力方面还存一定的不足。笔者结合前期研究经验开发了可以通过无创途径实现牵引的模块化牵引型夹板。

**参考文献**

[1] 马文礼.《肘后备急方》及治伤源流考 [J]. 天津中医药大学学报，2007，26（2）：57-58.

［2］黄俊卿. 论《仙授理伤续断秘方》的骨伤科成就 ［J］. 中医文献杂志，2005，23（2）：21 - 23.

［3］夏铂. 中医骨伤科技术发展史论 ［D］. 黑龙江中医药大学，2010.

［4］许树柴，袁凯，刘军，等. 中医骨科小夹板的现状及今后发展的思考 ［J］. 医学与哲学（临床决策论坛版），2011，32（6）：47 - 49.

［5］潘娅岚，郭杨，钱超，等. 小夹板用于骨折外固定研究现状 ［J］. 中国中医药信息杂志，2014，21（6）：123 - 125.

［6］洋崇军. 浅谈小夹板固定的有关问题 ［J］. 中医正骨，2008，20（4）：79.

［7］甘洪全，王志强. 骨科生物医用材料的研究进展 ［J］. 中国骨肿瘤骨病，2007，6（2）：114 - 117.

［8］董亮，何星. 生物医用材料的研究进展及发展前景 ［J］. 世界复合医学，2015，1（4）：340 - 342.

［9］季侨丹，何成奇. 不同机械力学刺激对骨成骨作用的研究进展 ［J］. 中国骨伤，2016，29（4）：386 - 390.

［10］彭力平，马笃军，林松青，等. 小夹板外固定器的研究进展 ［J］. 湖南中医药大学学报，2011，31（10）：69 - 71.

［11］张俐. 小夹板固定治疗骨折的发展概况 ［J］. 福建中医药，1991，22（2）：53 - 54.

［12］马景存. 医用自动监测小夹板的研制 ［D］. 吉林大学电子与通信工程，2004.

［13］柳旺. 基于多普勒血流速法医用自动恒力小夹板的研制 ［D］. 吉林大学，2007.

［14］张蕊，渠红，梁晴晴. 自制磁性骨折夹板对骨折愈合作用的实验研究 ［J］. 医疗装备，2014（6）：22 - 23.

［15］郭杨，马勇，王雨辰，等. 塑形纸质支架夹板的生物力学测试与分析 ［J］. 中国中医骨伤科杂志，2014，22（1）：12 - 14.

［16］钱文亮，许勇，梁爱军，等. 牵引式夹板治疗桡骨远端粉碎性骨折118例 ［J］. 中国中医骨伤科杂志，2012，20（11）：60 - 61.

［17］胡钢，田宝刚，俞云飞. 无创调节式夹板托支架治疗桡骨远端骨折的疗效分析 ［J］. 中国中医骨伤科杂志，2016，24（6）：58 - 60.

［18］贺超良，汤朝晖，田华雨，等. 3D打印技术制备生物医用高分子材料的研究进展 ［J］. 高分子学报，2013（6）：722 - 732.

［19］王燎，戴尅戎. 骨科个体化治疗与3D打印技术 ［J］. 医用生物力学，2014，29（3）：193 - 199.

［20］黄若景. 3D打印计算机辅助设计小夹板外骨骼系统的研究 ［D］. 广州中医药大学中医骨伤科学，2015.

［21］钟世镇. 医用生物力学参数的数字化与数字医学 ［J］. 医用生物力学，2006，21（3）：169 - 171.

［22］万培培，成玲. 智能医用夹板的开发与应用 ［J］. 纺织导报，2015（8）：86 - 88.

［23］魏高峰. 人体骨肌系统的整体生物力学建模与仿真分析研究 ［D］. 上海交通大学，2010.

［24］Wen X，Xu C，Zong C，et al. Relationship between sample volumes and modulus of human vertebral trabecular bone in micro-finite element analysis [J]. Journal of the Mechanical Behavior of Biomedical Materials, 2016, 60: 468 - 475.

[25] 张琳琳. 人体上肢生物力学建模和典型运动的生物力学研究 [D]. 上海交通大学, 2009.

[26] 戚福洲, 侯进, 黄永坤. 一种基于国标人体测量学数据的虚拟人建模方法 [J]. 计算机工程与科学, 2015, 37 (4): 783 - 789.

[27] 王成焘. 中国力学虚拟人 [J]. 医用生物力学, 2006, 21 (3): 172 - 178.

[28] 王成焘, 王冬梅, 白雪岭, 等. "中国力学虚拟人"研究及应用 [J]. 生命科学, 2010, 22 (12): 1235 - 1240.

[29] 李可心, 尚天裕, 董福慧. "动静结合"骨折治疗原则生物力学基础研究 [J]. 中国中医骨伤科, 1998, 6 (1): 11 - 14.

[30] 周君权. 探讨骨伤过程中动静结合运动的康复效果 [J]. 中国医学工程, 2015, 23 (2): 74 - 78.

[31] Sun H, Luo C F, Zhong B, et al. A prospective, randomised trial comparing the use of absorbable and metallic screws in the fixation of distal tibiofibular syndesmosis injuries: mid-term follow-up. [J]. Bone & Joint Journal, 2014, 96 - B (4): 548 - 554.

[32] 张宏伟, 毛兰芳, 宋敏, 等. 组合卡肩式固定夹板的"弹性固定"原理及"动静结合"设计理念 [J]. 中国中医药信息杂志, 2015, 22 (11): 109 - 110.

[33] 池达智, 黄东平, 罗晶, 等. 中医动静结合辨治老年下肢创伤骨折临床研究 [J]. 新中医, 2014, 46 (3): 101 - 103.

[34] 杨志生. 中医动静结合辨治老年下肢创伤骨折临床效果分析 [J]. 黑龙江医药, 2016, 29 (5): 978 - 980.

[35] 张向东, 曹向阳, 王鹏, 等. 中医骨伤科的"动静结合"思想 [J]. 中医临床研究, 2015 (25): 37 - 39.

[36] Goodship A E, Kenwright J. The influence of induced micromovement upon the healing of experimental tibial fractures [J]. J Bone Joint Surg Br, 1985, 67 (4): 650 - 655.

[37] 唐浩琛, 向明, 陈杭, 等. 手法复位小夹板外固定结合微动理念锻炼治疗肱骨干骨折 [J]. 中国骨伤, 2016 (1): 82 - 86.

[38] 于满秋, 侯仁平, 毕宏政. 骨折端微动数字化测控系统在胫腓骨中下段双骨折外固定支架固定后早期负重锻炼中的应用 [J]. 中医正骨, 2016, 28 (8): 39 - 40.

[39] 侯仁平, 于满秋. 生理性微动对骨折愈合的影响研究中的护理体会 [J]. 中国实用医药, 2014 (36): 185 - 186.

[40] 王遥伟, 吴树华, 王树金, 等. 弹性髓内钉修复儿童长骨骨折: 固位坚强及产生骨折部位微动促进骨折愈合 [J]. 中国组织工程研究, 2014, 18 (48): 7827 - 7832.

[41] Larsson S, Kim W, Caja V L, et al. Effect of early axial dynamization on tibial bone healing: a study in dogs. [J]. Clinical Orthopaedics & Related Research, 2001, 388 (388): 240 - 251.

［42］唐浩琛，向明，陈杭，等．手法复位小夹板外固定结合微动理念锻炼治疗肱骨干骨折［J］．中国骨伤，2016，29（1）：82－86．

［43］刘杨．微动促进胫骨骨折愈合的临床研究［D］．福建中医药大学中医骨伤科学，2014．

［44］邢丹，马信龙，马剑雄，等．基于不同力学微环境大鼠骨折愈合模型建立及对局部CGRP受体表达的影响［J］．中华骨科杂志，2014，34（5）：582－592．

［45］孙兆旭，吴莹，卢建峰，等．Coony Ⅱ型桡骨远端骨折的手术与保守治疗［J］．中国矫形外科杂志，2016，24（18）：1666－1670．

［46］胡祖愉，冯健，周海平，等．桡骨远端骨折对下尺桡关节稳定性的影响［J］．中国骨伤，2007，20（12）：836－838．

［47］刘志刚．保守与手术治疗对桡骨远端骨折患者疼痛及腕关节功能的比较［J］．中国民康医学，2017，29（7）：37－38．

［48］柳旺．基于多普勒血流速法医用自动恒力小夹板的研制［D］．吉林大学，2007．

［49］刘勇，吴毛，沈杰枫，等．计算机辅助下桡骨远端解剖型支架夹板的设计制作及应用［J］．世界科学技术-中医药现代化，2014（5）：1153－1157．

［50］张盼．智能气囊小夹板治疗桡骨远端不稳定性骨折的临床研究［D］．南京中医药大学，2014．

［51］魏成建，王以进，张盼，等．智能气囊小夹板治疗桡骨远端不稳定骨折的生物力学研究［J］．中华中医药杂志，2015，30（4）：1256－1258．

［52］钱文亮，许勇，梁爱军，等．牵引式夹板治疗桡骨远端粉碎性骨折118例［J］．中国中医骨伤科杂志，2012，20（11）：60－61．

［53］秦洪，梁爱军，钱文亮，等．牵引夹板治疗骨折时橡皮筋拉伸和应力松弛测试［J］．中国组织工程研究，2013，17（13）：2352－2357．

［54］Wen X，Xu C，Zong C，et al. Relationship between sample volumes and modulus of human vertebraltrabecular bone in micro-finite element analysis［J］. Journal of the Mechanical Behavior of BiomedicalMaterials，2016，60：468－475．

［55］聂炬．基3DMAX与EONStudio的力学虚拟实验室设计［J］．现代电子技术，2016，39（19）：153－156．

［56］余娅，李军．基于微型传感器的虚拟人运动控制［J］．长春工业大学学报（自然科学版），2015（3）：274－279．

［57］Ural A，Bruno P，Zhou B，et al. A new fracture assessment approach coupling HR-pQCT imaging and fracture mechanics-based finite element modeling［J］. J Biomech，2013，46（7）：1305－1311．

［58］王燎，戴尅戎．骨科个体化治疗与3D打印技术［J］．医用生物力学，2014，29（3）：193－199．

［59］贺超良，汤朝晖，田华雨，等．3D打印技术制备生物医用高分子材料的研究进展［J］．高分子学报，2013（6）：722－732．

［60］黄庆森．中国接骨学（CO）-最符合生物学生物力学的骨折治疗方法［J］．中国矫形外科杂志，

2009，17（20）：1578-1579.

[61] 屠开元，赵定麟. 动与静对骨折愈合过程的影响 [J]. 上海医学，1979，（2）：9.

[62] Goedship AE，Kenwright J. The influence of induced micromovement on the healing of experimental tibial fractures [J]. J Bone Joint Surg Br. 1985，67（4）：600-655.

[63] 李瑛，费攀，付先芸，等. 小夹板固定对实验性家兔管状骨骨折愈合骨密度的影响 [J]. 世界中西医结合杂志，2008，3（7）. 388-392.

[64] 汤锦波. 桡骨远端骨折 [M]. 上海科学技术出版社，2013年：127.

[65] 蔺道人著. 胡晓峰整理. 仙授理伤续断秘方 [M]. 北京：人民卫生出版社，2006：18.

[66] 危亦林著. 田代华整理. 世医得效方 [M]. 北京：人民卫生出版社，2006：581.

[67] 候宝兴，赵光复，谢可永，等. 小夹板压力测定研究 [J]. 上海中医药杂志，1994，（1）：22.

[68] 孙连录. 桡骨远端骨折的治疗现状 [J]. 医学理论与实践，2013，26（3）：311-312.

[69] 董林，王志勇，魏国俊，等. 手法复位夹板外固定治疗桡骨远端骨折疗效分析 [J] 中国中医药信息杂志，2013，20（5）：81-82.

[70] 邓艳. 自制小夹板治疗时关节脱位20例 [J]. 实用中医药杂志，2008，24（4）：249.

[71] 马月芬，陈教忠. 胶合板边料自制小夹板治疗桡骨远端骨折的护理 [J]. 护士进修志，2007，22（11）：3301-3302.

[72] 何艳红，乔梁，孙永强，等. 塑性弹力夹板治疗伸直型桡骨远端骨折疗效及生物力学定性分析 [J]. 中国矫形外科杂志，2010，18（12）. 1011-1013.

[73] 张元民，王志彬，李文成. 新型塑质夹板的力学性能测试和分析 [J]. 中国骨伤，2002，15：473-474.

[74] 冯世义，王奇才，徐建高，等. 自制防滑小夹板治疗 Colles 骨折 [J]. 中国骨伤，2009，22（7）：551-553.

[75] 陈琦，江冰，江志东. 拱桥式小夹板外固定治疗桡骨远端开放性骨折 [J]. 中医正骨，2008，29（7）：520-521.

[76] 李亮，刘安平，周正新，等. 手法复位配合竹塑夹板治疗伸直型桡骨远端骨折临床研究 [J]. 中医药临床杂志，2011，23（11）：982-983.

[77] 姚共和，卢敏，彭力平，等. 小夹板监护仪的研制及临床应用 [J]. 中国中医骨伤科杂志，1995，3（6）：14-16.

[78] Norma J. Macintyre，Neha Dewan. Epidemiology of distal radius fractures and factors predicting risk and prognosis [J]. Journal of Hand Therapy，2016，29：136-145.

[79] 马信龙. 生物力学在骨折愈合中的作用 [J]. 中国中西医结合外科杂志，2012，18（6）：555-556.

[80] Clarkin CE，Gerstenfeld LC. VEGF and bone cell signalling：an essential vessel for communicate [J]. Cell Biochem Funct，2013，31（1）：1-11.

[81] 张海超. 手法复位小夹板固定治疗桡骨远端 colles 骨折的疗效观察 [D]. 成都：成都中医药大学.

[82] Jack A. Porrino, Ezekiel Maloney, Kurt Scherer, et al. Fractures of the Distal Radius: Postmanagement Radiographic Characterization [J]. American Journal of Roentgenology. 2014, 203：846 - 853.

[83] MH Mohammad Alamgir, Md. Monowarul Islam, M Ershadul Haque, et al. Treatment of comminuted intra-articular fractures of distal radius by external fixator [J]. Journal of Current and Advance Medical Research, 2014, 1 (2)：30 - 34.

[84] 王人彦，张玉柱，孟春，等. 伸直型桡骨远端骨折两种外固定治疗的比较研究 [J]. 中国中医骨伤科杂志，2013, 21 (8)：13 - 15.

[85] Dong Yeong Lee, Sun Chul Hwang, Dae Cheol Nam, et al. Risk factors of wrist stiffness after treatment for distal radius fractures [J]. J Korean Orthop Assoc, 2015, 50 (4)：299 - 306.

[86] 卢天健，徐峰. 皮肤的力学性能概述 [J]. 力学进展，2008, 38 (4)：393 - 426.

[87] M. J. Rainbow, A. L. Wolff, J. J. Crisco, et al. Functional kinematics of the wrist [J]. J Hand Surg Eur Vol, 2016, 41 (1)：7 - 21.

[88] 卡潘德吉，顾冬云，戴尅戎. 骨关节功能解剖学 [M]. 第六版. 北京：人民军医出版社，2011：146 - 19.

[89] Chung KC, Spilson SV. The frequency and epidemiology of hand and forearm fractures in the United States. J Hand Surg (Am). 2001, 26：908 - 915.

[90] Hollings worth R, Morris J. The importance of the ulnar side of the wrist in the fractures in the wrist in the distal end of the radius. Injury. 1976, 7：263 - 266.

[91] 孟和. 中西医结合骨科外固定学 [M]. 北京：人民出版社，2005.

[92] 张恒富，蒋明华. 老年 C3 型桡骨远端骨折两种手术治疗方法疗效观察 [J]. 海南医学，2012, 23 (10)：15 - 17.

[93] 谭诗平，张敬贤. 掌侧锁定钢板固定老年不稳定性桡骨远端骨折 [J]. 实用老年医学，2011, 25 (6)：499 - 501.

[94] 王海洲，陈平，陈海云，等. 手法整复小夹板外固定配合悬吊牵引治疗桡骨远端骨折 [J]. 中医正骨，2012, 24 (7)：58 - 60.

[95] Palmer A K, Werner F W. Biomechanics of the distal radioulnar joint [J]. Clin Orthop Relat Res, 1984, 187 (187)：26 - 35.

[96] Ladd A L, Huene D S. Reconstructive osteotomy for malunion of the distal radius. [J]. Clinical Orthopaedics & Related Research, 1996, 327 (327)：158 - 171.

[97] 杜宁. 骨折治疗的理想方法和原则 [J]. 中国骨伤，2002, 15 (2)：84 - 85.

[98] 张宏伟，毛兰芳，宋敏，等. 组合卡肩式固定夹板的"弹性固定"原理及"动静结合"设计理念 [J]. 中国中医药信息杂志，2015, 22 (11)：109 - 110.

［99］林晓文. 恒力小夹板在桡骨远端骨折患者中的临床效果分析［J］. 医学理论与实践，2016，29
　　　（5）：635－636.

［100］胡钢，田宝刚，俞云飞. 无创调节式夹板托支架治疗桡骨远端骨折的疗效分析［J］. 中国中医
　　　骨伤科杂志，2016，24（6）：58－60.

［101］孔博，贾友冀，薛彬，等. 中医骨伤小夹板历史及现状初探［J］. 中国中医骨伤科杂志，2017
　　　（1）：80－82.

［102］薛彬，奚小冰，万世元，等. 可塑性夹板中立位固定治疗伸直型桡骨远端骨折的临床研究
　　　［J］. 中国中医骨伤科杂志，2015，23（5）：16－19.

# 第十三章　魏氏伤科功法研究进展

## 第一节　魏氏功法（放、收、提、降、端功）标准操作规程

### 一、功法锻炼前准备

**1. 衣物穿着宽松自如**

**2. 忌空腹及饱食**

**3. 练功场地须宽敞明亮**

至少保持 4 m×4 m/ 人，避开风口。

### 二、功法锻炼的步骤及要求

**1. 放功锻炼的姿势**

第一步：两足并齐靠拢站立，两手握拳附于两腰左右，拳心向上，身体要站立，头目向前方不要屏气，沉垂肩肘，全身放松不要用力，取其自然呼吸，这称为定式。

第二步：左足向前方迈开一大步，右足在原位不动，同时左手向头顶睁开，手心向上，左肘向外微微弯曲。右手向前方尽量伸出，虎口向上，手指要撒开，肘要下垂，肩要放松，左足踏地左膝屈曲向前，右足蹬地右腿膝伸直，腰杆子要挺直，两髋左右要平衡下垂，这称为功势。

整个身体右上肢叫指路式，两髋叫作扣合式，在这个姿势摆正后，气络就会从内放到四肢和躯体的各个部分，这种练法就是一会自身经络气血的运行，因为经络锻炼可调节经络气血的运行。

左足在前叫作左式。初练时会出现四肢发胀或麻木冷痛，这是正常现象。初练时一般不超过 5 分钟，如感到不能支持，即可改换右式，在改换时两手先缓缓握拳，两

腿并齐站立，两手握拳附于腰部两侧，也即回到原来定式位置上。

第三步：左式练完后再练右式，在更换时如果身体过于劳累和疼痛，可以洗洗片刻。右式即右腿向前，左上肢向前指路式，右手托天式，姿势与左式相反，方法一样。经过较长时期的锻炼，由疲劳疼痛而逐渐到气机通畅，并有一种轻松感觉，而后走向更成熟的感觉阶段，这是锻炼过程中正常规律。

**2. 收功锻炼的姿势**

第一步：两足并拢站立，整个身体处于自然姿态，然后两足分开，距离与两肩同宽，两肩臂放沉下垂，这是定式起点。

第二步：锻炼姿势，一是两上肢平行，向前方伸，切忌用劲，只能用撬力，两手心向上缓缓向前抬起，抬起到与肩平为止（这时手心似有冷气内侵感觉）；二是当上肢抬到与肩平时，稍停片刻，然后手和前臂向后收屈，以五指碰到肩部为止。

第三步：两手由肩部缓缓向胸部移动，同时两肘向外分开，在收手分肘的过程中，整个两臂左右平衡向前方伸，肩部不须用力，两手心向下全臂力、气贯注在十个手指上面，手背与肩平，当手背感到发胀时即变换姿势。

第四步：两手徐徐握拳由内向外反，置于两侧腰间，同时两膝屈曲到90°的位置上，右拳逐渐移向右胸前，形成骑马式，两髋扣紧，腰背挺直，两肩下垂，呼吸自然不要屏气。

第五步：在骑马式的位置上，右拳逐渐向右胸前，手臂旋前，手心向外，平胸逐渐手臂旋后，手心向内划一中圆圈形，再握拳收于腰间原位，而后再练左手，方法如前，如此，左右手交替各锻炼10次。在锻炼时两眼视线要随着两手划圈而转动，同时颈部放松，整个躯体要配合上肢的动作而灵活协调。

第六步：两手臂交替锻炼完毕后，两手握拳置于腰间，稍停后，再两膝渐渐站起，两手下垂放开。初练时周身有酸痛感，一般2周后即消失，而后逐渐感到关节有一种活动自然和灵敏的体会。

**3. 提功锻炼的姿势**

第一步：两足并拢身体要正，沉垂肩肘，呼吸自然，上下身要全神贯注，这是定式。

第二步：开始锻炼时，或左腿，或右腿屈髋屈膝向上猛提。两手抱住膝部胫骨结节处，向上用力，使上提膝部尽量贴近胸部，全身重量落在站立的腿上。锻炼时呼吸自然，不可屏气，此名"金鸡独立式"。

第三步：当站立到不能支持时，即更换姿势，左式须与右式交替锻炼，在交替时，抱膝部的两手松开，上提的腿，猛向前方跨出落地，同时站立的腿屈膝下蹲。如练左式，左腿向前跨出，右腿下蹲，两手握拳，左手附于左侧足背上，右手附于腰部，此名"探海式"。练过左式再练右侧时，左腿站立不动，右腿猛然上提，全身重量落于左腿上，双手抱右膝，然后右腿向前跨出，左腿下蹲，如此轮换。一般每次左右各锻炼2次，共练4次，如感到气力不够，当中可以少停，如果气力充沛可以加倍锻炼。

**4. 降功锻炼的姿势**

第一步：两足并拢站立，双手抱拳附于两腰间，头要正，双目向前平视，呼吸自然。

第二步：锻炼开始，练左式，先出左腿向前猛跨出一大步，同时两手十指朝下，手心向上，向前猛推，取"推碑蹲山式"，前腿姿势要弓，后腿要绷，身体重心落于腰部，稍停片刻，再练第二个动作。

第三步：锻炼动作，两手缓缓抱拳蹲式，两膝逐步向上站立。在站立过程中，左腿抬起，左拳同左腿一起向后转体180°。在转体过程中身体猛然向后，右腿变成向后反转式，两组一起落地，左手抱拳不动，右腿由横足向前蹲，左腿屈膝下蹲，右拳附于足背，左拳附于腰间，再准备作右式锻炼，方法如前。一般左右各练3次。

**5. 端功锻炼的姿势**

端功时前四功综合的气、力、劲整体练法。定式为身体站立，两足并拢，两肩下垂，不要用力，呼吸自然。锻炼过程如下。

第一步：左足向前跨半步，同时左臂屈曲，右臂向前猛然屈肘握拳，拳心向下，右肘冲向前方。左手握拳，拳心向上，形成左右手心向前向后对拉的姿势。这时两下肢略为屈曲你，右膝的髌骨部分抵住左膝腘窝部，两足站平，足跟不能翘起。

第二步：左腿由屈曲位向前站立，同时右腿从后方向前方跨出一大步，两拳随着膀臂伸直向前方猛击。而后两拳在像后上方击出（如鞠躬状），在身体前屈时骨盆向上用力，足跟要站平，膝关节要挺直，仰头两目向前平视，全身须协调，气力劲密切配合。

第三步：上面动作锻炼后，原地不动，少待片刻之后，两膝下弯，同时身体挺正，两拳抱肘附于两腰间，形成骑马式，以后再逐步两腿站直，两手下垂，回到站立位。练完左式再练右式，方法相同。

以上为放、收、提、降、端锻炼的姿势与方法。

# 三、锻炼后的注意事项

## 1. 避免汗出当风

如有出汗等情况，需避免汗出当风。

**2. 循序渐进**

如有四肢抽筋抖动等可当调整锻炼次数及强度，循序渐进。

**3. 扭伤及时处理**

如有动作不当造成扭伤等，需要及时冰敷制动休息，不能缓解需进一步就医处理。

# 第二节　魏氏功法锻炼对膝关节<br>屈伸肌力的影响

沪上非物质文化遗产——魏氏伤科流派以内治法与外治法相结合，而外治法中最大的特色在于融合了传统武术功法的手法与导引。其手法力求稳、准、妥，强调通过功法的锻炼来提高医者本身的身体素质来保证手法的治疗质量。就这点而言，与其他流派的观点颇为相似[1, 2]。但是与目前中医院校以少林内功、易筋经等功法作为主要功种[3]不同，魏氏伤科有其独特的功法锻炼的方式：放、收、提、降、端功。因而对魏氏功法进行有效、科学的评估，对于流派特色的传承发展显得尤其重要，并为促进中医流派百花齐放增光添彩。

## 一、资料与方法

### 1. 一般资料

2014 年 5～6 月选取医学学院普通健康大学生 80 名，其中男性 31 名，女性 49 名；平均年龄（25.1±0.9）岁；身高（170.1±10.9）cm，体质量（59.7±10.6）kg。随机分为观察组和对照组。

### 2. 纳入标准

（1）年龄　18～30 岁，身体健康，性别不限。

（2）意愿　同意参加本项研究并签署知情同意书者。

### 3. 排除标准

（1）疾病　有心脑血管疾患等重大疾病者。

（2）配合度　不能配合试验者。

（3）退出　退出试验及脱落病例。

（4）不良事件　受试者发生不良事件不能继续参与试验者。

（5）主观意愿　受试者主观上不愿继续参与者。

### 4. 治疗方法

（1）观察组　教授受试者标准规范的魏氏伤科功法（放、收、提、降、端）[4]，隔天练习 1 次，每次约 15 分钟，共持续 8 周。

（2）对照组　维持原生活作息习惯，不做干预。

### 5. 测试指标

使用 BIODEX 等速肌力评估训练系统Ⅲ，对右膝关节进行屈伸肌相关测试。测定时被试取坐位，上身充分固定，体位为膝关节屈曲 90°。先做适应性练习后测试。设定关节活动范围并称重。范围从水平位至屈曲 120°位，采用关节被动活动模式，设定测定 60°/s、180°/s 两种角速度，进行膝关节被动屈曲和伸展动作。每一种运动速度下先做速度适应练习 3 次。然后重复 10 次测试，组间休息 10 S。测定 60°/s、180°/s 等速运动右膝关节屈伸肌峰力矩（Peak Torque, PT）、峰力矩体重比（PT/BW）和平均功率（Average Power, AP）。

### 6. 统计学分析

用 SPSS 13.0 for Windows 软件包进行统计。正态分布计量资料以 $\bar{x}\pm s$ 表示，实验前后各效应指标组内比较用配对 $t$ 检验、同一指标不同组间比较为对实验前后差值进单因素方差分析。显著性水平为 $P<0.05$。

## 二、结果

### 1. 伸肌群功能

表 13 - 1 显示，8 周魏氏功法锻炼后. 魏氏功法锻炼前后观察组与对照组右膝关节伸肌 PT、PT/BW、AP 均显著提高（$P<0.05$）。

表 13 - 1　锻炼前后右膝关节等速运动伸肌功能测试结果比较

| 速度 | 组别 | 峰力矩（N·m） | | 峰力矩体重比（N·m/kg） | | 平均功率（W） | |
|---|---|---|---|---|---|---|---|
| | | 锻炼前 | 锻炼后 | 锻炼前 | 锻炼后 | 锻炼前 | 锻炼后 |
| 60°/s | 观察组 | 68.36±43.76 | 75.52±15.79 | 2.01±0.36 | 2.20±0.45 | 28.19±23.20 | 39.31±22.50 |
| | 对照组 | 66.19±38.24 | 66.21±40.17 | 1.98±0.33 | 1.99±0.41 | 27.85±22.76 | 29.15±24.83 |
| 180°/s | 观察组 | 41.53±19.47 | 50.08±15.37 | 1.71±0.28 | 1.89±0.27 | 38.28±15.56 | 45.29±18.04 |
| | 对照组 | 39.98±21.55 | 40.23±20.35 | 1.70±0.32 | 1.72±0.25 | 37.13±16.38 | 38.62±15.6 |

### 2. 屈肌群功能

表 13 - 2 显示，经过 8 周魏氏功法锻炼后. 魏氏功法锻炼前后观察组与对照组右膝

关节伸肌 PT、AP 均显著提高（$P<0.05$）。

表 13 - 2　锻炼前后右膝关节等速运动屈肌功能测试结果比较

| 速度 | 组别 | 峰力矩（N·m） | | 峰力矩体重比（N·m/kg） | | 平均功率（W） | |
| --- | --- | --- | --- | --- | --- | --- | --- |
| | | 锻炼前 | 锻炼后 | 锻炼前 | 锻炼后 | 锻炼前 | 锻炼后 |
| 60°/s | 观察组 | 25.63±16.67 | 35.54±15.93 | 1.31±0.26 | 1.52±0.25 | 8.19±7.20 | 16.31±7.50 |
| | 对照组 | 24.89±17.21 | 25.01±18.11 | 1.28±0.33 | 1.29±0.31 | 7.85±8.67 | 7.96±8.53 |
| 180°/s | 观察组 | 13.45±9.47 | 21.08±8.37 | 1.11±0.26 | 1.23±0.31 | 8.07±9.06 | 15.92±8.87 |
| | 对照组 | 15.12±8.55 | 15.87±8.21 | 1.17±0.31 | 1.16±0.29 | 7.93±8.98 | 8.12±7.86 |

### 3. 屈伸肌峰力矩比值

表 13 - 3 显示，魏氏功法锻炼前后观察组与对照组屈伸肌峰力矩比值有显著性差异（$P<0.05$）。

表 13 - 3　锻炼前后右膝关节不同角速度屈伸肌峰力矩比值比较

| 组　别 | 60°/s | | 180°/s | |
| --- | --- | --- | --- | --- |
| | 锻炼前 | 锻炼后 | 锻炼前 | 锻炼后 |
| 观察组 | 40.89±15.86 | 49.57±18.81 | 33.48±17.52 | 45.85±20.65 |
| 对照组 | 40.36±16.78 | 38.44±15.97 | 31.31±18.63 | 33.52±19.21 |

## 三、讨论

目前，有研究显示部分功法锻炼可以明显改善下肢肌力[5, 6]，也能够提高人体极量运动时的心肺功能及代谢水平[7]。对于魏氏功法的研究和认识，我们尚且在起步阶段，但是结合魏氏伤科手法治疗可以发现，临床治疗中不少手法需要依靠一定的下肢力量来保障支撑。比如治疗急性腰扭伤的背法需将患者完全背负在身上方可实施。故而对于魏氏功法对下肢力量的锻炼也较有针对性，有很多的马档、弓箭档势。等速肌力测试系统是为数不多的定量研究在体肌肉功能的系统之一[8]，也是最准确、最客观的测试肌力的方法之一。峰力矩是运动过程中相应肌肉或肌群收缩时产生的最大力矩输出值，代表肌肉或肌群的最大肌力。平均功率是肌肉或肌群在单位时间内所做的功，反映膝关节运动的速度。峰力矩体重比（PT/BW）为每千克体重的峰力矩，计算公式为峰力矩/体重×100%。此值可横向比较，有高度特异性及敏感性，是动态评价肌肉力量最有价值的指标之一[9]。

本研究结果显示，经过 8 周魏氏功法锻炼，观察组和 30 秒组膝关节伸肌 PT、峰力矩体重比（PT/BW）、AP 提高明显，表明经魏氏功法锻炼改善显著改善了膝关节骨骼肌力学特性及膝关节运动功能。

**参考文献**

［1］刘玉超，严隽陶，房敏. 推拿中的主动运动［J］. 按摩与导引，2007，23（8）：8-10.

［2］刘玉超. 浅谈推拿中的自我保护［J］. 河北中医药学报，2003，18（2）：35-36.

［3］姚斐，赵毅，房敏. 浅谈传统功法少林内功的时代意义［J］. 医学信息，2011，3：1129-1130.

［4］李飞跃. 魏氏伤科治疗学［M］. 上海科学技术出版社，2015：43-49.

［5］姚远，杨树东. 太极拳锻炼对老年人下肢肌力影响的研究［J］. 中国运动医学杂志，2003，22（1）：75-77.

［6］龚利，严隽陶，刘玉超，等. 推拿功法易筋经对老年骨骼肌减少症患者等速肌力的影响［J］. 上海中医药大学学报，2011，25（3）：55-58.

［7］严隽陶，张宏. 静力推拿功法训练对最大摄氧量的影响［J］. 按摩与导引，2002，18（3）：12-13.

［8］杨涛，李之俊. 等速测试在评价运动员肌力中的应用［J］. 体育科研，2007，28（3）：68-71.

［9］吴毅. 等速肌肉功能测试和训练技术的基本原理和方法［J］. 中国康复医学杂志，1999，14（1）：4-7.

# 第十四章　魏氏伤科经典治伤手法治伤生物力学机制研究进展

## 第一节　伤科手法简介

　　手法，或称手治法，为医者施用双手操作的各种术式，作用于患者体表的不同部位进行检查和治疗的一种外治法。伤科手法起源于人类原始的抚摩伤肿的本能动作。《内经》中"导引按跷"及《内经·血气形志篇》中记载"……形数惊恐，经络不通，病生于不仁，治之以按摩醪药"即为经络气血不通、肢体麻木不仁时应用按摩治疗的记录。晋代葛洪《肘后方》中记录颞颌关节脱位"以指牵其颐，以渐推之则复入"的复位手法。隋代《诸病源候论》也有"按摩导引、令其血气复也"为运用手法按摩促进气血流通而使损伤修复。至唐代《仙授理伤续断秘方》中已有"拔伸、捺正"的手法记载，此为典型的正骨手法。宋代《圣济总录》则记载按摩按捺能"令百节通利，邪气得泄"，书中还提到"凡坠堕攧扑，骨节闭脱，不得入臼，遂致蹉跌，急需以手揣搦还复枢纽。次用药调养，使骨正筋柔，荣卫气血，不失常度，加以封裹膏摩，乃其法也"，提示手法可起到排正筋骨，通利百节，驱除外邪，还复枢纽的作用。元代危亦林最早应用麻醉下施行手法，在手法中着重使用"拽"法（拖拉牵引）和"搦"法（持拿骨端使之复位）相互结合、相辅相成。明代异元真人《跌损妙方》及王肯堂《证治准绳》则记录颈项损伤"抬往上拨"及"令患人卧床上，以人挤其颈，双足踏两肩即出"的牵引复位法。清代《医宗金鉴·正骨心法要旨》提到"手法者，诚正骨之首务哉"，更明确突出了手法的重要作用，提出了的正骨八法"摸、接、端、提、推、拿、按、摩"。钱秀昌《伤科补要》更明确提出"医者，心明手巧，知其病情善用手法治之多效，若草率不较误人非浅"。强调应辨清病情后，再采用熟练的手法，绝不可草率施之。从上述文献记载回顾，中医骨伤科治疗手法经历代医家不断丰富、完善，逐渐形成一门独特的治疗方法。

　　魏氏伤科手法是在家传的基础上不断经实践创造发展，并吸取古代手法的精华加以演变而成。所以魏氏伤科手法也是古代医家经验的继承和发扬，魏氏伤科手法分类有"摸、提、拨、拉、晃、推、拿、接、端、按、摩、揉" 12 种常用手法，这些手法中有属于诊断方面的，但主要是骨折和脱位的整复手法，整复手法运用前首先要了解骨折、脱骱伤情，注意对比观察，其次需手法纯熟轻快，再者从整复手法而言，总体分为三种动作：拔伸、端正和推上，故应讲求技巧，掌握力度方向，整复角度等，整复手法后注意复查，而软组织损伤手法则是在上述手法基础上加以演变衍生变化，单式手法就有 16 种，复式手法 18 种。其中魏氏伤科在治疗颈腰椎疾患过程中逐渐形成自己独具特色的治疗手法，比如压掌掏肩、悬足压膝、腰部提拉等手法都是一些具有独特疗效和特点的治疗手法。随着人们生活水平的提高及工作环境的改变，颈腰椎疾患已成为广大工作者的常见病多发病，严重影响人们的工作和生活。魏氏伤科在治疗颈腰椎疾患方面具有自身独特的治疗特色，手法作为魏氏伤科重要的治疗方式越来越受到广大的患者的欢迎。

　　手法虽是魏氏伤科一大治疗特色，但魏氏手法作用的生物力学机制并不明确，也未对魏氏伤科特色经典手法进行生物力学分析。此外，部分魏氏伤科手法学习者在运用魏氏伤科手法时难以达到规范要求，这将影响手法的治疗疗效。

　　随着现代科学及生物力学技术的不断发展，现在已可以实现人体各骨块运动和受力测量及所牵拉肌肉的力量大小评估，利用光学跟踪系统和力学测量系统跟踪测量魏氏手法治疗时人体下肢、上肢的三维运动数据及由医生手法作用于患者的力值，建立患者肢体运动学、动力学分析及肌肉力预测模型，基于实验数据计算分析魏氏手法治疗过程中涉及关节运动，相关运动动力学参数以及被牵拉肌肉力的大小和变化规律，初步利用生物力学技术分析魏氏伤科特色经典手法，探究魏氏手法治疗机制，以翼下一步深入开展魏氏伤科手法机制研究，进而提高手法治疗效果并使魏氏伤科手法操作规范化。

# 第二节　魏氏伤科经典特色治伤手法的运动学规律和机制研究

　　魏氏伤科是由著名中医骨伤科名家魏指薪先生创建的著名中医骨伤科流派，其治伤经验之一为重视手法，以通达经络、调和气血、理筋正骨，促进损伤机体功能恢复。

"悬足压膝"法和"腰部提拉"法是魏氏伤科治疗腰腿痛疾患的经典特色治伤手法，临床应用有效。现为进一步明确其治伤的运动学规律，通过三维运动捕捉系统采集研究以上经典特色手法作用时受试者的髋、膝、踝关节的运动学数据，建立人体三维运动模型，处理得到关节运动情况并分析其运动学规律，研究结果如下。

## 一、材料和方法

### 1. 材料选取

24 名腰椎间盘突出症患者，追踪患者在未接受治疗前，阶段性治疗结束后的生物力学参数变化。选取 10 名健康人，作为对比数据。

### 2. 方法

（1）三维运动捕捉 本次实验采用英国 VICON 公司生产的 VICON T40（Vicon Motion Systems Ltd., Oxford, GBR）三维运动捕捉系统采集受试者在被动接受手法时的运动学数据，共使用 16 个 400 万像素的红外摄像头（采样频率 200 HZ），一套荧光反射标记追踪球共 45 个。追踪球布置基于 VICON 的 plug-in gait 模型，同时基于刚体补偿原则，在每个人体节段布置刚体块，补偿运动过程中不易被捕捉的骨性标记点的运动数据。为使追踪球尽可能贴合人体并且减少衣物摩擦移动产生的误差，受试者仅穿 7 分泳裤（图 14 - 1）。

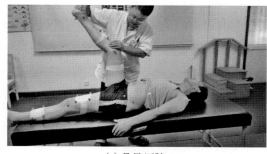
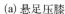
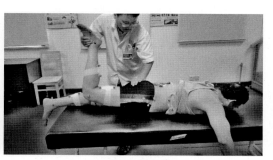

(a) 悬足压膝        (b) 腰部提拉

**图 1　VICON 追踪点布置及其实验过程图**

针对"悬足压膝"和"腰部提拉"两个手法动作，分别采取两套标记点布置。测量前受试者被要求自然站立然后采集静态位置时的追踪球数据。测量时受试者仰卧 [悬足压膝时，如图 14 - 1 中（a）] 或俯卧 [腰部提拉时，如图 14 - 1 中（b）]，并去除会产生遮挡位置的骨性标记点的追踪球，其运动数据基于刚体补偿原则通过静态数据的相对位置关系计算得到。

（2）肌电测量 肌电信号采集仪器为 Noraxon 2400T（Noraxon，美国），它有十六个数据采集通道，主要由主放大器、预放大器和电极组成，总放大倍数设为1 000。测量电极为自粘性 Ag／AgCl 表面双电极。肌电信号采集频率为 1 500 Hz，信号与运动采集由 Vicon Nexus 系统完成同步。表面肌电信号（sEMG）的采集是用电极膏将表面电极贴于皮肤表面，通过测两极间的电势差来确定肌电信号。这种方法的优点是操作简便、无创，易为受测者接受，既可反映整块肌肉的肌电变化情况，又可在运动中采集。

受试者进行准备活动，先做全身性准备活动. 约为 5 分钟。每次实验之前，先将肌电仪系统预热 0.5 小时左右，让系统处于待机状态。对肌电仪进行初始设置，包括清零等。确定电极安置点：表面电极所贴位置与肌纤维的方向一致，并根据 SENIAM 协议的要求贴于被测肌肉的肌腹隆起处。皮肤的处理：先用研磨垫擦去皮肤表面坏死的角质层，再用 75% 医用酒精反复擦拭表面电极安放点及安放点附近皮肤，以去除皮肤表面的油污。安置表面电极：对表面电极安放点附近的皮肤处理后，等到皮肤完全干燥，将 Ag-Agcl（银-氯化银）电极贴在皮肤上。两电极中心相距 15 mm。同时需要固定的还有一个"参考电极"（相当于地线），它固定在一个基本没有肌肉的皮肤表面。检查电信号：所有电极粘贴完毕后，逐个检查粘贴的牢靠性，让各个被检测肌肉逐一紧张，检查是否有相应的电信号，信号检查正常后开始测试。测量肌肉共六块，包括左右Thoracic ES、左右 Lumbar ES、左右 Multifidii。

（3）**腰部主动屈曲\伸展**　受试者张开双脚站立与肩同宽，身体重量平均分配到两条腿上。双臂交叉抱胸。在音频导引的提示下，受试者在 5 秒内尽可能弯腰前屈（Flexion）并尽量保持速度匀速。保持弯曲位置 3 秒。然后再在 5 秒内匀速伸展（Extension）返回站立初始位。中间休息 3 秒，共重复 5 组。

（4）**俯卧位腰部最大自主收缩力量（MVC）测试**　受试者俯卧位于床上。双手放于身体两侧，双脚伸出床沿避免脚上的 marker 产生遮挡。在音频导引的提示下，当喊"开始"后，受试者尽可能用力抬起肩膀和胸膛（以不产生不能忍受的疼痛为准），并维持在最高位置 3 秒。中间休息时间 3 秒，重复该动作 5 组。

（5）**施加临床手法**　悬足压膝：受试者仰卧于床上。医生一手握住受试者单边足底部，一手放置在靠近医生身体侧的受试者膝部，抬起小腿，由小腿屈曲带动大腿前屈，直至到达极限位置，再拉动小腿与大腿成水平伸直。单次动作压膝 5 次，每次由低到高，压膝力度渐次加重。先采集右腿动作，再采集左腿动作。每个动作共重复采集 5次有效数据。

腰部提拉：受试者俯卧于床上。医生左手向下按压住受试者腰椎，右手握住受试者踝关节上部，带动小腿与大腿向医生侧斜拉，而后在过伸的位置上，用力猛拉一下，以能够听到腰部有响声为度。先采集右腿动作，再采集左腿动作。每个动作共重复采集 5 次有效数据。

（6）**建立人体运动骨骼模型**　采集的运动学数据经过 Vicon Nexus 2.0（Vicon Motion Systems Ltd.，Oxford，GBR）软件处理以 C3D 文件的格式输出。通过 Visual3D 软件（C-Motion Inc.，Germantown，MD，USA）建立人体骨骼模型并载入采集的运动数据进行模型驱动，人体下肢模型共包括骨盆、右大腿、左大腿、右小腿、左小腿、右足、左足这 7 个节段，根据各个节段计算下肢的髋关节、膝关节和踝关节的相对旋转角度。各关节复合的关节运动角度分别分解在其对应的冠状面、矢状面和水平面上，相对于局部坐标系的 X、Y、Z 轴分别对应髋关节、膝关节和踝关节的屈曲／伸展、外展／内收、轴向旋转运动。

（7）**肌电数据处理**　对所有肌电数据进行矫形（Rectification）带通滤波（high pass filter），带宽频率为 5～500 Hz，以去除低频噪声。计算腰部测量肌肉肌电平均值、RMS 值并计算各段比例。

每个受试者的同一动作路径经过归一化后由 Visual 3D 软件以 ASCII 的格式导入到 Origin 软件（OriginLab Corporation，Hampton，USA）进行数据处理并画图。通过使用 SAS 9.4 软件（SAS INSTITUTE INC.，NORTH CAROLINA，USA）统计分析各运动数据的均值和标准差，并且使用 $t$ 配对检验各受试者下肢右侧和左侧的运动学数据有无差异。其中，$p < 0.05$ 为差异有统计学意义；$p < 0.01$ 为差异有显著统计学意义；$p > 0.05$ 为差异无统计学意义。

## 二、结果

### 1. 运动学结果

（1）**躯干主动屈曲伸展运动**　躯干的屈曲伸展运动（F／E）实际上是纯腰椎 F／E 运动联合骨盆 F／E 的复合运动。患者在治疗前后的这三者的统计如下表。统计分析可得，前后对比，Gross ROM 有前后统计学差异（$p < 0.05$），lumbar 同样（$p < 0.05$），但是 sacral 没有。说明主要恢复的是腰椎的活动度。而在实际操作中没有运动捕捉这种高精密设备的，可考虑用量角仪直接测量整个躯干运动而不必精细到纯腰椎运动，因为从本次测量上看，两个的测量的效果等价。

（2）**俯卧位躯干 MVC 运动**　计算患者在 MVC 测试主动抬高躯干动作时，腰部的运动范围。统计分析可得，前后对比并无统计学差异（$p > 0.5$）。MVC 运动前后无差异，也许是因为本身肌力恢复不够，对于 MVC 这样对背部力量要求很高的动作而言，较难在短时间内得到康复效果。无法作为运动学上的评估手段。但是相对而言，在表面肌电的考察上，肌力表现更好（见下）。

（3）**手法"腰部提拉"过程关节被动运动**　计算患者在接受腰部提拉手法动作时，髋、膝关节的被动运动范围。并对比在接受手法前和治疗结束后的角度变化。各个受试者的统计信息以及总体的统计学平均值以及标准差如下表所示。统计分析可得，髋关节前后对比有统计学差异（$p<0.5$），治疗后运动范围变大。膝关节前后对比有统计学差异（$p<0.5$），治疗后被动拉伸范围变小。这是因为解剖学上髋关节的被动最大角度以及其与膝关节位置相关。对于髋关节的屈曲，屈曲角度越大，腰肌的肌肉激活度越高。对于髋关节的伸展，伸展角度越大，髂肌的肌肉激活度越高。髋关节被动运动达到最大程度的可能作用机制在于可有效牵拉局部肌肉，缓解腰部肌肉痉挛状态，刺激局部循环，以神经肌肉机制强健肌力。间接起到治疗腰腿痛效果。髋关节的极限屈曲／伸展角度与膝关节的位置有关，从而说明魏氏手法的运动学作用机制在于促进髋关节被动运动达到可达最大程度。当髋关节处肌肉经过松懈恢复后，不需要过多屈曲膝关节即可使髋关节达到更大的活动范围。

（4）**手法"悬足压膝"过程关节被动运动**　同样，计算患者在接受悬足压膝手法动作时，髋、膝关节的被动运动范围如下表所示。分析髋关节无论是治疗前还是治疗后都有左右侧的差异。治疗前：$p=0.0009$。治疗后：$p=0.0293$。髋关节 F／E 治疗前后存在差异，$p=0.0156$。膝关节没有左右侧差异，也没有治疗前后差异。机制分析同上。

**2. 肌电学结果**

（1）**躯干主动屈曲／伸展**　根据文献报道，正常人在腰部主动屈曲／伸展过程中应出现腰部肌群的 FR 现象（flexion-relaxation），即弯曲最大位置肌电信号静息状态，而有腰痛病的患者则无该现象。对本研究所采集的患者，在治疗前没有 FRR 现象产生，治疗后只有一例出现 FRR 现象。原因一方面是因为，腰椎间盘突出症属于腰痛症（low back pain）里较严重的一种，而 10 天的手法治疗虽能达到临床症状的治愈，而深层次的肌肉康复仍需要进一步的主被动运动训练及康复过程，所以在治疗后没有体现正常人应有的 FR 现象；另一方面，也有患者畏疼，在主动运动施展上可能有所保留的主观因素存在。故可认为，对于慢性腰痛症患者，FRR 指标并不可以作为判断康复效果的指标。

（2）**俯卧位躯干 MVC 运动**　对于测量的三组肌肉：左右 Thoracic ES、左右 Lumbar ES 和左右 Multifidii，单一对比对应肌肉治疗前后的肌肉幅值，无法得出差异，进而无法判断是否是康复的迹象。这是因为由于肌电采集受外界环境和自身状况影响很大，单纯比较幅值并不可靠，但是在治疗前，可以得出对于腰椎间盘突出症患者的痛侧和非痛侧（所收录对比的患者均在临床上有疼痛倾向侧）有统计学差异。其中，Thoracic ES：$p < 0.016$；Lumbar ES：0.0119；Multifidii：$p < 0.0086$。而在治疗后，两组恢复了相同的肌力水平（没有表现出统计学差异）：Thoracic ES 和 Multifidii。而 lumbar ES 组肌肉仍有差异（$p < 0.0024$）。猜测是因为对于腰椎间盘突出症患者而言，lumbar ES 作为病变部分受影响最严重的肌群，其恢复过程相较于其他肌群要慢。综合来看，痛侧与非痛侧的差异或许可以作为评估腰椎间盘突出症患者康复过程的一项指标。

## 三、结论

"悬足压膝"和"腰部提拉"手法为魏氏伤科经典特色治伤手法，其治疗腰腿痛疾患具有较好的临床疗效。伤科手法操作讲求一定的技巧，操作恰当可以起到事半功倍的效果，操作不当则往往事倍功半，甚至引起下肢后侧肌群及坐骨神经损害。因此，我们认为有必要对开展魏氏伤科手法的规范化和量化研究。目前对中医手法的定量化、规范化研究，归纳起来可分为两类，一类是对手法的运动学特点进行研究，另一类是对手法的作用力特点进行研究。现有的运动学分析仅着眼于施术者的部分肢体动作分析或者局限于患者腰椎的表面位移，没有考虑到人体作为一个整体，其运动链以及肌肉链在手法过程中的重要作用[2-5]。对于人体髋关节，其主动屈曲的运动范围小于被动屈曲，而膝关节处于屈曲位置时髋关节的屈曲幅度明显大于膝关节处于伸展位置时。有研究发现在膝关节屈曲位置时，髋关节主动屈曲约120°，被动屈曲可达145°，而在膝关节伸展位置时，髋关节主动伸展约20°，被动伸展可达30°[6]。本次研究中，我们通过对"悬足压膝"手法操作过程中所得髋关节运动学数据进行分析发现，在最大程度屈曲膝关节的情况下正常人髋关节屈曲为137.333°±10.35°，这说明"悬足压膝"动作通过压膝、压髋可使髋关节达到人体最大运动范围；而通过对"腰部提拉"所得髋关节运动学数据分析发现，在膝关节最大程度后伸时正常人髋关节伸展可达30.86°±4.871°，这说明"腰部提拉"手法可使髋关节被动伸展达到最大活动范围。同时，由轨迹曲线可看出，在"悬足压膝"及"腰部提拉"手法操作过程中，髋关节的屈曲／伸展角度的波峰（极大值）、波谷（极小值）位置与膝关节的屈曲／伸展角度的波谷、波峰位置具有一致性，提示以上两种手法均为髋膝关节耦合联动的操作手法。同时，在以上手法操作过程中，我们发现髋、膝关节均有不同程度的轴向旋转活动，可以有效起到牵拉周围髂腰肌、腰大肌等肌群活动。由此认为"悬足压膝"和"腰部提拉"手法的运动学作用机制主要在于带动髋关节的屈曲运动，促进髋关节屈伸被动运动达到自身可达最大程度；临床上腰腿痛患者多伴有髋、臀部疼痛及活动受限的情况，中医理论认为其为通过手法治疗松解患侧髋关节，滑利关节，进而改善患者症状。

目前，有研究认为手法作用的机制是通过直接或间接作用于脊椎及其周围软组织的运动学及力学的动态变化产生治疗作用。其生物力学作用具体体现在：调整脊椎的动力学平衡和静力学平衡；调整椎间盘黏弹性与应力分布；调整髓核内压力分布[7-9]。魏氏伤科手法通过下肢运动间接作用脊柱产生治疗作用，它的核心是通过恢复脊柱的生物力学平衡来调整神经根和突出物的关系[10]。"悬足压膝"手法主要依靠下肢带到骨盆前倾，使腰椎呈前屈改变。目前，有研究认为腰椎屈曲运动时后凸侧的棘间韧带、黄韧带和后纵韧带收到牵拉，位于黄韧带于后纵韧带之间的脊髓当也收到不同程度的牵拉，使脊髓在椎管内产生不同程度的滑动，解除突出椎间盘对硬膜囊、神经根的压迫、粘连或改变他们间的位置关系，从而改善症状[11, 12]。"腰部提拉"法为俯卧位后伸手法，手法操作过程中腰椎处于后伸状态，整个过程就是腰椎的后伸运动。侯筱魁等观察腰椎后部骨性结构的运动变化，提示后伸手法可造成关节突重叠，神经管的容积有所减少；俯卧位作反复轻度后伸动作，能松动小关节突之间的粘连，可以改善局部循环，对缓解症状是有利的[13]。故"腰部提拉"法强调应数次适度提拉，最后在过伸位置上再适当加力提拉一次。这一手法可松解小关节突，从而使侧隐窝得到部分松解。由此认为本次研究所涉及的"悬足压膝"和"腰部提拉"手法通过髋、膝协同动作带动腰部肌肉韧带及小关节活动，从而直接或间接起到牵拉神经根、松解侧隐窝及突出椎间盘粘连的作用。

人体对称的解剖结构决定了正常人在步态等下肢运动过程中的对称性，但是具体不同人体情况和运动也会导致下肢运动的非对称性。沃森（Kwon Son）等人在研究正常人左右两侧的下肢运动学差异时通过"李雅普诺夫指数"发现左右两侧关节运动并无统计差异，而 Bülent Sabri Cıgalı 等人研究发现在不同年龄段下肢各关节的左右侧对称性有所不同[14]。对比分析本次研究的手法操作过程中出现的受试者的下肢部分左右关节运动角度的非对称性，可以看出均是右侧的关节范围大于左侧的关节运动范围。而本次的受试者均为惯用下肢右侧者，故可以初步推断，产生的关节运动角度范围的非对称性与人体的惯用侧有关，惯用侧的关节运动范围相对更大。由此提示在开展相关临床患者研究时，可能需要考虑上述惯用侧的影响因素。

本次研究过程中，我们采用一种新的研究方式，即基于三维运动捕捉系统研究传统中医手法操作时受试者的运动规律。通过对 10 名健康中国人施加手法动作，同时基于三维运动捕捉系统采集手法作用时受试者的运动学数据，建立人体三维运动模型并处理计算得到髋关节、膝关节和踝关节的运动角度和轨迹规律，一方面可以使手法学习者直观具体了解手法操作过程关节运动状况，同时提供临床手法操作的量化参考和临床效果的评估，为下一步探讨魏氏伤科特色经典手法作用时关节肌肉运动带动相应神经位移及改善神经功能的可能作用打下基础；另一方面也为提升手法的可重复性乃至后期研发手法康复机器人奠定基础，为更好地传承和研究传统手法开启了新的方向。

**参考文献**

［1］Zhou H，Liu A，Wang D，et al. Kinematics of lower limbs of healthy Chinese people sitting cross-legged ［J］. PROSTHETICS AND ORTHOTICS INTERNATIONAL，2013，37（5）：369 - 374.

［2］方磊，房敏. 手法规范化研究之运动学、生物效应及信息技术进展 ［J］. 湖北中医学院学报，2010，32（7）：74 - 76.

［3］方磊，房敏. 手法规范化研究之生物力学进展 ［J］. 湖北中医学院学报，2010，12（4）：60 - 63.

［4］韩磊. 腰部提拉手法在体运动力学测试及治疗腰椎间盘突出症的临床试验研究 ［D］. 中国中医科学院，2012.

［5］Richtert Philipp，Hebgen Eric. 肌肉链与扳机点 ［M］. 济南：山东科学技术出版社，2011：3 - 4.

［6］骨关节功能解剖学 ［M］. 北京：人民军医出版社，2015：6 - 14.

［7］秦大平，张晓刚，宋敏. 中医手法治疗椎动脉型颈椎病作用机制的生物力学研究进展 ［J］. 中国中医骨伤科杂志，2012（01）：70 - 72.

［8］Triano J J. Studies on the biomechanical effect of a spinal adjustment. ［J］. Journal of Manipulative and Physiological Therapeutics，1992，15（1）：71 - 75.

［9］Zhang X，Dong J，Yang X，et al. Biomechanical analysis of simulating pulling，extension and compression on the three-dimensional finite element model of lumbar segments ［J］. Journal of Clinical Rehabilitative Tissue Engineering Research，2010，14 ［1673 - 8225（2010）14：22＜4000：SWYXYY＞2.0. TX；2 - R22］：4000 - 4004.

［10］胡劲松，奚小冰，万世元，等. 魏氏传统手法及蒸敷方治疗腰椎间盘突出症的临床观察 ［J］. 中国中医骨伤科杂志，2015（09）：8 - 11.

［11］EL radin. 赵钟岳译. 骨科实用生物力学 ［M］. 北京：人民卫生出版社，1983：15.

［12］叶锐彬，周吉祥，沈头彦. 屈髋屈膝治疗腰椎间盘突出症及其生物力学基础 ［J］. 成都体育学院学报，1999，25（2）：56.

［13］侯筱魁，董凡，戴尅戎. 屈曲和后伸推拿时腰椎小关节的运动学研究 ［J］. 中国骨伤，1992，2（3）：56.

［14］S C B，E U. 3D motion analysis of hip，knee and ankle joints of children aged between 7 - 11 years during gait ［J］. Balkan Medical Journal，2011（2）.